Klinische Anästhesiologie und Intensivtherapie

Band 44

Herausgeber:
F. W. Ahnefeld H. Bergmann W. Dick M. Halmágyi
Th. Pasch E. Rügheimer
Schriftleiter: J. Kilian

W. Dick B. Eberle H. Gervais
W. Heinrichs A. Klein (Hrsg.)

Totale intravenöse Anästhesie (TIVA)

Prämedikation, totale intravenöse Anästhesie
und postoperative Sedierung

Unter Mitarbeit von
F. W. Ahnefeld, E. Alon, P. G. Atanassoff, H. Bergmann, E. Betz, L. Brandt,
W. Buzello, C. Diefenbach, A. Doenicke, R. Dudziak, B. Eberle, F. Fischer,
H. Fuder, A. Gauß, K. Geiger, G. Geißlinger, H. Gervais, W. Heinrichs,
W. Hering, J.-P. Jantzen, J. Kilian, A. M. Klein, G. Kraus, W. Kröll,
P. M. Lauven, G. Nöldge, B. Pannen, T. Pasch, J. Schüttler, W. Tolksdorf,
J. Zander, A. Zollinger

Mit 36 Abbildungen und 54 Tabellen

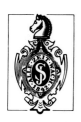

Springer-Verlag Berlin Heidelberg New York
London Paris Tokyo Hong Kong Barcelona
Budapest

ISBN 3-540-56248-6 Springer-Verlag Berlin Heidelberg New York

Die Deutsche Bibliothek – CIP-Einheitsaufnahme
Totale intravenöse Anästhesie : Prämedikation, totale intravenöse Anästhesie und postoperative Sedierung ; mit 54 Tabellen / W. Dick...(Hrsg.). Unter Mitarb. von
F. W. Ahnefeld... – Berlin ; Heidelberg ; New York ; London ; Paris ; Tokyo ; Hong Kong ; Barcelona ; Budapest : Springer, 1993
  (Klinische Anästhesiologie und Intensivtherapie ; Bd. 44)
  ISBN 3-540-56248-6
NE: Dick, Wolfgang [Hrsg.]; Ahnefeld, Friedrich W.; GT

Dieses Werk ist urheberrechtlich geschützt. Die dadurch begründeten Rechte, insbesondere die der Übersetzung, des Nachdrucks, des Vortrags, der Entnahme von Abbildungen und Tabellen, der Funksendung, der Mikroverfilmung oder der Vervielfältigung auf anderen Wegen und der Speicherung in Datenverarbeitungsanlagen, bleiben, auch bei nur auszugsweiser Verwertung, vorbehalten. Eine Vervielfältigung dieses Werkes oder von Teilen dieses Werkes ist auch im Einzelfall nur in Grenzen der gesetzlichen Bestimmungen des Urheberrechtsgesetzes der Bundesrepublik Deutschland vom 9. September 1965 in der jeweils geltenden Fassung zulässig. Sie ist grundsätzlich vergütungspflichtig. Zuwiderhandlungen unterliegen den Strafbestimmungen des Urheberrechtsgesetzes.

© Springer-Verlag Berlin Heidelberg 1993
Printed in Germany

Die Wiedergabe von Gebrauchsnamen, Warenbezeichnungen usw. in diesem Werk berechtigt auch ohne besondere Kennzeichnung nicht zu der Annahme, daß solche Namen im Sinn der Warenzeichen- und Markenschutzgesetzgebung als frei zu betrachten wären und daher von jedermann benutzt werden dürften.

Produkthaftung: Für Angaben über Dosierungsanweisungen und Applikationsformen kann vom Verlag keine Gewähr übernommen werden. Derartige Angaben müssen vom jeweiligen Anwender im Einzelfall anhand anderer Literaturstellen auf ihre Richtigkeit überprüft werden.

Satz: Mitterweger Fotosatz, 6831 Plankstadt
Druck- u. Bindearbeiten: Druckhaus Beltz, 6944 Hemsbach
19/3145/5 4 3 2 1 0 – Gedruckt auf säurefreiem Papier

Vorwort

Die Zahl einschlägiger Publikationen zur „Totalen Intravenösen Anästhesie" (TIVA) nimmt täglich zu.

Vergleichende Untersuchungen wurden durchgeführt zwischen Thiopental oder Methohexital, Etomidat, Propofol, Midazolam zur Narkoseeinleitung, zur kontrollierten Sedierung während Regionalanästhesie, zur totalen intravenösen Anästhesie mit unterschiedlichen Opiaten und Muskelrelaxanzien, bei Erwachsenen oder Kindern, bei stationären oder ambulanten Patienten, in der Neurochirurgie, der Kardiochirurgie oder anderen Fachgebieten, mit unterschiedlichen Infusionsgeschwindigkeiten.

Haben wir uns bisher besonders intensiv mit High-flow-, Low-flow- oder Minimal-flow-Anästhesien auseinandergesetzt, wird mit der Diskussion um die TIVA an den „Grundfesten" der Zufuhr von Inhalationsanästhetika wie Lachgas, Enfluran, Isofluran etc. gerührt.

Es lag daher nahe, eine kritische Bestandsaufnahme durchzuführen und zugleich eine Antwort auf folgende Fragen zu versuchen:

Was ist im Rahmen der TIVA sicher, was vorteilhaft, aber auch, was nicht oder unzulänglich gesichert, deshalb ungewiß und möglicherweise gefährlich?

Die Referate beschäftigen sich mit den Substanzen, die für eine TIVA prinzipiell zur Verfügung stehen, untersuchen, ob sie für eine solche Aufgabenstellung geeignet sind, gehen der Frage nach, mit welchen Opiaten oder Relaxanzien ggf. kombiniert werden sollte, um optimale Effekte zu erzielen.

Dabei dürfen nicht nur die Vorteile, sondern müssen auch die Nachteile offengelegt werden. Ein Beitrag befaßt sich mit der Frage, ob aus dem Abgehen von jeglicher Form einer Inhalationsanästhesie (mit Ausnahme von Sauerstoff bzw. Luft) auch andere Erfordernisse der Prämedikation oder der Konfiguration der Anästhesiegeräte resultieren.

Referate und Diskussionen sollten u.a. Antwort geben auf die Fragen:

- Ist unsere derzeitige Praxis der Verwendung langwirkender Substanzen für kurze Eingriffe und kurzwirkender Medikamente für langdauernde sowohl aus pharmakologischer als auch klinischer Sicht überhaupt sinnvoll und weiter vertretbar?
- Wie ist der Stellenwert der TIVA in verschiedenen Einsatzgebieten der Anästhesie?
- Resultieren – wenn die TIVA sich durchsetzen würde – daraus Vorteile für die Umwelt, die Ökonomie, das Krankenhausfinanzwesen, die Konstruktion von Narkose- und Beatmungsgeräten?

– Ergäben sich Konsequenzen für die postoperative Phase, die nicht nur die Qualität, sondern auch die personelle Ausstattung, die Größe von Aufwachräumen etc. berühren könnten. Selbstverständlich spielen solche Überlegungen auch in den Bereich der Intensivstation hinein.
– Wie ist schließlich der Stellenwert der total intravenösen Anästhesie in der außer- und innerklinischen Notfallanästhesie zu sehen?

Oberstes Ziel des Workshop wie des vorliegenden Bandes war es, handfeste Daten zu präsentieren und, wenn möglich, daraus klinische Schlußfolgerungen zu ziehen. Wo solche Daten nicht verfügbar waren, konnte nicht auf Eindrücke, Erfahrungen oder ähnliches zurückgegriffen werden. Hier mußte vielmehr das Fazit gezogen werden, daß weitere Studien unabdingbar notwendig und präzise Aussagen derzeit nicht möglich sind.

Die wie stets „anonyme" Diskussion versucht, die Auseinandersetzung mit den Themen der Referate zusammenzufassen. Alle Referenten haben sich auch an der Aufarbeitung der Diskussion beteiligt.

Wir hoffen, unser Ziel wenigstens teilweise erreicht zu haben, harte Daten zu präsentieren, Lücken offen zu legen und damit eine Art Zwischenbilanz der TIVA zu ermöglichen.

Den Referenten und Diskussionsteilnehmern sei an dieser Stelle noch einmal sehr herzlich für Ihre engagierte Mitarbeit gedankt.

Die Industrie hat mit Spenden den Workshop großzügig unterstützt; ohne ihre Förderung wären weder das Workshop noch dieses Buch zustande gekommen.

Dem Springer-Verlag sind wir wie stets für die gute Zusammenarbeit bei der Drucklegung dieses Bandes zu Dank verpflichtet.

Mainz, im Januar 1993   Für die Herausgeber: W. Dick

Inhaltsverzeichnis

Intravenöse Narkoseeinleitung

Pharmakodynamik und Pharmakokinetik neuerer intravenöser Hypnotika (Etomidat, Midazolam, Propofol, S-Ketamin)
P. M. Lauven, J. Schüttler 3

Vor- und Nachteile der Narkoseeinleitung mit Etomidat im Vergleich zu Barbituraten
A. Doenicke 11

Vor- und Nachteile der Narkoseeinleitung mit Midazolam und S-Ketamin im Vergleich zu Barbituraten
W. Hering, G. Geißlinger 22

Vor- und Nachteile der Narkoseeinleitung mit Propofol im Vergleich zu Barbituraten
A. Gauß 39

Vor- und Nachteile der Anwendung von Alfentanil/Sufentanil zur Narkoseeinleitung im Vergleich zu Fentanyl
B. Eberle 72

Vor- und Nachteile der Anwendung neuerer Muskelrelaxanzien zur Narkoseeinleitung
C. Diefenbach, W. Buzello 88

Einfluß der Prämedikation auf die Methoden der totalen intravenösen Anästhesie
W. Tolksdorf 98

Zusammenfassung der Diskussion 108

Aufrechterhaltung der Narkose auf intravenösem Wege

Ist die Verwendung kurzwirkender Anästhetika zur Langzeitsedierung sinnvoll? Pharmakologischer Aspekt
H. Fuder 117

Mit welchen Substanzen ist die totale intravenöse Anästhesie
prinzipiell möglich und sinnvoll? Klinischer Aspekt
R. Dudziak 125

Applikationsmöglichkeiten der totalen intravenösen Anästhesie
J. Schüttler 137

Stellenwert der totalen intravenösen Anästhesie in der Neurochirurgie
J.-P. Jantzen, F. Fischer 147

Stellenwert der totalen intravenösen Anästhesie in der Geburtshilfe
A. M. Klein 158

Stellenwert der totalen intravenösen Anästhesie in der Kinderchirurgie
G. Kraus 168

Stellenwert der totalen intravenösen Anästhesie in der Kardiochirurgie
L. Brandt 173

Stellenwert der totalen intravenösen Anästhesie bei ambulanten
Narkosen
W. Heinrichs 180

Stellenwert der totalen intravenösen Anästhesie
bei Leber- und Niereninsuffizienz
G. Nöldge, B. Pannen, K. Geiger 184

Supplementierung der Regionalanästhesie durch intravenöse
Anästhesie
P. G. Atanassoff, E. Alon, T. Pasch 199

Totale intravenöse Anästhesie vs. Inhalationsanästhesie
H. Bergmann 207

Zusammenfassung der Diskussion 219

**Sedierung in der postoperativen Phase,
der Intensiv- und Notfallmedizin**

Hat die totale intravenöse Anästhesie Auswirkungen auf den Ablauf
der postoperativen Phase?
E. Betz, F. W. Ahnefeld, J. Kilian 227

Auswahl von Substanzen für die kurzdauernde postoperative Sedierung
und Analgesie
W. Kröll 235

Auswahl der Substanzen für die langfristige Sedierung und Analgesie
A. Zollinger 247

Überwachung von Analgesie und Sedierung in der postoperativen
Phase und in der Intensivmedizin
J. Zander 259

Auswahl der intravenösen Anästhetika und Relaxanzien für die
Notfallmedizin
H. Gervais 275

Zusammenfassung der Diskussion 283

Sachverzeichnis 289

Verzeichnis der Referenten und Diskussionsteilnehmer

Ahnefeld, F. W., Univ.-Prof. Dr. Dr. h.c.
Universitätsklinik für Anästhesiologie,
Klinikum der Universität Ulm,
Postfach 38 80, 7900 Ulm

Atanassoff, P. G., Dr.
Institut für Anästhesiologie der
Universitätskliniken,
Rämisstraße 100, CH-8006 Zürich

Bergmann, H., Univ.-Prof. Dr.
Eschelberg 20, A-4020 Linz

Betz, E., Dr.
Universitätsklinik für Anästhesiologie,
Klinikum der Universität Ulm,
Postfach 38 80, 7900 Ulm

Brandt, L., Univ.-Prof. Dr.
Institut für Anästhesiologie der Kliniken
der Stadt Wuppertal,
Klinikum Barmen, Heusnerstraße 40,
5600 Wuppertal 2

Buzello, W., Univ.-Prof. Dr.
Institut für Anästhesiologie und operative
Intensivmedizin der Universität zu Köln,
Joseph-Stelzmann-Straße 9, 5000 Köln 41

Dick, W., Univ.-Prof. Dr. Dr. h.c.
Klinik für Anästhesiologie,
Johannes Gutenberg-Universität Mainz,
Langenbeckstraße 1, 6500 Mainz

Diefenbach, C., Dr.
Institut für Anästhesiologie und operative
Intensivmedizin der Universität zu Köln,
Joseph-Stelzmann-Straße 9, 5000 Köln 41

Doenicke, A., Univ.-Prof. Dr.
Institut für Anästhesiologie,
Bereich Polikliniken Innenstadt,
Pettenkoferstraße 8a, 8000 München 2

Dudziak, R., Univ.-Prof. Dr.
Zentrum der Anästhesiologie und
Wiederbelebung, Klinikum der
Johann-Wolfgang-Goethe-Universität,
Theodor-Stern-Kai 7, 6000 Frankfurt
am Main

Eberle, B., Dr.
Klinik für Anästhesiologie,
Johannes Gutenberg-Universität Mainz,
Langenbeckstraße 1, 6500 Mainz

Fitzal, S., Prim. Univ.-Prof. Dr.
Institut für Anästhesiologie,
Wilhelminenspital der Stadt Wien,
Montleartstraße 37, A-1171 Wien

Fuder, H., Priv.-Doz. Dr.
Pharmakologisches Institut,
Johannes-Gutenberg-Universität Mainz,
Augustusplatz, 6500 Mainz

Gauß, A., Dr.
Universitätsklinik für Anästhesiologie,
Klinikum der Universität Ulm,
Postfach 38 80, 7900 Ulm

Gervais, H., Dr.
Klinik für Anästhesiologie,
Johannes Gutenberg-Universität Mainz,
Langenbeckstraße 1, 6500 Mainz

Heinrichs, W., Priv.-Doz. Dr.
Klinik für Anästhesiologie,
Johannes Gutenberg-Universität Mainz,
Langenbeckstraße 1, 6500 Mainz

Hering, W., Dr.
Institut für Anästhesiologie
der Universität Erlangen-Nürnberg,
Maximiliansplatz 1, 8520 Erlangen

Jantzen, J.-P., Priv.-Doz. Dr.
Klinik für Anästhesiologie,
Johannes Gutenberg-Universität Mainz,
Langenbeckstraße 1, 6500 Mainz

Kilian, J., Univ.-Prof. Dr.
Universitätsklinik für Anästhesiologie,
Klinikum der Universität Ulm,
Postfach 38 80, 7900 Ulm

Klein, A., Dr.
Klinik für Anästhesiologie,
Johannes Gutenberg-Universität Mainz,
Langenbeckstraße 1, 6500 Mainz

Kraus, G., Priv.-Doz. Dr.
Institut für Anästhesiologie
der Universität Erlangen-Nürnberg,
Maximiliansplatz 1, 8520 Erlangen

Kröll, W., Priv.-Doz. Dr.
Universitätsklinik für Anästhesiologie,
Auenbruggerplatz 29, A-8036 Graz

Lauven, P. M., Univ.-Prof. Dr.
Anästhesiologische Klinik, Städt.
Krankenanstalten Bielefeld-Mitte,
Teutoburgerstraße 50, 4800 Bielefeld 1

Nöldge, G., Priv.-Doz. Dr.
Institut für Anästhesiologie und Intensivmedizin der Universitätsklinik Freiburg,
Hugstetterstraße 59,
7800 Freiburg

Pasch, Th., Univ.-Prof. Dr.
Institut für Anästhesiologie,
Universitätsspital Zürich,
Rämisstraße 100, CH-8091 Zürich

Rügheimer, E., Univ.-Prof. Dr.
Institut für Anästhesiologie
der Universität Erlangen-Nürnberg,
Maximiliansplatz 1, 8520 Erlangen

Schüttler, J., Univ.-Prof. Dr.
Institut für Anästhesiologie
der Universität Bonn,
Sigmund-Freud-Straße 25, 5300 Bonn 1
(Venusberg)

Tolksdorf, W., Univ.-Prof. Prof. Dr.
Klinik für Anästhesiologie der
Medizinischen Fakultät der RWTH
Aachen, Pauwelsstraße 30, 5100 Aachen

Zander, J., Dr.
Klinik und Poliklinik für Anästhesiologie
und operative Intensivmedizin, Westf.
Wilhelmsuniversität Münster,
Albert-Schweitzer-Straße 33, 4400 Münster

Zollinger, A., Dr.
Institut für Anästhesiologie,
Universitätsspital Zürich,
Rämisstraße 100, CH-8091 Zürich

Verzeichnis der Herausgeber

Ahnefeld, F. W., Prof. Dr. Dr. h. c.
Universitätsklinik für Anästhesiologie,
Klinikum der Universität Ulm,
Steinhövelstraße 9, D-7900 Ulm (Donau)

Bergmann, H. Prof. Dr.
Ludwig Boltzmann-Institut für
experimentelle Anaesthesiologie und
intensivmedizinische Forschung Wien–Linz,
– Bereich Linz –,
Krankenhausstraße 9,
A-4020 Linz

Dick, W., Prof. Dr. Dr. h.c.
Direktor der Klinik für Anästhesiologie,
Klinikum der
Johannes Gutenberg-Universität Mainz,
Langenbeckstraße 1,
D-6500 Mainz

Halmágyi, M., Prof. Dr.
Klinik für Anästhesiologie, Klinikum der
Johannes Gutenberg-Universität Mainz,
Langenbeckstraße 1,
D-6500 Mainz

Pasch, T., Prof. Dr.
Direktor des Instituts für Anästhesiologie,
Universitätsspital Zürich,
Rämistraße 100, CH-8091 Zürich

Rügheimer, E., Prof. Dr.
Direktor des Instituts für Anästhesiologie
der Universität Erlangen–Nürnberg,
Krankenhausstraße 12,
D-8520 Erlangen

Schriftleiter:

Kilian, J., Univ.-Prof. Dr.
Universitätsklinik für Anästhesiologie,
Klinikum der Universität Ulm,
Prittwitzstraße 43, D-7900 (Donau)

Intravenöse Narkoseeinleitung

Pharmakodynamik und Pharmakokinetik neuerer intravenöser Hypnotika (Etomidat, Midazolam, Propofol, S-Ketamin)

P. M. Lauven, J. Schüttler

Warum brauchen wir eigentlich neue intravenöse Hypnotika wie S(+)-Ketamin, Midazolam, Etomidat oder Propofol?
Immerhin ist seit mehr als 50 Jahren Thiopental in klinischem Gebrauch, es erfreut sich allgemein auch heute noch großer Beliebtheit, z. B. bei der intravenösen Narkoseeinleitung. Dementsprechend wird Thiopental oft auch als wissenschaftlicher „Goldstandard" verwendet, wenn neue Hypnotika zu untersuchen sind. Allerdings weist diese Substanz einen entscheidenden Nachteil auf: die Eliminationshalbwertszeit ist mit 6 h und mehr sehr groß, und entsprechend ist die totale Clearance mit etwa 250 ml/min klein. Bei höherer oder längerdauernder Dosierung erfährt daher Thiopental, das nach einer einmaligen Dosis von etwa 4–5 mg/kgKG etwa eine Wirkzeit von 10 min hat und als kurzwirkend zu apostrophieren ist, eine extreme Wirkverlängerung z. B. auf Wirkzeiten von über 2 h. Auf diese Tatsache hat Lundy schon 1935 in einem Artikel im *American Journal of Surgery* hingewiesen [11]. Er zeigte dort, daß bei repetitiver Applikation von Thiopental die Wirkzeiten immer länger werden und dementsprechend die Repetitionsdosen reduziert und/oder die Repetitionsintervalle vergrößert werden müssen, um unnötig tiefe Narkosen und unnötig lange Nachschlafzeiten zu vermeiden.

Welche Kriterien müssen neue intravenöse Hypnotika erfüllen, um gegen den „Goldstandard" Thiopental bestehen zu können?
Trivialerweise müssen sie intravenös applizierbar sein. Die i.v.-Applikation sollte aber ohne Injektionsschmerz und ohne Venenwandreizung möglich sein. Selbstverständlich müssen sie sicher wirksam sein, d. h. sicher einen tiefen hypnotischen Effekt auslösen. In dieser Hinsicht bieten die neuen intravenösen Hypnotika gewisse Besonderheiten, die den Anästhesisten zwingen, von Gewohnheiten der Barbiturat- und Thiobarbiturateinleitung Abstand zu nehmen. So muß man sich daran gewöhnen, daß der Patient nicht sofort die Augen schließt und der Kornealreflex erlischt, sondern daß es 2 oder vielleicht sogar 3 min dauert, bis dieser Status erreicht ist. Eine Beschleunigung des Wirkungseintritts auf „Barbituratwerte" ist zwar durch Dosiserhöhung möglich, wird aber mit allen negativen Auswirkungen dieser Maßnahme erkauft (z. B. unerwünschten hämodynamischen Reaktionen beim Risikopatienten). Weiterhin wünschen wir uns von den neuen Hypnotika eine kurze Nachwirkungszeit, auch nach hoher und/oder länger dauernder Applikation, da andernfalls kein Vorteil gegenüber dem Thiopental erkennbar wäre. Zusätzlich sollen neue Hypnotika gut steuerbar sein, d. h. schnell auf verschiedene Niveaus der hypnotischen Wirkung wie tiefe oder leichte Sedierung oder auch starke hypnotische

Wirkung mit deutlicher EEG-Verlangsamung einzustellen sein. Und last but not least sollten von den neuen Substanzen keine aktiven Metabolite existieren, die die Dosis- bzw. Konzentrations-Effekt-Beziehung komplizieren und evtl. damit auch die klinische Handhabung erschweren würden.

Typischerweise läßt sich der Blutspiegelverlauf nach Bolusinjektion aller neueren Hypnotika durch 1 schnellen und 1 oder 2 langsame Konzentrationsabfälle kennzeichnen [18]. Meistens, aber nicht notwendigerweise, wird ein solches pharmakokinetisches Verhalten im sog. offenen Zwei- oder Dreikompartimentmodell abgehandelt. Im folgenden werden die pharmakokinetischen Daten des Zweikompartimentmodells verwendet, um somit einen konsistenten Datensatz zum Vergleich zu besitzen. Der Grund für diese Beschränkung liegt darin, daß für den Zeitraum der Narkose das Zweikompartimentmodell eine adäquate Beschreibung ist, ungeachtet der Tatsache, daß durch Verwendung dieses Modells das Fettgewebe in gewisser Weise den Eliminationsorganen zugerechnet wird. Die Clearanceraten der Medikamente werden daher im Zweikompartimentmodell immer höher gefunden als im Dreikompartimentmodell. Für den überschaubaren kurzen Zeitraum der meisten Narkosen (bis 6 h) ist dies zulässig, denn eine Rückdiffusion aus dem Fettgewebe führt unter diesen Umständen zu Blutspiegeln, die weit unter den therapeutisch notwendigen Konzentrationen liegen und daher z. B. für die Aufwachphase nicht mehr relevant sind.

Von den neueren Hypnotika, die in den letzten Jahren eingeführt worden sind, sind Minaxolon und Althesin in Deutschland nicht zugelassen. Eingesetzt werden heute Etomidat, Midazolam (evtl. in Kombination mit dem Antagonisten Flumazenil zur drastischen Verkürzung der Aufwachphase), Propofol und zukünftig wahrscheinlich S(+)-Ketamin.

Etomidat

Bekanntlich ist Etomidat eine Substanz, die stark lipidlöslich ist und daher mit einem Lösungsvermittler versetzt werden bzw. galenisch so zubereitet werden muß, daß es intravenös appliziert werden kann (Etomidat-Lipuro, s. Beitrag Doenicke). Etomidat ist eine primär kurzwirkende Substanz mit einer relativ schnellen Pharmakokinetik, die bei Einleitung praktisch keine oder nur geringe hämodynamische Veränderungen bei den Patienten, auch bei Risikopatienten hervorruft.

Etomidat hat eine Halbwertszeit von etwa 70–100 min und Verteilungsvolumina von 150–180 l (Tabelle 1). Die totale Clearance beträgt immerhin etwa 1,5 l/min. Somit gehört Etomidat eindeutig zu den Hypnotika, die sehr viel schneller eliminierbar und damit auch sehr viel besser steuerbar sind als Thiopental. Das war wohl auch der Grund, warum Etomidat schon kurz nach Einführung sehr häufig verwendet wurde, nicht nur für die Narkoseeinleitung, sondern auch für die Aufrechterhaltung der Narkose und für die Dauersedierung auf der Intensivstation. Leider zeigte sich später, daß Etomidat die Kortisolsynthese hemmt. Dies hat allerdings für die Anwendung zur Narkoseeinleitung i. allg. keine entscheidenden Auswirkungen, da diese Hemmung

Tabelle 1. Pharmakokinetische Daten einiger Hypnotika ($t_{1/2}\beta$: Eliminationshalbwertszeit; V_{dSS} Verteilungsvolumen im Steady state; Cl_{tot} totale Clearance)

	$t_{1/2}\beta$ [h]	V_{dSS} [l/kg]	Cl_{tot} [ml/kg/min]	Literatur
Thiopental	6 –24	1,2– 3,8	2,6– 4,1	[2]
Methohexital	1,5– 4	1,5– 3	10 –12	[3]
Etomidat	1,2– 4,5	2,2– 4,5	12 –20	[15]
Propofol	1 – 3	2,6–10	24 –45	[13]
Diazepam	20 –40	1 – 3	0,2– 0,5	[4]
Flunitrazepam	4 –10	1 – 2	2 – 4	[9]
Midalzolam	2 – 4	1 – 2	4 – 8	[10]
R,S-Ketamin	2 – 3	2,5– 3,5	16 –18	[25]
S(+)-Ketamin	2 – 3,5	3,5– 5,5	20 –23	[15]

nach Absetzen des Etomidats nach einigen Stunden nicht mehr zu beobachten ist. Dennoch schränkt diese Tatsache und die damit verbundene Dosisrestriktion die Möglichkeit ein, Etomidat im Rahmen der totalen intravenösen Anästhesie zur Aufrechterhaltung der Hypnose einzusetzen, sobald die Narkose länger als 45 min dauert.

Das hypnotische Wirkprofil von Etomidat ist derart, daß der Patient noch unter der Bolusinjektion einschläft und im Laufe von etwa 10 min wieder erwacht. Dies konnte überzeugend in Untersuchungen von Doenicke und unserer Arbeitsgruppe anhand von EEG-Untersuchungen dargestellt werden. Gleichgültig, ob als Darstellung das Vigilosomnogramm [5] oder der Median der Frequenzverteilung des EEG-Powerspektrums [17] gewählt wurde, in beiden Untersuchungen zeigte sich ein nahezu instantaner hypnotischer Effekt, der bei inverser Auftragung praktisch mit dem Blutspiegelabfall parallel verläuft.

Aus Untersuchungen zur Wirkschwelle ist bekannt, daß ein sicherer hypnotischer Effekt sowohl im EEG als auch im Hinblick auf klinische Zeichen zu beobachten ist, wenn die Plasmakonzentration von Etomidat mindestens 0,3 µg/ml, besser sogar 0,5 µg/ml beträgt (Tabelle 2). Ausgehend von den pharmakodynamischen und den pharmakokinetischen Daten sind mehrere erfolgreiche Ansätze für eine totale intravenöse Anästhesie unter Etomidat beschrieben worden, z. T. unter Ausnutzung pharmakokinetisch optimierter

Tabelle 2. Ungefähre hypnotische Plasmakonzentrationen für verschieden starke Stimuli

	Stimulus		
Hypnotikum	Hautschnitt	Schmerzhafte intraoperative Phasen	Sedation
Thiopental [µg/ml]	7,5– 12,5	10 – 20	4 – 8
Methohexital [µg/ml]	5 – 10	5 – 12	2 – 5
Etomidate [ng/ml]	400 –600	500 –800	200 –350
Midazolam [ng/ml]	50 –150	50 –250	40 –200
Propofol [µg/ml]	2 – 6	2,5– 7,5	1 – 3
R,S-Ketamine [µg/ml]	1,5– 2,5	2,5– 3,5	1 – 1,5
S(+)-Ketamin [µg/ml]	0,7– 1,2	1,2– 1,8	0,5– 1,0

Dosierungsregime. Unter optimierter Dosierung erwies sich erneut, daß die Wirkung von Etomidat schnell einsetzt, aber auch nach Narkoseende aufgrund der hohen Clearance schnell beendet ist [14].

Midazolam

Die Kenntnis der grundlegenden Pharmakologie des Midazolams im Sinne von Anxiolyse, Sedation und Hypnose sei hier vorausgesetzt. Midazolam hat unter den verfügbaren Benzodiazepinen die Sonderstellung, ein wasserlösliches Benzodiazepin zu sein. Das liegt daran, daß es sich um ein lipophiles basisches Amin handelt und daher genauso wie z. B. Lokalanästhesie oder die Opiate als Salz relativ leicht wasserlöslich ist. Aufgrund dieser partiellen Wasserlöslichkeit hat Midazolam im Gegensatz zu den anderen Benzodiazepinen eine relativ schnelle Pharmakokinetik mit einer terminalen Halbwertszeit von etwa 2,5–3 h und einer totalen Clearance von etwa 500 ml/min.

Lange Zeit wurde über seine pharmakologische Potenz gestritten. Man weiß von Untersuchungen an GABA-Bindungsstellen (GABA = Gammaaminobuttersäure), daß sich Midazolam etwa doppelt so stark an GABA-Rezeptoren bindet wie Diazepam. Daraus war postuliert worden, daß Midazolam auch nur etwa doppelt so stark wie Diazepam sei. Vom klinischen Eindruck her ist das aber nicht der Fall. White et al. konnten im Gegenteil nachweisen, daß Midazolam etwa 3- bis 4mal stärker wirkt als Diazepam [24]. Legt man diese Relation zugrunde, bedeutet dies, daß eine Applikation von 5 mg Midazolam einer Dosis von 15–20 mg Diazepam entspricht. Betrachtet man die Dosis-Wirkungs-Kurve des Midazolams in bezug auf die tiefe Sedation, so ergibt sich eine ED 50 von etwa 0,13–0,15 mg/kgKG.

Nun weisen alle Benzodiazepine, also auch Midazolam, eine Besonderheit auf: Sie induzieren zwar in Abhängigkeit von der Dosierung eine deutliche Sedation, eine obligate hypnotische Wirkung, wie wir sie von den Barbituraten oder den Thiobarbituraten kennen, läßt sich bei alleiniger Applikation dieser Substanzklasse jedoch selbst bei höchster Dosierung nicht bei allen Patienten hervorrufen. So kann bei einem Patienten die Applikation von 15 mg Midazolam eine profunde hypnotische Wirkung auslösen, während ein anderer Patient bestenfalls tief sediert ist. Dementsprechend findet man bei Wirkschwellenuntersuchungen unter alleiniger Applikation von Midazolam einerseits eine relativ große Standardabweichung von etwa 50% und andererseits überlappen sich die Wirkschwellen von Sedation und hypnotischer Wirkung weitgehend [8]. Die übliche Induktionsdosis von 10–15 mg Midazolam ruft nur einen relativ kurzfristigen hypnotischen Effekt hervor, aber einen sehr lang andauernden (bis zu 3–4 h) sedativen Effekt. Solche langandauernden (und tiefen) sedierenden Effekte müssen insbesondere dann angenommen werden, wenn Midazolam (wie auch andere Benzodiazepine) mit Analgetika vom Opiattyp, Lokalanästhetika oder anderen Sedativa oder Hypnotika kombiniert wird (s. z. B. [19–21]). Aufgrund von Interaktionen kann z. B. ein Patient unter 2–3 mg Alfentanil und 10 mg Midazolam ausreichend tief für die Intubation sediert sein, vergleichbar der Situation unter ca. 350 mg Thiopental.

Wie lassen sich nun die Interaktionen von Midazolam (bzw. Benzodiazepinen) mit verschiedenen anderen Pharmakaklassen erklären?

Der GABA-Rezeptor kann mit sehr vielen anderen Rezeptorsystemen interagieren, da er neben dem Bindungsareal für GABA auch Bindungsstellen sowohl für Benzodiazepine als auch für Barbiturate enthält. Zusätzlich wird die Wirkung von Benzodiazepinen durch Opiate, Lokalanästhetika u. v. a. m. modifiziert. Dementsprechend werden die Wirkungen der Benzodiazepine und damit auch die des Midazolams stark durch andere Pharmaka beeinflußt, und zwar im Regelfall dahingehend, daß die Wirkung der Benzodiazepine etwa um den Faktor 3–4 verstärkt wird, d. h. bei Pharmakakombinationen kommt man häufig mit etwa einem Viertel bis einem Drittel der Midazolamdosis aus, die man bei alleiniger Applikation von Midazolam benötigen würde. Ein Unterschied der Narkoseeinleitung mit Midazolam (und Opiaten) besteht allerdings im Vergleich zur Thiopentaleinleitung:
1. Die Patienten schlafen nicht sofort ein, sondern nach etwa 2–3 min.
2. Die Patienten haben häufig die Augen nicht geschlossen, obwohl sie schon tief schlafen.

Diese Besonderheiten muß man beachten, andernfalls besteht schon während der Einleitung die Gefahr der Überdosierung und damit auch die Gefahr unerwünschter hämodynamischer Reaktionen. Patienten, die mit Midazolam prämediziert sind, brauchen aus den gleichen Gründen auch geringere Hypnotikadosierungen zur Einleitung als nicht prämedizierte Patienten.

Persson u. Nilson konnten 1987 zeigen [12], daß die Midazolamwirkung bei Blutspiegeln von etwa 3µg Lidocain/ml, die z. B. während einer Periduralanästhesie regelmäßig auftreten, deutlich verstärkt zu beobachten ist. Bei Plasmakonzentrationen von 200 ng Midazolam/ml sind die Patienten schon stark sediert bis hypnotisch. Die Wirkung von Midazolam endet unter diesen Bedingungen erst bei etwa 50 ng Midazolam/ml, d. h. nach einem Bolus von 10 mg erst nach etwa 3–4 h.

Propofol

Propofol (2,5-Diisopropylphenol) scheint chemisch auf den ersten Blick gesehen eine sehr einfache Substanz zu sein. Die Isopropylgruppierungen sind jedoch sehr voluminös und schirmen die hydrophile phenolische Hydroxylgruppe weitehend ab. Propofol ist daher nicht wie andere Phenolderivate zumindest in alkalischer wäßriger Lösung leicht löslich, sondern eine hoch lipophile Substanz, die in Sojaölemulsion appliziert werden muß. Auch hier handelt es sich um ein Hypnotikum mit sehr schneller Pharmakokinetik. Im Zweikompartimentmodell findet man eine Eliminationshalbwertszeit etwa 60–90 min. Die Gesamtverteilungsvolumina betragen 200–300 l, sind also deutlich höher als die Körpermasse. Diese Daten reflektieren die Tatsache, daß Propofol sehr lipophil ist. Entsprechend der kurzen Halbwertszeit und dem hohen Verteilungsvolumen hat es eine sehr hohe Clearance von etwas mehr als 2,5 l/min. Es ist demnach ein sehr gut steuerbares Hypnotikum, d. h. es können sehr gut interaktiv – entsprechend den intraoperativen Erfordernissen – verschieden hohe (oder niedrige) Plasmawirkspiegel angesteuert werden.

Korreliert man den Blutspiegelabfall nach einmaliger Injektion von 120–180 mg Propofol mit den entsprechenden Zeichen im EEG (z. B. der medianen Frequenz des Powerspektrums) und den klinischen Zeichen wie der Apnoe kurz nach Injektion, dem Erlöschen bzw. Wiederauftreten des Kornealreflexes bzw. des Lidreflexes bzw. dem Tiefschlaf und der wieder einsetzenden Orientierung, so ergibt sich eine hypnotische Wirkung von etwa 5–10 min Dauer. Untersuchungen zur Wirkschwelle von Propofol [13] zeigten hypnotisch wirkende Plasmaspiegel von 2–7,5µg/ml und sedierend wirkende Konzentrationen von etwa 1–3µg/ml.

Der Wirkungseintritt von Propofol ist relativ prompt, aber auch hier setzt die Wirkung wie bei Midazolam nach einem Bolus erst 1–3 min post injectionem ein; d. h. die Wirkung erreicht erst ihr Maximum, wenn der Blutspiegel schon wieder abfällt. Dieses „Hinterherhinken" (Hysterese) des die Wirkung hervorrufenden Blutspiegels und der beobachteten Wirkung wurde im Falle von Propofol (wie auch bei den Muskelrelaxanzien) elegant durch die Einführung eines Effektkompartiments in die pharmakokinetisch-pharmakodynamische Analyse der Substanz implementiert. Stellt man den Konzentrationsverlauf in diesem Effektkompartment dar, sieht man, daß es bei einer Injektion von 1 mg Propofol/kgKG etwa 1,5–2 min dauert, bis eine sichere hypnotische Wirkung einsetzt. Diese Zeit läßt sich abkürzen, wenn eine höhere Dosis appliziert wird, z. B. 2 mg/kgKG, aber entsprechend hoch werden dann auch die Konzentrationen im Effektkompartiment. Konsekutiv muß entsprechend mit schwerwiegenden hämodynamischen Auswirkungen gerechnet werden. Für die klinische Praxis hat sich daher eine Induktionsdosis von etwa 1,5 mg Propofol/kgKG bewährt, da unter diesen Bedingungen einerseits der Patient nach einer Thiopentaleinleitung vergleichbar schnell einschläft, aber anderseits hämodynamische Reaktionen auf die Applikation des Hypnotikums kaum auftreten.

Die günstigen pharmakokinetischen Eigenschaften von Propofol zeigen sich besonders deutlich bei höheren Dosierungen. Eine 4fache Einleitungsdosis (z. B. im Rahmen von kurzfristigen Infusionsapplikationen) führt zu einer Wirkverlängerung von 10 min auf etwa 45 min, während unter den gleichen Bedingungen Thiopental eine Verlängerung der Wirkzeit von etwa 15 min auf mehr als 200 min aufweist [13].

Auch Propofol interagiert natürlich mit Benzodiazepinen (und umgekehrt) [19]. Wird mit Propofol zugleich auch Midazolam appliziert, zeigt sich eine deutliche Verschiebung der Dosis-Wirkungs-Kurve von Propofol nach links (zu niedrigeren Dosierungen für den gleichen Effekt). Sobald etwa 10 mg Midazolam vorgegeben werden, z. B. auch im Rahmen einer Prämedikation, wird die ED50 von Propofol von etwas mehr als 1,9 mg/kgKG auf deutlich weniger als 1 mg/kgKG reduziert. Ähnliche Interaktionen sind zu erwarten, wenn Propofol z. B. im Rahmen der Narkoseeinleitung oder bei einer Sedierung mit Opiaten oder anderen zentralwirkenden Substanzen kombiniert wird.

S(+)-Ketamin

Zur Zeit steht uns Ketamin klinisch nur in seiner razemischen Form als Mischung aus S(+)- und R(-)-Enantiomer zur Verfügung. Auch bei den meisten Studien wurde nur das Razemat verwendet. Die Enantiomere unterscheiden sich nicht in ihren physikalisch- chemischen, aber erheblich in ihren neuropharmakologischen Eigenschaften. Sowohl tierexperimentelle als auch klinische Daten [15, 22, 23] belegen, daß S(+)-Ketamin stärker analgetisch und hypnotisch bei geringerer psychomimetischer und lokomotorischer Stimulation wirkt als das Razemat.

Die Eliminationshalbwertszeiten der Enantiomere oder auch des Razemats weisen keine signifikanten Unterschiede auf, obwohl S(+)- Ketamin aufgrund der höheren Verteilungsvolumina eine deutlich höhere Clearance (von mehr als 20 ml/kgKG) als das Razemat aufweist (Tabelle 1).

Hinsichtlich der Pharmakodynamik besitzt das S(+)-Enantiomer eine signifikant höhere Potenz als das Razemat. Im EEG wurden gleich tiefe Narkosestadien durch geringere Blutspiegel erzielt. Eine Reduktion der EEG-Aktivität um 50% (IC50) wurde im Mittel bei 1,33μg S(+)-Ketamin/ml erreicht, während der IC50-Wert für das Razemat im Mittel bei 2,04μg/ml lag. Daraus ergibt sich ein pharmakologisches Potenzverhältnis von S(+)-Isomer/Razemat von 1,5.

Bezüglich der psychomimetischen und hämodynamischen Nebenwirkungen konnte kein signifikanter Unterschied zwischen razemischem und S(+)-Ketamin gefunden werden. Allerdings erbrachten subtile psychologische Testverfahren und eine umfangreiche Untersuchung des Nachschlafverhaltens nach Pharmakonapplikation deutlichere psychotische Veränderungen bei den Prüfsitzungen, in denen das Razemat verwendet wurde.

Literatur

1. Bell GD, Spickett GP, Reeve PA, Morden A, Logan RF (1987) Intravenous midazolam for upper gastrointestinal endoscopy. A study of 800 consecutive cases relating dose to age and sex of patients. Br J Clin Pharmacol 23: 241–243
2. Burch PG, Stanski DR (1983) The role of metabolism and protein binding in thiopental anesthesia. Anesthesiology 58: 146– 152
3. Hudson RJ, Stanski DR, Burch PG (1983) Pharmacokinetics of methohexital and thiopental in surgical patients. Anesthesiology 59: 215–219
4. Klotz U. Avant GR, Hoyumpa A, Schenker S,Wilkinson GR (1975) The effects of age and liver disease on the disposition and elimination of diazepam in adult man. J clin Invest 55: 347–359
5. Kugler J, Doenicke A, Laub M (1977) The EEG after etomidate. In: Doenicke A (Hrsg) Etomidate an intravenous hypnotic agent. Springer, Berlin Heidelberg New York (Anaesthesiologie und Wiederbelebung, Bd 106, S 31–48)
6. Lauven PM (1992) Besonderheiten der anästhesiologischen Arzneimitteltherapie. In: Schüttler J, Schwilden H, Lauven PM (Hrsg) Klinische Pharmakologie und rationale Arzneimitteltherapie. Symposium in Bonn. Thieme, Stuttgart New York, (INA 80: 52–61)
7. Lauven PM, Schwilden H, Stoeckel 1987) Hypnotic threshold concentrations of methohexitone. Eur J Clin Pharmacol 33: 261–265

8. Lauven PM, Stoeckel H (1987) Hypnotisch wirksame Blutspiegel von Midazolam. Anästh. Intensivther. Notfallmed 22: 90–93
9. Lauven PM, Stoeckel H, Schwilden H, Schüttler J (1981) Klinische Pharmakokinetik von Midazolam, Flunitrazepam und Diazepam. Anästh. Intensivther. Notfallmed 16: 135–142
10. Lauven PM, Stoeckel H, Ochs H, Greenblatt DJ (1981) Pharmakokinetische Untersuchungen mit dem neuen Benzodiazepin Midazolam. Anaesthesist 30: 280–283
11. Lundy JS (1936) Intravenous anesthesia. Am J Surg 34: 559–570
12. Persson MP, Nilsson A, Hartvig (1988) Relation of sedation and amnesia to plasma concentrations of midazolam in surgical patients. Clin Pharmacol Ther 32: 324–331
13. Schüttler (1990) Pharmakokinetik und -dynamik des intravenösen Anaesthetikums Profol (Disoprivan). Grundlagen für eine optimierte Dosierung. Springer, Berlin Heidelberg New York Tokyo (Anaesthesiologie und Intensivmedizin, Bd 202)
14. Schüttler J, Schwilden H, Stoeckel H (1985) Infusion strategies to investigate the pharmacokinetics and pharmacodynamics of hypnotic drugs: Etomidate as an example. Eur J Anaesth 2: 133–142
15. Schüttler J, Stanski DR, White PF, Trevor AJ, Horai Y, Verotta DV, Sheiner LB (1987) Pharmacodynamic modelling of the EEG effects of ketamine and its enantiomers in man. J Pharmacokin Biopharm 15: 241–253
16. Schüttler J, Wilms M, Lauven PM, Stoeckel H, Koenig A (1981) Pharmakokinetische Untersuchungen über Etomidat beim Menschen. Anaesthesist 29: 658–661
17. Schwilden H, Stoeckel H (1980) Untersuchungen über verschiedene EEG-Parameter als Indikatoren des Narkosezustandes. Der Median als quantitatives Maß der Narkosetiefe. Anästh. Intensivther. Notfallmed 15: 279–286
18. Schwilden H, Stoeckel H, Schüttler J, Lauven PM (1986) Pharmacological models and their use in clinical anaesthesia. Eur J Anaesth 3: 175–208
19. Short TG, Chui PT (1991) Propofol and midazolam act synergistically in combination. Br J Anaesth 67: 539–545
20. Tverskoy M, Ben-Shlomo I, Ezry J, Finger J, Fleyshman G (1989) Midazolam acts synergistically with methohexitone for induction of anaesthesia. Br J Anaesth 63: 109–112
21. Vinik HR, Bradley EL, Kissin J (1989) Midazolam- alfentanil synergism for anesthetic induction in patients. Anesth Analg 69: 213–217
22. White PF, Ham J, Way WL, Trevor AJ (1980) Pharmacology of ketamine isomers in surgical patients. Anesthesiology 52: 231–239
23. White PF, Schüttler J, Shafer A, Stnski DR, Horai Y, Trevor AJ (1985) Comparative pharmacology of the ketamine isomers. Studies in volunteers. Br J Anaesth 57: 197–203
24. White PF, Vasconez LO, Mathes (1988) Comparison of midazolam and diazepam for sedation during plastic surgery. J Plast Reconstr Surg 81: 703–706
25. Wieber J, Gugler R, Hengstmann HJ, Dengler HJ (1975) Pharmacokinetics of ketamine in man. Anesthesist 24: 260–263

Vor- und Nachteile der Narkoseeinleitung mit Etomidat im Vergleich zu Barbituraten

A. Doenicke

Da unsere Arbeitsgruppe sich in den letzten Jahren mehrfach zur Bedeutung des Lösungsvermittlers beim Etomidat [7, 9, 10, 11, 12, 40] geäußert hat, dürfte die Beantwortung der gestellten Frage eine Klärung beinhalten, welche Etomidatformulierung wir in die Diskussion einbeziehen wollen.

Die Frage ist deswegen berechtigt zu stellen, weil seit kurzem auch Etomidat in Lipidemulsion vom BGA zugelassen wurde und seit Februar 1992 im Handel ist.

Zur Charakterisierung der Eigenschaften verschiedener Etomidatpräparationen (EtoLip zu EtoPG) dienen folgende Befunde:

1. Voraussetzung für die bessere Verträglichkeit ist die nahezu physiologische Osmolalität von 400 mosmol/kg der Etomidatformulierung in Lipidemulsion (Tabelle 1) im Vergleich zu der Etomidatpropylenglykollösung mit der pathologisch hohen Osmolalität von fast 4900 mosmol/kg. Auch der pH-Wert von 7,6 spricht für EtoLip [13].
2. Aus dieser Eigenschaft resultiert die bessere Venenverträglichkeit (Tabelle 2), d. h. keine Injektionsschmerzen und keine Thrombophlebitiden. Dies konnte sowohl an Probanden als auch an Patienten objektiviert werden [11, 18, 40].
3. Die hohe Osmolalität [2, 13] hatte auch eine signifikante Abnahme des Haptoglobins über 24 h zur Folge [32] (Abb. 1). Haptoglobin ist ein hochempfindlicher Marker für die Hämolyse. Es bindet irreversibel freies Hb, das im Blutplasma erscheint.

Wir nehmen an, daß nur jene Erythrozyten hämolytisch werden, die in direktem Kontakt mit dem Injektionsvolumen von 10–13 ml Etomidat getreten sind. Dieses Volumen enthält 3,6–4,7 g PG [32].

Tabelle 1. Osmolalität und pH-Wert von Etomidat in 2 verschiedenen Formulierungen

Handelsname	Hypnomidat®	Etomidat-Lipuro®
Lösungsmittel	Propylenglykol	Lipofundin MCT 20%
Konzentration	35 Volumen-%, 362 mg/ml	(Sojabohnenöl, mittelkettige Triglyceride, Glycerol, Eilecithin)
Osmolalität	4900 mosmol/kg	400 mosmol/kg
pH-Wert	5,1	7,6

Tabelle 2. Venenverträglichkeit der klinischen Studie. Gruppe 1 (Etomidat in Propylenglykol), Gruppe 2 (Etomidat in Lipidemulsion) [11]

	Gruppe 1 n = 50	Gruppe 2 n = 50
Injektionsschmerz	n = 50	n = 50
keiner	32 (= 64 %)	50 (= 100%)
leicht	7 (= 14 %)	0 (= 0%)
mittel	4 (= 8 %)	0 (= 0%)
stark	7 (= 14 %)	0 (= 0%)
Venenreaktion nach 1 Tag	n = 47	n = 49
keine	35 (= 74,5%)	49 (= 100%)
Phlebitis	9 (= 19,1%)	0 (= 0%)
Thrombose	3 (= 6,4%)	0 (= 0%)
Venenreaktion nach 7 Tagen	n = 47	n = 48
keine	36 (= 76,6%)	48 (= 100%)
Phlebitis	2 (= 4,3%)	0 (= 0%)
Thrombose	5 (= 10,6%)	0 (= 0%)
Thrombophlebitis		
<4 cm	2 (= 4,3%)	0 (= 0%)
>4 cm	2 (= 4,3%)	0 (= 0%)
Gesamt	11 (= 23,4%)	0 (= 0%)

Die Propylenglykolwirkung ist immerhin so intensiv, daß 4 h nach der Etomidatinjektion eine 44%ige und noch nach 24 h eine 27%ige Abnahme des Haptoglobin-Werts vom Ausgangswert nachweisbar ist. Diese Veränderungen sind gegenüber der Vergleichsgruppe mit Etomidat-Lipuro signifikant.

Nach diesen Erkenntnissen würde der Vergleich Etomidat in PG zu den bekannten Barbituraten eindeutig zugunsten der Barbiturate ausgehen.

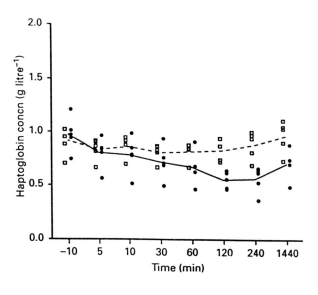

Abb. 1. Haptoglobinkonzentrationen von 10 männlichen Probanden nach Injektion von 0,3 mg Etomidat/kgKG in Lipidemulsion (EtoLip) n = 5 und in Propylenglykol (EtoPG) n = 5; Referenzbereich der normalen Haptoglobinkonzentration 0,5–2,0 g/l [32]

Da Etomidat in Lipidemulsion vom Bundesgesundheitsamt zugelassen ist und die genannten Nebenwirkungen mit der neuen Formulierung nicht auftreten bzw. nicht an 22 Probanden und 250 Patienten beobachtet werden konnten, ist ein Vergleich und somit eine Gegenüberstellung zu den Barbituraten wieder interessant und nicht einseitig. Es erübrigt sich somit, im folgenden die Venenverträglichkeit weiter zu diskutieren.

Etomidat ist ein karboxyliertes Imidazol mit einem Molekulargewicht von 342, der pH-Wert liegt beim Etomidat in PG bei 5,1 und in Lipidemulsion bei 7,6. Das weiße kristalline Pulver ist wasserunlöslich. Etomidat ist zu 76,5% an Plasmaproteine gebunden, die Proteinbindung sinkt bei Nierenfunktionsstörungen auf 56,6% und bei chronischen Leberschäden auf 55,8% ([3], Tabelle 3).

Die hypnotische Wirkung ist infolge Umverteilung und Abbau kurz und hält etwa 5–8 min an [14]. Der Hauptmetabolisierungsweg ist die Hydrolyse des Ethylesters in der Leber; alle Metaboliten sind pharmakologisch inaktiv [17, 23].

Thiopental gleicht in seinen pharmakologischen Eigenschaften weitgehend allen Barbituraten, die hypnotische, sedierende und antikonvulsive Wirkungen haben. Im Vergleich zu den methylierten Oxybarbituraten zeigen die Thiobarbiturate zwar eine höhere Azidität, sind jedoch durch die Sulfurierung ausgesprochen lipophil. Sie erreichen über diesen Weg ihre hohe hypnotische Potenz bei schnellem Wirkungseintritt.

Bei Thiopentalnatrium handelt es sich um ein gelblich-weißes hygroskopisches Pulver mit schwachem Geruch nach Knoblauch, das leicht in Wasser löslich ist. Der pH-Wert der 8%igen Thiopentallösung beträgt 10,2–11,2. Die Säure weist einen pk_a-Wert von 7,3 auf.

In Abhängigkeit von der Injektionsgeschwindigkeit der applizierten Dosis, dem Blut-pH und den Plasmaalbuminfraktionen kann die Plasmaproteinbindung zwischen 60,4 und 96,7% für Thiopental (Methohexital zwischen 73 und 88%) variieren. Schwache Säuren wie z. B. Acetylsalicylsäure können die Barbiturate aus ihrer Albuminbindung verdrängen [20].

Auch bei den Barbituraten ist nur die nicht ionisierte Fraktion zur Diffusion in das Gehirn befähigt. Dieser Anteil liegt für Thiopental mit 61% wesentlich niedriger als der für Methohexital mit 76%. Der unterschiedliche Ionisierungsgrad beider Barbiturate erklärt auch die hohen Dosierungen für Thiopental um etwa den Faktor 3, um äquihypnotische Effekte zu erreichen.

Das hepatische Extraktionsverhältnis (Clearance/hepatische Durchblutung) von Thiopental beträgt 0,15, d. h. es werden nur jeweils 15% der in einem

Tabelle 3. Bindung von Etomidat

Bindung an Plasmaproteine	76,5%
Bindung an Albumin	65 %
Proteinbindung sinkt bei Nierenfunktionsstörungen auf bei chronischem Leberschaden auf	56,6% 55,8%

beliebigen Zeitintervall die Leber durchströmenden Thiopentalmenge metabolisiert.

Die Biotransformation erfolgt fast vollständig oxidativ an den Substituenten an C5. Nur ein kleiner Teil wird durch Oxidation des Schwefels an C2 zu Pentobarbital umgewandelt. Diese sog. Desulfurierung ist unvorhersehbar. Wird jedoch Pentobarbital gebildet, so dürfte hiermit die lange sedierende Wirkung in der postoperativen Phase nach einer einmaligen Thiopentalinjektion erklärt werden können.

Die zeitliche Limitierung der zentralen Wirkung ist nicht auf die Metabolisierung und/oder Ausscheidung der Substanzen zurückzuführen, sondern auf Verteilungsphänomene. In diesem Punkt unterscheidet sich sehr deutlich Etomidat von den Barbituraten. Neben der Umverteilung spielt die Metabolisierung (Hydrolyse) bei den Nichtbarbituraten eine entscheidende Rolle.

Wirkungen auf einzelne Organsysteme

Zentrales Nervensystem

Eine wesentliche Komponente der ZNS-Wirkungen von Etomidat besteht in der hemmenden Wirkung auf die Formatio reticularis im Hirnstamm, auf spinaler Ebene scheint jedoch die Wirkung eher fördernd bzw. enthemmend zu sein [9].

Einen zentral dämpfenden Effekt über eine GABA-mimetische Wirkung soll nach Evans u. Hill [15] Etomidat besitzen. Diese zentrale Wirkung konnte durch GABA-Antagonisten aufgehoben werden. Etomidat zeigt ähnliche EEG-Veränderungen wie Thiopental [9]. Die von uns gedeuteten EEG-Veränderungen weisen auf eine Beeinträchtigung neokortikaler Funktionen und auf eine ungenügende Blockade der Afferenzen zu den thalamischen Strukturen hin.

Die Myokloni gehen nicht mit Krampfpotentialen im EEG einher, sie werden wohl am ehesten auf spinaler Ebene ausgelöst und sind auch als Enthemmung subkortikaler Zentren zu deuten. Die Myokloni können daher mit Fentanyl (0,1–0,15 mg/70kgKG) oder mit Benzodiazepinen unterdrückt werden.

Barbiturate wirken reversibel auf erregbare neuronale Strukturen, insbesondere im ZNS. Klinisch zeigt sich eine Sedation bis hin zum Tiefschlaf mit einer Unterdrückung des REM-Schlafs. Die Schlafarchitektur wird stark verändert. Als Wirkmechanismus gilt heute die Verstärkung der inhibitorischen Effekte von GABA im ZNS, die chloridabhängig über eine Bindung der Barbiturate an GABA-Neuronen erfolgt (sog. Barbituratrezeptor). In höheren Konzentrationen unterdrücken die Barbiturate die kalziumabhängigen Aktionspotentiale und vermindern die kalziumabhängige Freisetzung von Neurotransmittern.

Auf zellulärer Ebene hemmen die Barbiturate die synaptische Impulsübertragung. Nach höherer Dosierung erfolgt auch in der postsynaptischen Leitungsbahn eine Blockierung der Impulsübertragung. Thalamus und aszendierende Bahnen der Formatio reticularis sind äußerst empfindlich gegen Barbiturate.

Zerebrale Wirkung

Wie Thiopental und Methohexital senkt auch Etomidat den intrakraniellen Druck (ICP) über eine Reduktion der Hirndurchblutung, die nach Etomidat um 36% signifikant abnimmt. Die Ursache der Reduktion der Hirndurchblutung liegt in der globalen Abnahme des Hirnmetabolismus. Ein direkt vasokonstriktorischer Effekt auf die Hirngefäße dürfte als auslösender Mechanismus für die Abnahme der Hirndurchblutung angenommen werden.

Mehr als Etomidat bieten die Barbiturate bei ausreichender Dosierung einen gewissen protektiven Effekt gegenüber Hirndrucksteigerungen bei endotrachealer Intubation und Absaugung.

Eine spezifische Indikation für Etomidat sieht Huse [26] bei Tumoren, die mit einem erhöhten intrakraniellen Druck einhergehen, da die Steuerbarkeit unter einer Etomidatnarkose günstiger sei. (Ein typischer „kreislaufaktiver" Tumor ist z. B. das Medulloblastom.)

Wirkung auf das respiratorische System

Die Wirkungen von Etomidat auf das respiratorische System sind gering. Eigene Untersuchungen an gesunden Probanden zeigten keine signifikanten Veränderungen. Im Gegensatz hierzu stehen die Ergebnisse von Hempelmann et al. [21], die einen signifikanten Abfall des p_aO_2 bei unverändertem CO_2-Partialdruck beschrieben, allerdings unter gleichzeitiger N_2O/O_2-Inhalation.

Etomidat verursacht keine Veränderung des Bronchomotorentonus [19]. Compliance und Atemwegswiderstand bleiben unbeeinflußt. Hier dürfte ein Vorteil für Etomidat liegen.

Die Barbiturate dämpfen je nach Dosis und Injektionsgeschwindigkeit das Atemzentrum. Unter oberflächlicher Anästhesie sind Broncho- und Laryngospasmus die wesentlichsten Komplikationen einer Barbituratnarkose. In tiefer Narkose treten diese Reaktionen nicht auf.

Welches i.v.-Hypnotikum sollte man beim Asthmatiker bevorzugen? Saubere prospektive Studien gibt es nach Hirshman [24] nicht. Vielleicht dürften Nichtbarbiturate gewisse Vorteile bringen. Wenn der Patient ein Thiobarbiturat erhalten muß, dann sollte eher eine hohe Dosis als eine geringere gegeben werden.

Hämodynamische Wirkungen

Von den bisher in der klinischen Anästhesie eingesetzten i.v.-Anästhetika/Hypnotika hat Etomidat den geringsten Einfluß auf das kardiovaskuläre System [4, 22, 27, 28, 36, 37, 38]. Allerdings sollte man für Etomidat ein seit vielen Jahren bewährtes günstiges Prämedikationsschema berücksichtigen, um Nebenwirkungen im Sinne von Myokloni oder auch von Blutdruck- und Herzfrequenzanstiegen zu vermeiden (Tabelle 4, [41, 42]).

Vor Etomidat wird i.v. ein Benzodiazepin und ein Opioid, z. B. Fentanyl oder Alfentanil, verabreicht, evtl. nochmals 0,1 mg Fentanyl 1 min vor der Intubation

(Tabelle 4). Hiernach sind Myokloni nicht zu beobachten, und es treten Blutdruck- und Herzfrequenzanstiege unmittelbar nach der Intubation nicht auf bzw. sind nur gering ausgeprägt (Tabelle 5). Verzichtet man auf diese Supplementierung in der Einleitungsphase (Tabelle 6), so sind stärkere Kreislaufreaktionen zu erwarten [30].

Aufgrund der zunehmenden Ausweitung der Alterschirurgie wird der Anästhesist immer häufiger mit kardiovaskulär gefährdeten Patienten konfrontiert. Barbiturate sind für hämodynamisch instabile Patienten eher problematisch. Dem positiven Effekt der Barbiturate auf das ZNS stehen die negativen kardiovaskulären Auswirkungen (Abb. 2) gegenüber [36].

Tabelle 4. Medikamente in der Prämedikation und Einleitungsphase; alle Medikamente mit Ausnahme der Prämedikation wurden i. v. verabreicht (*Lor* Lormetazepam, *Eto* Etomidat, *Vec* Vecuronium, *I* Intubation, x verabreicht, – nicht verabreicht) [41]

Gruppe	Anzahl (n)	Lor(oral) 2 h prä-operativ	Lor (i.v.) –10 min	Atropin –10 min	Fentanyl –2 min	Eto 0 min	Vec + ½ min	Fentanyl +4 min	I
2 (Eto)	30	1 mg	x	x	x	x	x	–	x
4 (Eto)	20	2 mg	–	–	x	x	x	x	x

Tabelle 5. Kreislaufverhalten nach Etomidat-Lipuro ($n = 50$) [11]

	Lormetazepam ↓	Fentanyl ↓	Eto-midat ↓	Fentanyl ↓		Intubation ↓	
Kreislauf [min]	–5	–3	–1	0	+1	+3	+5	+7
Systolischer Blutdruck	130	127	122		126	131	139	129
Diastolischer Blutdruck	80	79	77		80	81	86	81
Herzfrequenz	81	78	79		78	80	80	81

Tabelle 6. Mittelwerte der Kreislaufparameter nach Gabe von Etomidat (Lipuro) 0,2–0,3 mg/kgKG (*Eto*) und Thiopental 3–4 mg/kgKG (*Thio*); n = 50

	Ruhewert	Injektion ↓ +3 min	Intubation ↓ +1 min	+3 min	+5 min	+10 min	+15 min
Systolischer Blutdruck							
Eto	135	129	153	137	123	115	113
Thio	133	121	140	128	118	115	114
Diastolischer Blutdruck							
Eto	78	77	93	81	72	66	66
Thio	78	73	85	77	71	68	68
Herzfrequenz							
Eto	80	77	92	85	78	72	72
Thio	85	83	89	85	80	77	74

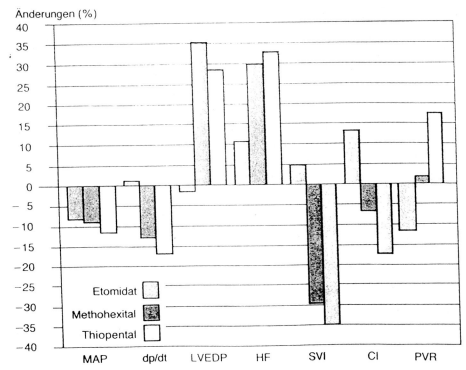

Abb. 2. Hämodynamische Veränderungen nach Applikation von Barbituraten bzw. Etomidat (*MAP* mittlerer arterieller Druck, *dp/dt* Druckänderungsgeschwindigkeit, *LVEDP* linksventrikulärer enddiastolischer Druck, *HF* Herzfrequenz, *SVI* Schlagvolumenindex, *CI* Herzindex, *PVR* peripherer Gefäßwiderstand). (Nach [36])

Der linksventrikuläre enddiastolische Druck steigt dosisabhängig an, Herz und Schlagvolumenindex nehmen ab, ebenso der arterielle Druck und die linksventrikuläre Druckanstiegsgeschwindigkeit (dp/dt_{max}).

Da der venöse Rückstrom zum Herzen beeinträchtigt ist, kommt es zur Volumenverschiebung, die zu einer verminderten ventrikulären Füllung und zur Reduktion des Schlagvolumens führt. Unter Etomidat kommt es zu einer geringen Abnahme des mittleren arteriellen Druckes um 10% und des peripheren Gefäßwiderstandes um ca. 12%, zu einem 10%igen Anstieg der Herzfrequenz und des Herzindex.

Schlagvolumen, linksventrikulärer enddiastolischer Druck und dp/dt_{max} bleiben unverändert [28]).

Auch bei Patienten mit kardiovaskulären Erkrankungen, die der ASA-Gruppe III zuzuordnen sind, bewirkte Etomidat nur moderate Kreislaufveränderungen [22].

Da im höheren Alter neben den kardialen Erkrankungen auch vermehrt Veränderungen im Eiweißhaushalt vorliegen, ist Etomidat bei geriatrischen Patienten ebenfalls stark bedarfsorientiert zu dosieren.

Bei hypertensiven und hypovolämischen Patienten, bei Patienten mit eingeschränktem kardialem Kompensationsmechanismus, wie bei konstruktiver

Perikarditis oder bei Mitralstenosen, ist mit einem stärkeren Blutdruckabfall zu rechnen. Für Patienten mit diesen Erkrankungen stellen Barbiturate eine größere Gefahr [36] dar als z. B. Etomidat.

Unter Methohexital und Thiopental steigt die Koronardurchblutung (MBF) bei gleichzeitiger Abnahme des koronaren Gefäßwiderstandes signifikant an [33, 34, 38]. Der Anstieg der Koronardurchblutung unter den Barbituraten wird durch den höheren Energiebedarf des Herzens bestimmt. Herz und Kreislauf des gesunden Patienten können dies kompensieren, da die Koronarreserve eine Durchblutungssteigerung um den Faktor 5–6 zuläßt. Daher sollten Barbiturate bei Patienten mit koronarer Herzkrankheit und eingeschränkter Koronarreserve wegen des positiv chronotropen Effekts nicht oder nur sehr langsam und in stark verringerter Dosis appliziert werden [37].

Niere und Nebennierenrinde

Ein verringerter Effekt auf die Nierenfunktion ist nach einmaliger Barbiturat- und nach Etomidatinjektion nicht beobachtet worden.

Obwohl Etomidat die endogene Kortisol- und Aldosteronsynthese hemmt [1, 6, 8, 16], wirkt sich dies bei einmaliger Applikation nicht nachteilig für den Patienten aus [5, 39]. Eine Restsyntheseleistung bleibt erhalten, und die Kortisolspiegel, die den Normbereich nicht unterschreiten, steigen nach 4 h wieder an. Deshalb von einer letalen Bedrohung für den Patienten nach einmaliger Applikation zu sprechen, ist sicherlich falsch.

Barbiturate hemmen die Kortisolsynthese nicht [1].

Interaktionen

Besonders bei älteren Patienten kann es bei Kombination von Etomidat oder von Thiopental mit anderen zentral dämpfenden Substanzen zu starken Depressionen des kardiovaskulären Systems kommen.

Barbiturate beeinflussen bei intermittierender Applikation den Metabolismus von Arzneimitteln durch die Induktion des mikrosomalen Enzymsystems. Die Clearance von Kortikosteroiden, Digitoxin, β-Blockern ist signifikant erhöht.

Kontraindikationen der Barbiturate

Barbiturate verstärken die Porphyrinsynthese, ihr Einsatz bei Patienten mit akuter Porphyrie und bei Porphyria varieta ist absolut kontraindiziert.

Zusätzlich sollten Narkosen mit Barbituraten bei folgenden Erkrankungen nicht eingeleitet oder supplementiert werden [36]: schwere Hypovolämie oder Schock, dekompensierte Herzinsuffizienz, Mitralklappenstenose und akuter Herzinfarkt. Die Dosis ist zu reduzieren bei Patienten mit einer Malaria, Myasthenia gravis, schwerer Leber- und Nierenfunktionsstörung.

Absolute Kontraindikationen:

– Überempfindlichkeit gegen Barbiturate,
– Vergiftungen mit Alkohol, Schlafmitteln, Analgetika und Psychopharmaka,
– akute hepatische Porphyrie,
– Schock,
– Status asthmaticus.

Relative Kontraindikationen:

– obstruktive Lungenerkrankungen und andere Atemstörungen,
– Hypovolämie,
– schwere Herzmuskelschädigungen,
– schwere Leber- und Nierenfunktionsstörungen,
– Säuglinge unter 1 Jahr.

Etomidat ist bei manifester Nebennierenrindeninsuffizienz nur mit Zurückhaltung einzusetzen. Bei Nebennierenrindentumoren und aktiver Kortisolsynthese, z. B. bei M. Cushing, hat sich inzwischen die Dauerapplikation mit Etomidat-Lipuro bewährt, nicht dagegen mit Etomidat-PG, da in kurzer Zeit alle Venen thrombosiert sind.

Als einzig gesicherte Kontraindikation für Etomidat gilt eine bekannte allergische Disposition auf dieses Medikament.

Eine Zusammenstellung von Larsen [29] über die Häufigkeit allergischer Reaktionen (Abb. 3) unter verschiedenen Medikamenten unterstreicht die

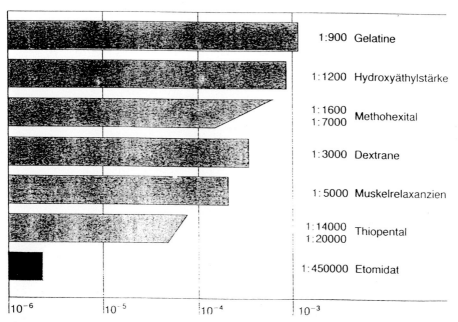

Abb. 3. Häufigkeit allergischer Reaktionen unter verschiedenen Medikamenten in logarithmischer Skala. (Nach [29])

eindeutig günstige Stellung von Etomidat zu anderen Substanzen. Eine ähnliche Zusammenstellung hat Watkins [43] veröffentlicht.

Entsprechend der großen therapeutischen Breite konnte Etomidat nicht nur zur Kurznarkose bei Verbrennungspatienten [35], sondern als Mittel der ersten Wahl auch in der Notfallmedizin [25] mit Erfolg eingesetzt werden.

Literatur

1. Allolio B, Stuttmann R, Leonhard W, Winkelmann W (1983) Adrenocortical suppression by a single induction dose of etomidate. Lancet II: 626
2. Bretschneider H (1987) Osmolalities of commercially supplied drugs often used in anesthesia. Anesth Analg 66: 361–362
3. Carlos R, Calvo R, Erill S (1979) Plasma protein binding of etomidate in patients with renal failure or hepatic cirrhosis. Clin Pharmacokin 4: 144–148
4. Criado A, Maseda J, Navarro E, Escarpa A, Avello F (1980) Induction of anaesthesia with etomidate: haemodynamic study of 36 patients. Br J Anaesth 52: 803–806
5. Crozier TH (1989) Nebennierenrinden – Suppression durch Etomidat nur von theoretischem Interesse. DAK Satelliten-Symposium, Bremen
6. Crozier TA, Beck D, Wuttke W, Kettler D (1988) Abhängigkeit der Kortisolsynthesehemmung in vivo von der Etomidat-Plasmakonzentration. Anaesthesist 37: 337–339
7. Doenicke A (1978) Etomidat. Anaesthesist 27: 51
8. Doenicke A (1984) Verunsichert eine Cortisolstory die Anaesthesisten? Anaesthesist 33: 391–394
9. Doenicke A, Löffler B, Kugler J, Suttmann H, Grote B (1982) Plasma concentration and EEG after various regimens of etomidate. Br J Anaesth 54: 393–400
10. Doenicke A, Duka T, Suttmann H (1984) Venous reactions following etomidate. Br J Anaesth 56: 933
11. Doenicke A, Kugler A, Vollmann N, Suttmann H, Taeger K (1990) Etomidat mit einem neuen Lösungsvermittler. Klinisch-experimentelle Untersuchungen zur Venenverträglichkeit und Bioverfügbarkeit. Anaesthesist 39: 475–80
12. Doenicke A, Angster R, Beger-Hintzen H, Vollmann J, Nebauer A (1991) The new solvent 2-Hydroxypropyl-β-cyclodextrin reduces the side effects of etomidate. Anesthesiology 75: 4381
13. Doenicke A, Nebauer AE, Hoernecke R, Mayer M, Roizen MF (1992) Osmolalities of propylene glycol containing drug formulations for parenteral use. Should propylene glycol as be used a solvent. Anesth Analg 75: 431–435
14. Duvaldestin Ph (1981) Pharmacokinetics in intravenous anaesthetic practice. Clin Pharmacokin 6: 61–82
15. Evans RH, Hill RG (1978) GABA-mimetic action of etomidate. Experientia 34: 1325–1328
16. Fellows IW, Byrne AJ, Allison SP (1983) Adrenocortical suppression with etomidate. Lancet II: 54
17. Ghonheim MM, Kortilla K (1977) Pharmacokinetics of intravenous anaesthetics: implications for clinical use. Clin Pharmacokin 2: 344–372
18. Gran L, Bleie H, Jeppson R, Maartmenn-Moe H (1983) Etomidat mit Intralipid. Eine Lösung zur schmerzfreien Injektion. Anaesthesist 32: 475
19. Harrison GA (1962) The influence of different anaesthetic agents on the response to respiratory tract irritation. Br J Anaesth 34: 804–811
20. Harvey SC (1985) Hypnotics and sedative. In: Goodman Gilman A, Goodman LS, Rall TW, Murad F (eds) The pharmacological basis of therapeutics, 7th edn. MacMillan, New York, pp 339–371
21. Hempelmann G, Hempelmann W, Piepenbrock S, Oster W, Karliczek G (1974) Die Beeinflussung der Blutgase und Hämodynamik durch Etomidate bei myokardial vorgeschädigten Patienten. Anaesthesit 23: 423–429

22. Hempelmann G, Oster W, Piepenbrock S, Karliczek G (1977) Haemodynamic effects of etomidate – a new hypnotic – in patients with myocardial insufficiency. In: Doenicke A (ed) Etomidate. (Anaesthesiologie und Wiederbelebung, Bd 106). Springer, Berlin Heidelberg New York, pp 72–80
23. Heykants J, Brugmans J, Doenicke A (1973) On the pharmacokinetics of etomidate (R 26490) in human volunteers: plasma levels, metabolism and excretion. Clin Res Rep Janssen Pharmaceutica (Sept.)
24. Hirschman CA (1991) Anesthesia for patients with reactive airway disease ASA. (Refresher course lecture, p 144)
25. Hoffmann P (1989) Etomidat in der Notfallmedizin Mittel der ersten Wahl. DAK Satelliten-Symposium, Bremen
26. Huse K (1989) Einleitung und Aufrechterhaltung der Narkose mit Etomidat bei neurochirurgischen Patienten. DAK Satelliten-Symposium, Bremen
27. Kettler D, Sonntag H, Donath U, Regensburger D, Schenk HD (1974) Hämodynamik, Myokardmechanik, Sauerstoffbedarf und Sauerstoffversorgung des menschlichen Herzens unter Narkoseeinleitung mit Etomidate. Anaesthesist 23: 116–121
28. Kettler D, Sonntag H, Wolfram-Donath U, Hoeft HJ, Regensburger D, Schenk H-D (1977) Haemodynamics, myocardial function, oxygen requirement, and oxygensupply of the human heart after administration of etomidate. In: Doenicke A (ed) Etomidate. (Anaesthesiologie und Wiederbelebung, Bd 106). Springer, Berlin Heidelberg New York, pp 81–94
29. Larsen R (1989) Narkoseeinleitung – eine Risikophase. DAK Satelliten-Symposium, Bremen
30. Larsen R, Lange H, Rathgeber J (1988) Myokardstoffwechsel unter Propofol bei geriatrischen Patienten. Ein Vergleich mit Etomidat. Anaesthesist 37: 510–516
31. Löffler B (1989) Narkoseeinleitung bei Sectio caesarea und beim Ileuspatienten. DAK Satelliten-Symposium, Bremen
32. Nebauer A, Doenicke A, Hoernecke R, Angster R, Mayer M (1992) Does Etomidate cause haemolysis? Br J Anaesth 69: 58–60
33. Patschke D, Brückner JB, Eberlein HJ, Hess W, Tarnow J, Weymar A (1977) Effects of althesin, etomidate and fentanyl on haemodynamics and myocardial oxygen consumption in man. Can Anesth Soc J 24: 55–69
34. Pellegrini G (1957) Der Einfluß der Barbituratnarkose auf die Koronardurchblutung. Verh Dtsch Ges Kreislaufforsch 23: 111–117
35. Schockenhoff B (1989) Kurznarkosen mit Etomidat – gute Erfahrungen bei Verbrennungspatienten. DAK Satelliten-Symposium, Bremen
36. Sonntag H (1989) Hämodynamische Wirkungen von Etomidat. DAK Satelliten-Symposium, Bremen
37. Sonntag, H, Heiss HW, Knoll D, Regensburger D, Schenk HD, Bretschneider HJ (1972) Über die Myokarddurchblutung und den myokardialen Sauerstoffverbrauch bei Patienten während Narkoseeinleitung mit Dehydrobenzperidol Fentanyl oder Ketamine. Z Kreislaufforsch 61: 1092–1105
38. Sonntag H, Hellberg K, Schenk HD, Donath U, Regensburger D, Kettler D, Duchanova H, Larsen R (1975) Effects of thiopental (Trapanal) on coronary blood flow and myocardial metabolism in man. Acta Anaesthesiol Scand 19: 69–78
39. Stuttmann R, Allolio B, Becker A, Doehn M, Winkelmann W (1988) Etomidat versus Etomidat und Hydrokortison zur Narkoseeinleitung bei abdominalchirurgischen Eingriffen. Anaesthesist 37: 576–582
40. Suttmann H, Doenicke A, Kugler J, Laub M (1989) Eine neue Zubereitung von Etomidat in Lipidemulsion – Bioverfügbarkeit und Venenreizung. Anaesthesist 38: 421–423
41. Ulsamer B, Raps M (1988) Narkoseeinleitung mit Propofol im Vergleich zu Etomidat. Anaesthesist 37: 517–521
42. Ulsamer B, Doenicke A, Laschat M (1986) Propofol (Diprivan) im Vergleich zu Etomidat zur Narkoseeinleitung. Anaesthesist 36: 535–542
43. Watkins J (1991) Immediate hypersensitivity-type reactions in anaesthesia. Theor Surg 6: 229–233

Vor- und Nachteile der Narkoseeinleitung mit Midazolam und S-Ketamin im Vergleich zu Barbituraten

W. Hering, G. Geißlinger

Viele der in Anästhesie und operativer Intensivmedizin verwendeten Pharmaka wie z. B. peripher wirksame Analgetika (2-Arylpropionsäuren), β-Blocker, Opioide, Barbiturate sowie manche Benzodiazepine zeigen, ebenso wie Ketamin, aufgrund eines chiralen C-Atoms das Phänomen der optischen Aktivität. Von solchen Substanzen existieren zwei Verbindungen, die sich wie Bild und Spiegelbild verhalten, weshalb sie als Enantiomere bezeichnet werden. Enantiomere stimmen, mit Ausnahme der Drehrichtung von linear polarisiertem Licht und der Reaktivität gegenüber optisch aktiven Substanzen, in ihren physikalischen und chemischen Eigenschaften überein. Hinsichtlich ihrer pharmakologischen Wirkung hat sich jedoch gezeigt, daß Enantiomere sowohl pharmakodynamische als auch pharmakokinetische Unterschiede aufweisen können. Dies erklärt sich daraus, daß die unterschiedliche absolute Konfiguration der Moleküle z. B. zu verschiedenen Affinitäten oder intrinsischen Aktivitäten an Rezeptoren oder auch zu anderen Rezeptorpräferenzen führen kann. Unterschiede in Resorption, Verteilung, Metabolismus und Elimination von Enantiomeren stellen keine Seltenheit dar [18, 19, 57, 58, 90]. Trotzdem wird die Mehrzahl dieser Pharmaka bislang klinisch als Razemat, d. h. als Verbindung, welche die beiden Enantiomere jeweils zu gleichen Teilen enthält, eingesetzt.

Für Ketamin, das ebenfalls als Razemat verwendet wird, stehen seit einiger Zeit reine Enantiomere für enantioselektive pharmakokinetische und pharmakodynamische Untersuchungen zur Verfügung. Im folgenden soll das potentere S(+)-Ketamin mit den, bezüglich der Narkoseeinleitung noch immer den Standard darstellenden, Barbituraten hinsichtlich seiner klinisch relevanten Eigenschaften verglichen werden [21].

Pharmakologische Grundlagen

Ketamin (R,S-2-o-Chlorphenyl-2-methylamino-cyclohexan-1-on)-Hydrochlorid ist eine weiße, kristalline Substanz mit einem pk_a-Wert von 7,5. Die Lipidlöslichkeit von Ketamin ist ca. um den Faktor 5–10 höher als die von Thiopental. Ketamin besitzt am C_2-Atom des Cyclohexanonrings ein Chiralitätszentrum, also ein Kohlenstoffatom mit 4 verschiedenen Liganden, woraus sich die Existenz zweier zueinander spiegelbildlicher Enantiomere ergibt (Abb. 1). Auf die Bedeutung dieser Tatsache für die Pharmakodynamik, Pharmakokinetik sowie unerwünschte Wirkungen des Ketamins wurde ein-

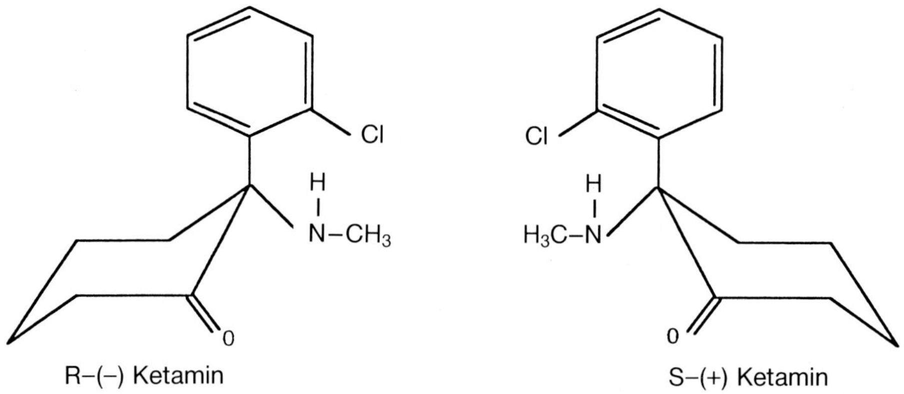

Abb. 1. Die Ketaminenantiomere

gangs bereits hingewiesen. Das bislang handelsübliche Ketamin ist ein Razemat, welches die beiden Enantiomere zu gleichen Teilen enthält. Ketamin unterscheidet sich von den übrigen bekannten i. v. Anästhetika bzw. zentralwirksamen Analgetika dadurch, daß es zumindest in Dosierungen unter 2 mg/kgKG kaum Atemdepressionen verursacht und auch keine opiattypische Euphorisierung hervorruft. Außerdem wirkt es über zentralnervöse Effekte kreislaufaktivierend und psychotomimetisch (Aufwachreaktionen) [64, 87].

Auch bei den Barbituraten spielt die Stereoisomerie, neben Länge, Position und Zusammensetzung der Seitenketten der Barbitursäure, eine Rolle bei der Betrachtung der Struktur-Wirkungs-Beziehungen [4, 27]. So ist das S(−)-Isomer des Thiopentals bezüglich seiner hypnotischen Wirkung fast zweimal so potent wie das R(+)-Isomer. Aber auch das Thiopental wird als Razemat vermarktet. Vom Methohexital existieren sogar 4 Stereoisomere, sog. Diastereomere, da die Substanz 2 Asymmetriezentren aufweist. Die stärkste hypnotische Wirkung hat hier die β-I-Form. Allerdings zeigen die β-Isomere des Methohexitals eine deutlich größere exzitatorische Aktivität, so daß hier die auf dem Markt befindliche Substanz ein Razemat der α-Isomere ist [30]. Wegen der Wirkunterschiede der Enantiomere sprechen einige Autoren in bezug auf das weniger wirksame Stereoisomer auch von einer Verunreinigung der Substanz. Das für einen bestimmten pharmakologischen Effekt potentere Enantiomer wird i. allg. als Entomer, das weniger aktive Enantiomer als Distomer bezeichnet [6].

Die unterschiedlichen biologischen Wirkungen der Ketaminenantiomere

Bereits seit Ende der 70er Jahre erschienen einige Publikationen, die aufgrund der Ergebnisse von präklinischen Untersuchungen eine eindeutig stärkere anästhetisch-analgetische Wirkung des S(+)-Ketamins gegenüber dem R(−)-Ketamin postuliert haben [52, 67, 84, 91].

Die Zuordnung der verschiedenen Ketaminwirkungen zu den unterschiedlichen Rezeptoren ist bis heute noch nicht zweifelsfrei geklärt. Sprechen einige präklinische Untersuchungen für eine stereospezifische, über Opiat-Rezeptoren vermittelte, Analgesie, die sich mit Naloxon antogonisieren läßt, so konnte dies in der Ketaminanwendung am Menschen bisher nicht in jedem Fall bestätigt werden [3, 25, 28, 75, 77]. Neuere Untersuchungen haben nun zu der Erkenntnis geführt, daß für die zentralen hypnotisch-analgetischen Effekte des Ketamins der N-Methyl-D-aspartat-Rezeptor (NMDA-Rezeptor) als Bestandteil des exzitatorischen Aminosäuresystems des Gehirns möglicherweise eine wichtige Rolle spielt [1, 14, 92, 93]. Hierbei ist S(+)-Ketamin ebenfalls potenter als R(–)-Ketamin [5] (Abb. 2). Maurset et al. [55] fanden bei kieferchirurgischen Patienten eine gute Korrelation zwischen der PCP-Affinität der Ketaminenantiomere und deren analgetischer Wirkung in subanästhetischer Dosierung. Die mit Hilfe einer visuellen Analogskala erfaßte Analgesie ließ sich nicht durch Naloxon aufheben. Ein zusätzlicher Effekt der Ketaminenantiomere am σ-Rezeptor, speziell bei Anwendung höherer Dosen, wird dadurch nicht ausgeschlossen. Er könnte in Zusammenhang mit den exzitatorischen Aufwachreaktionen stehen, die besonders nach hoher Dosierung zu beobachten sind und wahrscheinlich hauptsächlich durch das R(–)-Isomer verursacht werden [86]. Darüber hinaus stellten Lundy et al. [49, 50] eine stereoselektive Hemmung sowohl der extraneuronalen Aufnahme als auch des Transportes von Katecholaminen durch S(+)-Ketamin fest.

Im Gegensatz zu den pharmakodynamischen Differenzen scheinen die pharmakokinetischen Eigenschaften der Enantiomere des Ketamins ziemlich ähnlich zu sein [82, 86]. Besonders hingewiesen sei in diesem Zusammenhang jedoch darauf, daß im Falle des Ketamins alle gefundenen klinischen Wirkunterschiede zwischen dem S(+)-Enantiomer und dem R(–)-Enantiomer sowie dem Razemat auf pharmakokinetischen Daten basieren, die ohne spezielle stereoselektive Analytik bestimmt wurden [52, 73, 86].

In einer randomisierten Doppelblindstudie an 60 ASA-I- und -II-Patienten, die sich einem chirurgischen Wahleingriff unterziehen mußten, untersuchten White et al. [86] die Unterschiede der Ketaminenantiomere. Hierbei bestätig-

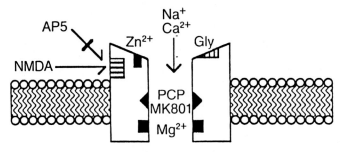

Abb. 2. Der N-methyl-D-aspartat (NMDA)-Rezeptor gehört zum exzitatorischen Aminosäuresystem des Gehirns. Er enthält einen Ionenkanal, der für verschiedene Kationen durchlässig ist. Phencyclidin (*PCP*) und andere Testsubstanzen (z. B. *MK 801*) können an der PCP-Stelle binden und so den Kationenaustausch kontrollieren. Ketamin bindet ebenfalls an dieser Stelle. (Nach [93])

ten sich im wesentlichen die bereits zuvor festgestellten Wirkunterschiede. Als äquipotente Einleitungsdosen erwiesen sich 2 mg/kgKG Razemat, 1 mg/kgKG S(+)-Isomer und 3 mg/kgKG R(−)-Isomer. Wurde in der R(−)-Ketamingruppe die Gabe zusätzlicher Medikamente wie Thiopental oder Lachgas zum Erreichen einer adäquaten Narkosetiefe in 26% der Fälle für notwendig erachtet, so war dies in der S(+)-Ketamingruppe nur bei einem Patienten der Fall. Beim Erwachen der Patienten aus der Narkose fand sich ein mittlerer Plasmaspiegel von 0,9 µg/ml Razemat, 0,5 µg/ml S(+)-Ketamin und 1,7 µg/ml R(−)-Ketamin, wobei zur Bestimmung keine stereoselektive Analytik zur Anwendung kam. Die Arbeitsgruppe von White stellte intraoperativ in der S(+)-Ketamingruppe auch deutlich weniger motorische Unruhe fest als in der Razemat- und R(−)-Ketamingruppe. Eine gezielte Beobachtung und Befragung der Patienten im Aufwachraum erbrachte geringere psychotomimetische Aufwachreaktionen nach S(+)-Ketamin als nach den beiden anderen Formen. Das postoperative Schmerzempfinden war in der S(+)-Ketamingruppe ebenfalls signifikant geringer als in den beiden anderen Gruppen. Die allgemeine Akzeptanz durch die Patienten lag mit 85% beim S(+)-Isomer klar über der beim R(−)-Isomer (63%) und beim Razemat (65%).

Weitere Untersuchungen von White et al. [87] und Schüttler et al. [73] an gesunden Probanden scheinen die stärkere hypnotische Wirksamkeit des S(+)-Ketamins gegenüber dem R(−)-Ketamin anhand von EEG-Powerspektren zu bestätigen. Beachtenswert in diesen Studien war weiterhin, daß die Aufwachphase bei Verwendung der reinen Isomere anhand psychometrischer Testverfahren im Vergleich zum Razemat deutlich verkürzt war [S(+)-Ketamin: 21 min; R(−)-Ketamin: 18 min; Razemat: 45 min].

Im Rahmen einer eigenen Untersuchungsreihe erhielten 50 Patienten der ASA-Risikokategorie I und II, die sich einem kürzeren chirurgischen Wahleingriff unterziehen mußten, randomisiert und doppelblind zu Beginn der Narkose eine einmalige Dosis von entweder 2 mg/kgKG Ketamin-Razemat oder 1 mg/kgKG S(+)-Ketamin verabreicht Die Patienten waren mindestens 30 min vor der Narkoseeinleitung bereits mit 5 mg Midazolam i. m. prämediziert worden und erhielten 4 min vor der i. v. Ketaminapplikation noch einmal 0,1 mg/kgKG Midazolam i. v. Die weitere Fortführung der Narkose erfolgte mit N_2O/O_2 und Enfluran nach Bedarf. Zur Berechnung der kinetischen Parameter wurden regelmäßige Blutentnahmen über einen Zeitraum von 12 h vorgenommen. Die stereoselektive Analytik erfolgte mit Hilfe einer High-performance-liquid-chromatography- (HPLC-)Methode [29]. Neben der klinischen Beobachtung wurden die Herzfrequenz und der Blutdruck bis zu 15 min nach Ketamininjektion kontinuierlich erfaßt. Ein EEG-Powerspektrum wurde über eine Zeitspanne von 30 min nach Ketamingabe abgeleitet. Nach Auswertung der Meßergebnisse zeigte sich ein in etwa analoger Verlauf der Enantiomerenplasmaspiegel. Stereoselektive kinetische Unterschiede infolge Interaktionen mit anderen Pharmaka wurden jedoch sichtbar. Eine Inversion des aktiveren S(+)-Enantiomers in das R(−)-Enantiomer konnte nicht festgestellt werden. Bezüglich des Kreislaufverhaltens war eine stärkere Stimulation durch das S(+)-Enantiomer gegenüber dem Razemat zu sehen, die sich zu den Meßzeitpunkten vor der Intubation auch als statistisch signifikant erwies. Im

EEG-Powerspektrum führte die alleinige Applikation von S(+)-Ketamin zu annähernd den gleichen Aktivitätsverschiebungen wie die Gabe der doppelten Dosis des Razemats. In der Tendenz zeigte sich unter S(+)-Ketamin eine geringere β-Aktivierung und ein höherer Anteil an langsamen Wellen. Die Unterschiede erwiesen sich statistisch zwar nicht als signifikant, deuten aber dennoch den Einfluß des R(-)-Isomers bei der Razematgabe an. Aufgrund ziemlich anloger zeitlicher Verläufe der Enantiomerenplasmaspiegel bei den meisten Patienten scheinen die Wirkunterschiede zwischen dem S(+)-Enantiomer und dem Razemat tatsächlich mehr auf pharmakodynamischen als auf pharmakokinetischen Unterschieden zu basieren [34].

Klinische Anwendung von S(+)-Ketamin im Vergleich zu Barbituraten

- Aufgrund der stärkeren anästhetisch-analgetischen Wirkung läßt sich die notwendige Dosis bei gleichem Effekt gegenüber dem Razemat auf die Hälfte reduzieren.
- Bei vergleichbarer Toxität [52] ergibt sich daraus eine vergrößerte therapeutische Breite mit einem therapeutischen Index (LD_{50}/ED_{50}) von 6,3 für das Razemat und 10,0 für S(+)-Ketamin.
- Möglicherweise führt S(+)-Ketamin, auch bei Kombination mit Benzodiazepinen in der bisher üblichen Dosierung, zu einer stärkeren Herz-Kreislaufstimulation als Ketaminrazemat.
- Eventuelle geringere psychotomimetische Aufwachreaktionen, auch bei Anwendung als Monosubstanz; deutlich verkürzte Aufwachzeit und bessere analgetische Nachwirkung postoperativ; erhöhte Patientenakzeptanz.
- Der Einfluß auf die Atmung erscheint gegenüber dem Razemat unverändert.

Zu berücksichtigen bleibt allerdings, daß mit reinem S(+)-Ketamin wenig klinische Erfahrung besteht und daß sich die Substanz allenfalls im Stadium der klinischen Erprobung befindet. Einer abschließenden Bewertung seiner klinischen Einsatzmöglichkeiten müssen daher noch einige klinisch-pharmakologische Untersuchungen an einem größeren Patientkollektiv vorausgehen.

Herz-Kreislauf-Funktion

Nach Ketaminapplikation kommt es zu einem Anstieg von Blutdruck und Herzfrequenz um durchschnittlich 20% gegenüber den Ausgangswerten. Das Anstiegsmaximum liegt dabei in der 3.–5. min nach i. v. Gabe, die Rückkehr zum Ausgangsniveau erfolgt in der Mehrzahl der Fälle nach 10–20 min [43, 44]. Bei bereits bestehender hoher Ausgangsfrequenz findet keine wesentliche zusätzliche Steigerung statt [60]. Eine Dosisabhängigkeit dieser Kreislaufreaktion besteht offensichtlich nur bei Dosierungen bis zu 1 mg/kgKG. Höhere Dosierungen führen nach Ergebnissen von Langrehr u. Singbartl [43] nicht zu einem entsprechend stärkeren Anstieg der genannten Kreislaufparameter. Der Blutdruckanstieg ergibt sich hauptsächlich aus einer Zunahme des Herzzeitvolumens, die weitgehend frequenzabhängig ist. Dies erhöht die Herzarbeit und den myokardialen O_2-Bedarf in einem Ausmaß, das für herzgesunde Patienten völlig problemlos ist. Eine Einschränkung für Ketamin als Monosubstanz dürfte daher erst bei stark reduzierter Koronarreserve bestehen [38, 76].

Nach den bisherigen Erfahrungen führt S(+)-Ketamin (1 mg/kgKG) eher zu einer stärkeren Herz-Kreislauf-Stimulation als das Razemat (2 mg/kgKG). Dies könnte möglicherweise aus einer stärkeren Wirkung am Rezeptor resultieren, die nicht mehr durch eine kompetitive Verdrängung seitens des unwirksameren R(−)-Isomers abgeschwächt wird [34].

Vergleicht man nun die Kreislaufreaktionen nach S(+)-Ketamin mit denen nach Applikation der heutzutage in der Anästhesie wohl am meisten verwendeten Barbiturate Thiopental und Methohexital, so ergibt sich der Hauptunterschied durch den venodilatierenden Effekt letzterer [23, 26]. Dieser geht einher mit einer Abnahme der linksventrikulären enddiastolischen Füllung, was schließlich dosisabhängig zu einem mehr oder weniger ausgeprägten Blutdruckabfall führt. Parallel dazu kommt es über eine Aktivierung des Barorezeptorenreflexes zu einer Tachykardie, welche den myokardialen O_2-Verbrauch ebenfalls erhöht, wobei Tachykardien nach Methohexital ausgeprägter auftreten als nach Thiopental [78]. Die negativ-inotrope Wirkung haben Barbiturate und S(+)-Ketamin zwar prinzipiell gemeinsam, sie wird jedoch bei letzterem, wie beschrieben, durch die zentrale Sympatikusstimulation meistens klar überlagert. Als gemeinsame Kontraindikation besteht somit die koronare Herzkrankheit. Bei Herzinsuffizienz bestehen in Abhängigkeit vom Grad der Erkrankung und der Möglichkeit zur Vermeidung einer Tachykardie, z. B. durch vorsichtige Volumengabe oder β-Blockade, relative Kontraindikationen sowohl für die genannten Barbiturate als auch für S(+)-Ketamin [65]. Ebenfalls relativ kontraindiziert sind beide bei Hypertonikern; Barbiturate wegen der Gefahr eines ausgeprägten Blutdruckabfalles, S(+)-Ketamin wegen der Möglichkeit eines exzessiven Blutdruckanstiegs. Die Kontraindikation für Ketamin bei eingeschränkter Koronarreserve, bei schwer kontrollierbarer Hypertonie sowie bei ausgeprägter Links- bzw. Rechtsherzinsuffizienz bestehen somit auch für S(+)-Ketamin. Die Kombination mit Midazolam scheint die kardiovaskuläre Stimulation durch das S(+)-Ketamin nicht so effektiv abzudämpfen, wie dies beim Racemat der Fall ist. Eine Beachtung der genannten Kontraindikationen erscheint daher bei Anwendung von S(+)-Ketamin um so wichtiger.

Die Vorteile von S(+)-Ketamin im hämorrhagischen und im Endotoxinschock bleiben damit allerdings erhalten [9, 11]. Unverändert zu beachten ist hier jedoch, daß bei bereits maximal erhöhtem Sympathikotonus die direkte, am Herzmuskel negativ-inotrope Wirkung des Ketamins zum Tragen kommen kann [83, 87]. Eine Dosisreduktion bei Schockpatienten sollte daher eingehalten werden und die Gabe von Midazolam in diesem Fall erst bei stabilisierten Kreislaufverhältnissen erfolgen, zumal die psychotomimetischen Reaktionen unter S(+)-Ketamin ohnehin geringer ausgeprägt zu sein scheinen.

Betrachtet man die wichtigsten Herz-Kreislauf-Effekte bei der Narkoseeinleitung für S(+)-Ketamin und Barbiturate im Überblick, so stellt man fest, daß

Tabelle 1. Indikationen und Kontraindikationen von S(+)-Ketamin im Hinblick auf das Herz-Kreislauf-System

Indikationen

Kreislaufschock
Ausgeprägte Dehydration
Anämie
Herzbeuteltamponade und konstriktive Perikarditis

Kontraindikationen
(auch in Kombination mit Midazolam)

Schwer kontrollierbare Hypertonie
Instabile Angina pectoris
Frischer Herzinfarkt
Ausgeprägte Rechts- und/oder Linksherzinsuffizienz

---

sich die speziellen Einsatzbereiche für S(+)-Ketamin (Hypovolämie, hämorrhagischer Schock) gerade in Fällen ergeben, in denen Barbiturate kontraindiziert sind (Tabelle 1).

Atmung und Lunge

Zum Einfluß von S(+)-Ketamin auf die Atmung und das Bronchialsystem liegen keine gesonderten Untersuchungen vor. Bislang wird jedoch allgemein davon ausgegangen, daß in diesem Bereich keine signifikanten Unterschiede zum Razemat bestehen. Demnach galt weitgehend die Annahme, daß Ketamin in klinisch relevanten Dosen nicht zu einer bedeutsamen Atemdepression führt [44]. Nach neueren Untersuchungsergebnissen muß jedoch zumindest ab Dosierungen von 2 mg/kgKG Ketaminrazemat mit atemdepressiven Effekten gerechnet werden (Schüttler, Tolksdorf, persönliche Mitteilung). Unter Ketamin bleiben allerdings bei ausreichend erhaltenem Tonus der Zungengrund- und Rachenmuskulatur sowie der Reflexe in Pharynx und Larynx die Atemwege weitgehend frei. Eine Luftwegsverlegung durch die stark vermehrte Salivation und ein hierdurch verursachter reaktiver Laryngospasmus sind jedoch möglich. Vorteilhaft kann sich der bronchodilatierende Effekt von Ketamin auswirken. Er ist zum einen Folge der zentralen Sympathikusstimulation, zum anderen soll er durch eine direkte dilatierende Wirkung auf die Bronchialmuskulatur mitverursacht sein [51].

Stellt man dem nun wiederum die Wirkungen der Barbiturate auf die Atmung und das Bronchialsystem gegenüber, so findet man eine noch ausgeprägtere Gegensätzlichkeit als bei den Herz-Kreislauf-Effekten. Thiopental und Methohexital verursachen dosisabhängig eine zentrale Atemdepression, wobei die Reaktivität auf Hyperkapnie und Hypoxie über den kurzfristigen Atemstillstand hinaus vermindert ist [35]. Dies sollte insbesondere bei Kombination mit anderen atemdepressiven Substanzen in der Aufwachphase, zumal nach kurzen

Eingriffen, beachtet werden. Im übrigen dürfte die durch Barbiturate verursachte Atemdepression im Rahmen der Narkoseeinleitung allenfalls bei Intubations- oder Beatmungsschwierigkeiten problematisch sein. Unter Barbituraten kann ein reaktiver Laryngo- oder Bronchospasmus auftreten, und sie führen bei disponierten Patienten zu einer Histaminfreisetzung aus den Gewebsmastzellen [33, 48]. Bei Patienten mit hyperreagiblem Bronchialsystem sollten Barbiturate daher möglichst nicht zur Narkoseeinleitung verwendet werden, obschon sich die reaktiven Spasmen durch die Vorgabe eines Opioids anscheinend reduzieren lassen [78]. Barbiturate senken den Pulmonalarteriendruck, was sich bei entsprechend vorgeschädigten Patienten gegenüber Ketamin als Vorteil erweisen kann, da letzteres meist zu einer weiteren Steigerung des PAP führt.

Die genannten Eigenschaften ergeben spezielle Indikationen für Ketamin zur Narkoseeinleitung bei Asthmatikern, bei Patienten mit CO1D (= eigene Gruppe) mit chronisch-obstruktiver Lungenerkrankung oder allgemein bei hyperreagiblem Bronchialsystem. Auch bei Lungenoperationen sehen manche Autoren Vorteile gegenüber anderen Hypnotika [85]. Zudem empfiehlt sich Ketamin als Einleitungssubstanz bei zu erwartenden Intubationsschwierigkeiten und bei der Ileuseinleitung. Ketamin hat seine speziellen Indikationen bei Störungen des Bronchialsystems, also gerade dort, wo Barbiturate möglichst vermieden werden sollten (Tabelle 2).

Tabelle 2. Indikationen und Kontraindikationen von S(+)-Ketamin im Hinblick auf das Bronchialsystem

Indikationen

Hyperreagibles Bronchialsystem,
Bronchokonstriktion
Akuter Asthmaanfall (Bronchodilatation, PAP-Senkung)
Schwierige Intubation
Ileuseinleitung
Thorax- und Lungenchirurgie

Kontraindikationen

Akutes und ausgeprägtes chronisches Cor pulmonale
ARDS (Atemnotsyndrom bei Erwachsenen)
Evtl. otolaryngologische Eingriffe

Zentralnervensystem

Sowohl in präklinischen Studien, als auch an Patienten, wurden nach Ketamingabe Steigerungen des Hirndrucks beobachtet [17, 24, 79]. Diese vorübergehende Zunahme des Hirndrucks wird mit einer Zunahme des zerebralen Blutvolumens in Zusammenhang gebracht und deckt sich zeitlich in etwa mit der stimulierenden Herz-Kreislauf-Wirkung von Ketamin. Zur Frage, ob die stärkere sympathomimetische Stimulation durch S(+)-Ketamin auch mit einem vermehrten Hirndruckanstieg einhergeht, liegen keine Untersuchungen vor. Andererseits muß man nach den Arbeiten von Pfenninger et al. [61, 62] davon ausgehen, daß Ketamin bei kontrollierter Beatmung den Hirndruck weitgehend unbeeinflußt läßt. Dies konnte auch für Patienten mit akutem Schädel-Hirn-Trauma nachgewiesen werden (63]. Inwieweit das für reines S(+)-Ketamin gilt, bedürfte erst noch der Klärung in einer kontrollierten Studie. Die ausgeprägtere Kreislaufstimulation nach S(+)-Ketamin läßt jedoch eher eine Zurückhaltung in der Anwendung bei Schädel-Hirn-Trauma (SHT) oder erhöhtem Hirndruck angebracht erscheinen. Die einzige, wirklich sinnvolle Indikation für Ketamin wäre in diesem Zusammenhang ohnehin nur die Narkoseeinleitung oder notfallmäßige Schmerztherapie bei Patienten mit SHT und gleichzeitigem hämorrhagischen Schock. In allen anderen Fällen, in denen ein erhöhter Hirndruck vorliegt oder auftreten könnte, ist die Verwendung sicher hirndrucksenkender Substanzen, wie z. B. der Barbiturate, wesentlich sinnvoller.

Der von einigen Autoren vertretenen Ansicht, daß es sich bei den unter Ketamin beobachteten spezifischen EEG-Veränderungen um Krampfpotentiale handelt, wurde bereits 1969 von Kugler et al. [42] entschieden widersprochen. Corssen et al. [15] beschrieben eine stark depressive Wirkung auf Assoziationsfelder des Frontalhirns, im Gebiet der akustischen und visuellen Kortexregion hingegen nur eine geringe Wirkung. EEG-Untersuchungen am Menschen zeigten einen Verlust des α-Rhythmus, gefolgt von einer ϑ-Aktivierung sowie intermittierender polymorpher δ-Aktivität hoher Amplitude. Diese EEG-Veränderungen werden bei allen Patienten von einer schnellen β-Aktivität überlagert (30–40 Hz), die als typische Ketaminreaktion gilt [72, 74]. Corssen et al. [16] fanden schließlich in humanpharmakologischen Untersuchungen bereits Hinweise für antikonvulsive Eigenschaften von Ketamin. Betrachtet man dazu den in den letzten Jahren neu entdeckten wahrscheinlichen Hauptwirkmechanismus von Ketamin, Hemmung der Erregungsübertragung im exzitatorischen Aminosäuresystem des Gehirn, so finden die damaligen Befunde von Corrsen et al. nachträglich eine plausible Erklärung [5, 93]. Da S(+)-Ketamin, wie erwähnt, eine größere Affinität zum NMDA-Rezeptor besitzt als das Razemat, ist bei seiner Anwendung eher mit antikonvulsiven Eigenschaften denn mit epileptiformen Reaktionen zu rechnen.

Ob S(+)-Ketamin allerdings eines Tages als Antiepileptikum eingestuft wird, wie dies beim Thiopental der Fall ist, bleibt abzuwarten [10, 37]. Methohexital hingegen steht im Ruf, zumindest in niedriger Dosierung die neuronale Aktivität epileptischer Herde sogar verstärken zu können [32].

Die analgetische Wirkung von S(+)-Ketamin entspricht in etwa der schwach wirksamer Opioide und rechtfertigt zudem seinen Einsatz als Analgetikum in subanästhetischen Dosen ([55, 69], Tabelle 3).

Daß die Kombination mit Benzodiazepinen, und hier insbesondere mit Midazolam, auch für S(+)-Ketamin die derzeitige Standardnarkosetechnik bleibt, wurde bislang von keinem Autor in Frage gestellt. Tolksdorf [80] beschreibt für diese Anwendung im Fall des Razemats eine Patientenakzeptanz von fast 90%. In einer direkten Vergleichsuntersuchung zwischen barbituratin-

Tabelle 3. Indikationen und Kontraindikationen von S(+)-Ketamin im Hinblick auf das Zentralnervensystem

Indikationen

SHT bei gleichzeitigem Kreislaufschock, wenn kontrollierte Beatmung gewährleistet ist

Kontraindikationen

Erhöhter intrakranieller Druck jeglicher Genese
Perforierende Augenverletzung; erhöhter intraokularer Druck
Psychiatrische Erkrankungen
Alkoholabusus

duzierten Gasnarkosen und Benzodiazepin-Ketamin-Kombinationsnarkosen fanden Tolksdorf et al. [81] keine signifikanten Unterschiede hinsichtlich der positiven Einschätzung seitens der Patienten. Die postoperative Sedierung war in der Ketamingruppe in der Anfangsphase stärker ausgeprägt, wohingegen Schmerzen und Frieren in der Barbiturat-Enfluran-Gruppe deutlich häufiger auftraten. Da S(+)-Ketamin in den klinischen Untersuchungen von White et al. [86, 88] weniger psychotomimetische Aufwachreaktionen verursachte und die Patienten postoperativ schneller erwachten, ist eher eine Verbesserung der Akzeptanz im Vergleich mit barbituratinduzierten Narkosen zu erwarten. Wichtig bleibt jedoch die Vorgabe von Midazolam in ausreichender Dosierung, zur Vermeidung überschießender Kreislaufreaktionen, und die Beachtung der Tatsache, daß durch Midazolam dosisabhängig Vorteile von Ketaminmononarkosen wie z. B. Erhalt der Spontanatmung, verloren gehen können. Bei dem Standardverfahren der Intubationsnarkose ist dies jedoch nur in Ausnahmefällen von Bedeutung.

Leber- und Nierenfunktion

Die Metabolisierung von Ketamin erfolgt hauptsächlich in der Leber. Der wichtigste Abbauweg ist hier die N-Demethylierung zu Norketamin. Norketamin besitzt etwa $^1/_3$ der anästhetischen Potenz von Ketamin und ist ca. 3 min nach der i.v.-Applikation von Ketamin im Plasma nachweisbar. Durch Hydroxylierung und Konjugation entstehen wasserlösliche Komponenten, die dann mit dem Urin ausgeschieden werden [87]. Wie Trevor et al. [82] nachweisen konnten, erfolgt der genannte Abbau stereoselektiv. Bei in-vitro-Studien an menschlichen Leberzellen wurde S(+)-Ketamin doppelt so schnell N-demethyliert wie R(-)-Ketamin. Die sich daraus ergebenden Unterschiede zwischen den Enantiomeren und ihren Metaboliten sind in ihrer klinischen Bedeutung noch nicht ganz klar einzustufen.

Obwohl der Hauptabbauweg von Ketamin über die Leber läuft, hat eine wie auch immer geartete Hemmung der metabolisierenden Enzyme keinen Einfluß auf die Dauer der hypnotischen Wirkung von Ketamin [13, 53]. Dies weist darauf hin, daß für die Narkosedauer nach Ketamin in erster Linie die Umverteilung vom zentralen in periphere Kompartimente verantwortlich ist. Der hepatische Metabolismus spielt hauptsächlich in der Eliminationsphase eine Rolle, in der aber kein hypnotischer Effekt mehr vorhanden ist, wohl aber noch eine analgetische Wirkung. Benzodiazepine, also auch Midazolam, können den enzymatischen Abbau von Ketamin verlangsamen und so zu einer Verlängerung der Eliminationshalbwertszeit beitragen [94]. Veränderungen der Leberdurchblutung beeinflussen die Gesamtkörperclearance von Ketamin.

Wenn man nun bedenkt, daß krankheitsbedingte Einschränkungen der Leberfunktion meist erst bei massivsten Schädigungen signifikante Auswirkungen auf den Arzneimittelmetabolismus zeigen, so kann die Anwendung von Ketamin bei Lebererkrankungen als relativ sicher angesehen werden. Die geringe Proteinbindung von 10–20%, je nach pH-Wert, läßt auch bei Hypoalbuminämie keine dramatische Wirkungsverstärkung erwarten [89]. Alle bisher zu diesem Thema vorliegenden Untersuchungen fanden keine leberschädigende Wirkung von Ketamin selbst [68, 70, 71]. Bei bestehender Enzyminduktion, z. B. nach Barbituratanwendung oder nach Langzeitapplikation von Ketamin in der Intensivmedizin, kann eine Wirkungsabschwächung auftreten, die eine entsprechende Dosiserhöhung erforderlich macht [40, 87].

Die Ausscheidung von Ketamin und seiner Metaboliten erfolgt zu 90% über die Nieren. Trotzdem scheint eine Einschränkung der Nierenfunktion selbst bei der Anwendung von Ketamin zur Analgosedierung in der Intensivmedizin keine Dosisreduktion erforderlich zu machen [41]. Auch andere Autoren [46] hatten bei niereninsuffizienten Patienten keine Änderung von Dauer und Stärke der pharmakodynamischen Effekte des Ketamins gefunden. Dosisanpassungen unter Hämodialyse oder Hämofiltration sind offensichtlich ebensowenig notwendig [41]. Direkte Einflüsse von Ketamin im Sinne einer Beeinträchtigung der Nierenfunktion konnten bisher ebenfalls nicht festgestellt werden. Urinausscheidung, glomeruläre Filtrationsrate und effektiver Nierenplasmafluß (PAH-Clearance) blieben unter Ketamin praktisch unverändert [8]. Somit hat Ketamin weder eine nachweisbare hepatotoxische noch eine nephrotoxische Wirkung.

Demgegenüber kann Thiopental die Urinausscheidung vermindern, da es über eine Konstriktion der Nierenarterien den renalen Blutfluß reduziert [54]. Neuere tierexperimentelle Befunde stellen diese Vorstellung allerdings in Frage und sprechen eher für eine Vasodilatation auch im renalen Bereich. Die Metaboliten der Barbiturate werden ebenfalls überwiegend renal ausgeschieden. Für die hypnotische Wirkdauer ist wie beim Ketamin die Umverteilung von zentralen zu peripheren Kompartimenten verantwortlich. Bei intermittierender Nachinjektion muß man jedoch die stärkere Kumulationsneigung der Barbiturate berücksichtigen, die sich aus der Rückverteilung aus schlechter durchbluteten Geweben und anschließender langsamer Biotransformation ergibt [7]. Liegt die Eliminationshalbwertszeit für Ketamin zwischen 2 und 3 h, so beträgt sie für Thiopental 11,5 und für Methohexital 4 h.

Die Metabolisierung der Barbiturate erfolgt hauptsächlich in der Leber durch Monooxygenasen, wobei nur hohen Dosen nach Mehrfachanwendung eine potentielle Hepatotoxozität zugesprochen wird [20]. Allerdings führen Barbiturate zu einer erheblichen Induktion mikrosomaler Enzyme, wodurch der Metabolismus zahlreicher Pharmaka und endogener Substanzen beschleunigt wird. Gefährlich ist die Wirkung der Barbiturate bei akuter intermittierender Porphyrie, da sie die Syntheserate von Stoffwechselprodukten des Hämmoleküls steigern und so einen akuten Anfall auslösen können [78]. Ketamin gilt hingegen bei dieser Erkrankung in den klinisch üblichen Dosierungen als sicheres Medikament [59]. Bei schweren Lebererkrankungen z. B. fortgeschrittene Leberzirrhose muß bei Barbituratanwendung in höheren Dosen mit einer erheblichen Wirkungsverlängerung gerechnet werden [45]. Die Proteinbindung von normalerweise ca. 80% kann bei eingeschränkter Biosynthese der Leber ebenfalls zu einer Wirkungsverstärkung beitragen. Insgesamt ist die Anwendung von Barbituraten bei Leberfunktionsstörungen ebenso wie bei Niereninsuffizienz sicher zurückhaltender zu sehen als diejenige von Ketamin (Tabelle 4).

Tabelle 4. Indikationen und Kontraindikationen von S(+)-Ketamin im Hinblick auf Leber- und Nierenfunktionsstörungen

Indikationen
(keine signifikante Dosisreduktion erforderlich)
Narkoseeinleitung (auch Mehrfachapplikation möglich)
Schmerztherapie (evtl. Toleranzbildung)
Analgosedierung in der Intensivmedizin

Kontraindikationen
Starke Verminderung der Leberdurchblutung

Zusammenfassung

Trotz der aufgezeigten Erkenntnisse über die unterschiedliche Wirksamkeit der Ketaminenantiomere muß sich ein Vergleich zwischen barbituratinduzierten Narkosen und solchen mit Midazolam und S(+)-Ketamin noch in einem erheblichen Maß auf die bestehenden Erfahrungen mit Ketaminrazemat stützen. Dies ergibt sich aus der bislang relativ geringen klinischen Erprobung von S(+)-Ketamin, die eine eindeutige Abgrenzung seines Wirkprofils im Vergleich zum Razemat in einigen Punkten nur hypothetisch möglich macht. Allein weitere klinische Untersuchungen könnten eine wirklich fundierte Bestimmung des Stellenwertes von reinem S(+)-Ketamin für die Anwendung am Patienten erbringen. Solange diese nicht vorliegen, ist auch keine sichere Abschätzung von Vor- bzw. Nachteilen zwischen den beiden angesprochenen Formen der Narkoseeinleitung möglich. Der hier angestellte Vergleich bleibt somit zwangsläufig in weiten Teilen die Darstellung der unterschiedlichen Wirkungen von Ketaminrazemat und Barbituraten. Hierbei zeigt sich, daß die Anwendung von Ketamin in Kombination mit Midazolam in manchen Fällen, wie z. B. bei Patienten mit hyperreagiblem Bronchialsystem oder Hypovolämie, eine sinnvolle Alternative zur Narkoseeinleitung mit Barbituraten darstellt und in diesen Fällen auch klare Vorteile bietet. Ob der Einsatz von S(+)-Ketamin aufgrund seines wahrscheinlich günstigeren Wirkprofils den Indikationsbereich für Ketamin-Benzodiazepin-Narkosen im Vergleich zu den Barbituraten insgesamt erweitern wird, wäre erst nach einer umfassenden klinischen Erprobung sicher zu beurteilen.

Literatur

1. Aanonsen LM, Lei S, Wilcox GL (1990) Excitatory amino acid receptors and nociceptive neurotransmission in rat spinal cord. Pain 41: 309
2. Albrecht RF, Miletich DJ, Rosenberg R (1977) Cerebral blood flow and metabolic changes from induction to onset of anesthesia with halothane or pentobarbital. Anesthesiology 47: 252
3. Amiot JF, Bonju P, Palacci JH (1985) Effect of naloxone on the loss of consciousness induced by IV anaesthetic agents in man. Br J Anaesthesiol 57 (Lett): 930
4. Andrews PR, Mark LC (1982) Structural specifity of barbiturates and related drugs. Anesthesiology 57: 314
5. Anis NA, Berry SC, Burton NR, Lodge D (1983) The dissociative anesthetics, ketamine and phencyclidine, selectively reduce excitation of central mammalian neurones by N-methylaspartate. Br J Pharmacol 79: 565
6. Ariens EJ (1984) Stereochemistry, a basic for sophisticated nonsense in pharmacokinetics and clinical pharmacology. Eur J Clin Pharmacol 26: 663
7. Bergmann H (1981) Barbiturate. In: Ahnefeld FW (Hrsg) Die intravenöse Narkose. Springer, Berlin Heidelberg New York (Klinische Anästhesiologie und Intensivtherapie, Bd 23, S 94)
8. Bihler K (1973) Nierenfunktion unter Ketamin beim alten Patienten. In: Gemperle M, Kreuscher H, Langrehr D (Hrsg) Ketamin. Springer, Berlin Heidelberg New York (Anaesthesiologie und Wiederbelebung, Bd 69, S 413)
9. Bond AC, Davie CK (1974) Ketamine and pancuronium for the shocked patient. Anaesthesia 59: 439
10. Brown AS, Horton JM (1967) Status epilepticus treated by intravenous infusions of thiopentone sodium. Br Med J 27: 28
11. Chasapakis G, Kekis N, Sakkalis C (1973) Use of ketamine and pancuronium for anesthesia for patients in hemorrhagic shock. Anesth Analg 52: 282
12. Chen G (1969) The pharmacology of ketamine. In: Kreuscher H (Hrsg) Ketamine. Springer, Berlin Heidelberg New York (Anaesthesiologie und Wiederbelebung, Bd 40, S 1)
13. Cohen ML, Trevor AJ (1974) On the cerebral accumulation of ketamine and the relationship between metabolism of the drug and its pharmacological effects. J Pharmacol Exp Ther 189: 351
14. Collingridge GL, Lester RAJ (1989) Excitatory amino acid receptors in the vertebrate central nervous system. Pharmacol Rev 40 (2): 143
15. Corssen G, Miyasaka M, Domino EF (1969) Dissociative Anaesthesie mit Ketamin. In: Kreuscher H (Hrsg) Ketamine. Springer, Berlin Heidelberg New York (Anaesthesiologie und Wiederbelebung, Bd 40, S 64)
16. Corssen G, Little SC, Tavakoli M (1974) Ketamine and epilepsy. Anesth Analg 53: 319
17. Dawson B, Michenfelder JD, Theye RA (1971) Effects of ketamine on canine cerebral blood flow and metabolism: modification by prior administration of thiopental. Anesth Analg 50: 443
18. Drayer DE (1986) Pharmacodynamic and pharmacokinetic differences between drug enantiomers in humans: an overview. Clin Pharmacol Ther 40: 125
19. Drayer DE (1988) Problems in therapeutic drug monitoring: the dilemma of enantiomeric drugs in man. Ther Drug Monitor 10: 1

20. Dundee JW (1955) Thiopentone as a factor in the production of liver dysfunction. Br J Anaesth 27: 14
21. Dundee JW (1980) Historical vignettes and classification of intravenous anesthetics. In: Adrete JA, Stanley TH (eds) Trends in intravenous anesthesia. Year Book Medical Publishers, Chicago, p 1
22. Dundee JW, Wyont GM (1988) Intravenous anaesthesia, 2nd edn. Churchill Livingstone, New York
23. Eckstein JW, Hamilton WK, Mc Cammond JM (1961) The effect of thiopental on peripheral venous tone. Anesthesiology 22: 525
24. Eyrich K, Brackebusch D, Sefrin P (1973) Liquordruck unter Ketamin. In: Gemperle M, Kreuscher H, Lengrehr D (Hrsg) Ketamin. Springer, Berlin Heidelberg New York (Anaesthesiologie und Wiederbelebung, Bd 69, S 209)
25. Finck AD, Ngai SH (1982) Opiate receptor mediation of ketamine analgesia. Anesthesiology 56: 291
26. Fragen RJ (1986) Cardiovascular effects of intravenous anesthetics. In: Altura BM, Halevy S (eds) Cardiovascular actions of anesthetics and drugs used in anesthesia, vol 1. Karger, Basel, p 51
27. Fragen RJ, Avram MJ (1990) Barbiturates. In: Miller RD (ed) Anesthesia, 3 rd edn. Churchill Livingstone, New York, p 225
28. Fratta W, Casu M, Balestrieri A (1980) Failure of ketamine to interact with opiate receptors. Eur J Pharmacol 61: 389
29. Geißlinger G, Menzel-Soglowek S, Kamp HD, Brune K (1991) Stereoselective highperformance liquid chromatographic determination of the enantiomers of ketamine and norketamine in plasma. J Chromatogr 568: 165
30. Gibson WR, Doran WJ, Wood WC, Swanson EE (1959) Pharmacology of stereoisomers of 1-methyl-5-(1-methyl-2-pentynyl)-5-allyl barbituric acid. J Pharmacol Exp Ther 125: 23
31. Göthert M (1972) Die Sekretionsleistung des Nebennierenmarks unter dem Einfluß von Narkotika und Muskelrelaxanzien. Springer, Berlin Heidelberg New York (Anaesthesiologie und Wiederbelebung, Bd 70)
32. Gumpert J, Paul R (1971) Activation of the electroencephalogram with intravenous brietal (methohexitone): the findings in 100 cases. J Neurol Neurosurg Psychiat 34: 646
33. Harrison GA (1962) The influence of different anesthetic agents on the response to respiratory tract irritation. Br J Anaesth 34: 804
34. Hering W, Geißlinger G, Kamp HD (1990) Pharmakodynamik und Pharmakokinetik der Ketamin-Enantiomere. In: 20. Bayerischer Anästhesistentag, Erlangen, Abstr, S 23
35. Hirshman CA, Mc Cullough RE, Cohen PJ (1975) Hypoxic ventilatory drive in dogs during thiopental, ketamine or pentobarbital anesthesia. Anesthesiology 43: 628
36. Ivankovic AD, Miletich DJ, Reimann C, Albrecht RF, Zahed B (1974) Cardiovascular effects of centrally administered ketamine in goats. Anesth Analg 53: 924
37. Katz RI Skeen JT Quartaraso C, Poppes PJ (1987) Varied uses of thiopental infusion. Anesth Analg 66: 1328
38. Kettler D, Hellige G, Hensel I, Martel J, Bretschneider JH (1973) Die Bedeutung von hämodynamischen Veränderungen durch Ketamin für den Sauerstoffbedarf und die Sauerstoffversorgung des Herzens. In: Gemperle M, Kreuscher H, Langrehr D (Hrsg) Ketamin. Springer, Berlin Heidelberg New York (Anaesthesiologie und Wiederbelebung, Bd 69, S 22)
39. Klepstad P, Maurset A, Ratti Moberg E, Oye I (1990) Evidence of a role for NMDA receptors in pain perception. Eur J Pharmacol 187: 513
40. Klose R, Büttner J, Wresch KP (1989) Ketanest zur Anästhesie bei Kurzzeiteingriffen (Verbandswechsel) und zur Langzeitsedierung in der Intensivmedizin. In: Eyrich E, Kretz FJ (Hrsg) Ketanest eine Bilanz. Perimed, Erlangen, S 75
41. Köppel C, Arndt I, Ibe K (1990) Effects of enzyme induction, renal and cardiac function on ketamine plasma kinetics in patients with ketamine long-term analgosedation. Eur J Drug Metabol Pharmacol 15: 259
42. Kugler J, Doenicke A, Laub M, Kleinert H (1969) Elektroencephalographische Untersuchungen bei Ketamin und Methohexital. In: Kreuscher H (Hrsg) Ketamine. Springer, Berlin Heidelberg New York (Anaesthesiologie und Wiederbelebung, Bd 40, S 64)

43. Langrehr D, Singbartl G (1977) Die Herz- Kreislaufwirkungen von Ketamin: Zusammenfassung der vorliegenden Befunde. In: Erlanger Anästhesie-Seminare I. Henke, Bubenreuth, S 13
44. Langrehr D, Stolp W (1969) Der Einfluß von Ketamin auf verschiedene Vitalfunktionen des Menschen. In: Kreuscher H (Hrsg) Ketamine. Springer Berlin Heidelberg New York (Anaesthesiologie und Wiederbelebung, Bd 40, S 25)
45. Larsen R (1990) Anästhesie, 3. Aufl. Urban & Schwarzenberg, München Wien Baltimore, S 220
46. Letaget J, Bouletreau P, Gilles YD, Fraisse G, Dubernard JM, Bausillon VG (1972) Ketamine et insuffisance renale. Anesth Anal Reanim 29: 263
47. Lodge D, Anis NA, Burton NR (1982) Effects of optical isomers of ketamine on excitation of cat and rat spinal neurones by amino acids and acetylcholine. Neurosci Lett 29: 281
48. Lorenz W, Doenicke A, Meyer R, Reimann HJ, Kusche J, Barth H, Geesing H, Hutzel M, Weissenbacher B (1972) Histamine release in man by propanidid and thiopentone: pharmacological effects and clinical consequences. Br J Anaesth 44: 355
49. Lundy PM, Jones DJ (1983) Depression of spinal NE uptake by ketamine and its isomers: possible relationship to analgesia and skeletal muscle hypertonicity. Anesthesiology 59: A383
50. Lundy PM, Lockwood PA (1986) Differential effects of ketamine isomers on neuronal and extraneuronal catecholamine uptake mechanisms. Anesthesiology 64: 359
51. Lundy PM, Gowdey CW, Colhoun EM (1974) Tracheal smooth muscle relaxant effect of ketamine. Br J Anaesth 46: 333
52. Marietta MP, Way WL (1977) On the pharmacology of the ketamine enantiomorphs in the rat. J. Pharmacol Exp Ther 202: 157
53. Marietta MP, White PF, Pudwill CP (1976) Biodisposition of ketamine in the rat: selfinduction of metabolism. J Pharmacol Exp Ther 196: 536
54. Marsland AR, Bradley JP (1983) Anaesthesia for renal transplantation 5 years experience. Anesth Intens Care 11: 337
55. Maurset A, Ratti Moberg E, Oye I (1990) The analgesic effect of ketamine: Evidence for a non-opioid, PCP receptor mediated mechanism. In: Domino EF (ed) Status of ketamine in anesthesiology. NPP, Ann Arbor MI, p 239
56. Mc Carthy DA (1971) The pharmacology of ketalar. A review of laboratory studies. In: Ketalar (Ketaminehydrochloride). Parke Davis, Montreal, p 1
57. Meese CO (1988) Enantioselektiver Arzneimittelmetabolismus. In: Fülgraff GM, Lenau H, Maier-Lenz H, Rode H (eds) Proc Clin Pharmacol, Symposium III, Titisee 1987, p 96
58. Mohr K (1988) Biologische Grundlagen der Enantioselektivität von Arzneimittelwirkungen. In: Fülgraff GM, Lenau H, Maier-Lenz H, Rode H (eds) Proc Clin Pharmacol, Symposium III, Titisee 1987, p 64
59. Parikh RK, Moore MR (1975) Anesthetics in porphyria: intravenous induction agents. Br J Anaesth 47: 907
60. Peter K, Klose R, Lutz H (1970) Ketanest zur Narkoseeinleitung beim Schock. Z Prakt Anästh 5: 396
61. Pfenninger E, Dick W, Grünert A, Lotz P (1984) Tierexperimentelle Untersuchungen zum intrakraniellen Druckverhalten unter Ketamineapplikation. Anaesthesist 33: 82
62. Pfenninger E, Ahnefeld FW, Grünert A (1985) Untersuchungen zum intrakraniellen Druckverhalten unter Ketamineapplikation bei erhaltener Spontanatmung. Anaesthesist 34: 191
63. Pfenninger E, Marx A, Schmitz E, Ahnefeld FW (1987) Wie verhält sich der intrakranielle Druck nach Ketamingabe bei Patienten mit akutem Schädel-Hirn-Trauma? Notfallmedizin 13: 472
64. Reich DL, Silvay G (1989) Ketamine: an update on the first twenty-five years of clinical experience. Can J Anaesth 36: 186
65. Reiz S, Balfors E, Friedman A, Häggmark S, Peter I (1981) Effects of thiopentone on cardiac performance, coronary hemodynamics and myocardial oxygen consumption in chronic ischemic heart disease. Acta Anaesthesiol Scand 25: 103

66. Rudolph P (1973) Das Verhalten des Augeninnendruckes unter Intubationsnarkose mit Halothan und Ketamin. In: Gemperle M, Kreuscher H, Langrehr D (Hrsg) Ketamin. Springer, Berlin Heidelberg New York (Anaesthesiologie und Wiederbelebung, Bd 69, S 240)
67. Ryder S, Way WL, Trevor AJ (1978) Comparative pharmacology of the optical isomers of ketamine in mice. Eur J Pharmacol 49: 15
68. Sabathie M, Seguier F (1978) Hepatic tolerance to ketamine hydrochloride. In: 5th Eur Congr Anaesthesiology, Paris. Excerpta Medica, Amsterdam (Int Congr Ser 452), p 139
69. Sadove MS, Shulman M, Hatano S (1971) Analgesic effects of ketamine administered in subdissociative doses. Anesth Analg (Cleve) 50: 452
70. Schaer HM, Marx GF (1978) Anaesthesie für die Sectio caesarea bei akuter viraler Hepatitis. Anaesthesist 27: 553
71. Schaps D, Havenschild E (1977) Anwendung von Ketamin bei lebergeschädigten Patienten. Anaesthesist 26: 172
72. Schultz A, Schultz B, Zachen B, Pichlmayr I (1990) Ketamineffekte im Elektroenzephalogramm-typische Muster und Spektraldarstellungen. Anaesthesist 39: 222
73. Schüttler J, Stansky DR, White PF, Trevor AJ, Horai Y, Verotta D, Sheiner LB (1987) Pharmacodynamic modeling of the EEG effects of ketamine and its enantiomers in man. J Pharmacokin Biopharm 15: 241
74. Schwartz MS, Virden S, Scott DF (1974) Effects of ketamine on the electoencephalograph. Anaesthesia 29: 135
75. Smith DJ, Rekoe GM (1980) The interaction of ketamine with the opiate receptor. Life Sci 26: 789
76. Sonntag H, Heiss HW, Knoll D, Fuchs C, Regensburger D, Schenk HD, Bretschneider HJ (1973) Der Einfluß von Ketamin auf den myokardialen Metabolismus. In: Gemperle M, Kreuscher H, Langrehr D (Hrsg) Ketamin. Springer, Berlin Heidelberg New York (Anaesthesiologie und Wiederbelebung, Bd 69, S 37)
77. Stella L, Crescenti A, Torri G (1984) Effect of naloxone on the loss of consciousness induced by IV anaesthetic agents in man. Br J Anaesth 56: 369
78. Taeger K (1991) Die Vermeidung von Zwischenfällen bei der intravenösen Anwendung von Barbituraten. In: Rügheimer E (Hrsg) Konzepte zur Sicherheit in der Anästhesie, Teil 2: Die Vermeidung von Zwischenfällen durch anästhesierelevante Pharmaka. Springer, Berlin Heidelberg New York (Klinische Anästhesiologie und Intensivtherapie, im Druck)
79. Taube HD, Gobiet W, Liesegang J, Bock WJ (1973) Intrakranielle Druckverhältnisse unter Ketamin. In: Gemperle M, Kreuscher H, Langrehr D (Hrsg) Ketamin. Springer Berlin Heidelberg New York (Anaesthesiologie und Wiederbelebung, Bd 69, S 223)
80. Tolksdorf W (1988) Ketamin: Von der Mononarkose zur Kombinationsnarkose. In: Tolksdorf W (Hrsg) Neue Aspekte zu Ketamin in der Anästhesie, Intensiv- und Notfallmedizin. Springer, Berlin Heidelberg New York (Anaesthesiologie und Intensivmedizin, Bd 198, S 27)
81. Tolksdorf W, Reinhard F, Hartung M, Baumann S (1988) Vergleichende Untersuchung zu Wirkungen und Nebenwirkungen von Midazolam-Ketamin-Kombinationsnarkosen und einer Thiopental-induzierten Enfluran-Lachgas-Narkose für kleinere gynäkologische Eingriffe. In: Tolksdorf W (Hrsg) Neue Apotheke zu Ketamin in der Anästhesie, Intensiv- und Notfallmedizin. Springer, Berlin Heidelberg New York (Anaesthesiologie und Intensivmedizin, Bd 198, S 58)
82. Trevor AJ, Woolf T, Bandlie TA, Adams JD, Castagnoli N (1983) Stereoselective metabolism of ketamine enantiomers. In: Kamenko JM, Domino EF, Geneste P (eds) Phencyclidine and related arylcyclohexylamines: present and future applications. NPP, Ann Arbor MI, p 279
83. Waxman K, Shoemaker WC, Lippmann M (1980) Cardiovascular effects of anesthetic induction with ketamine. Anesth Analg (Cleve) 59: 355
84. Way WL, Trevor AJ (1978) Pharmacological properties of the optical isomers of ketamine. Arch Toxicol, Suppl 1: 363

85. White PF (1990) Ketamine update: its clinical uses in Anesthesia. In: Domino EF (ed) Status of ketamine in Anesthesiology. NPP, Ann Arbor MI, p 343
86. White PF, Ham J, Way WL, Trevor AJ (1980) Pharmacology of ketamine isomers in surgical patients. Anesthesiology 52: 231
87. White PF, Way WL, Trevor AJ (1982) Ketamine its pharmacology and therapeutic uses. Anesthesiology 56: 119
88. White PF, Schüttler J, Shafer A, Stansky DR, Horai Y, Trevor AJ (1985) Comparative pharmacology of the ketamine isomers. Br J Anaesth 57: 197
89. Wieber J, Gugler R, Hengstmann JH, Dengler HJ (1975) Pharmacokinetics of ketamine in man. Anaesthesist 24: 260
90. Williams KM (1990) Enantiomers in arthritic disorders. Pharmacol Ther 46: 273
91. Winters WD, Benthuysen JL (1988) Ketamine isomers compared in rat and cat. FASEB J 2: A367
92. Yamamura T, Harada K, Okamura A, Kemmotsu O (1990) Is the site of action of ketamine anesthesia the N-methyl-D-aspartate receptor? Anesthesiology 72: 704
93. Young AB, Fagg GE (1990) Excitatory amino acid receptors in the brain: membrane binding and receptor autoradiographic approaches. TiPS 11 (3): 126
94. Zsigmond EK, Domino EF (1980) Ketamine clinical pharmacology, pharmacokinetics and current clinical uses. Anesth Rev 7: 13

Vor- und Nachteile der Narkoseeinleitung mit Propofol im Vergleich zu Barbituraten

A. Gauß

Propofol (2,6-Diisopropylphenol) ist zwar das neueste Einleitungsanästhetikum in der Anästhesie – dieses *neu* ist jedoch relativ: 2,6-Diisopropylphenol (primär gelöst in Cremophor) wurde schon 1977 durch Kay u. Rolly [125] beschrieben. Wegen allergischer Reaktionen auf Cremophor wurde es neu aufbereitet und liegt seit 1984 in einer Fettemulsion vor.

Allgemeine Wirkungen und Nebenwirkungen von Propofol im Vergleich zu Barbituraten

Concas et al. [39] konnten in tierexperimentellen Untersuchungen an Ratten zeigen, daß Propofol wie andere Anästhetika (z. B. Barbiturate) die Funktion des zentralen GABA-Rezeptorkomplexes erhöht. Wahrscheinlich übt Propofol seine pharmakologische Wirkung durch Erhöhung der Funktion des durch GABA aktivierten Chloridkanals aus [39].

Qualität der Narkoseeinleitung – Aufwachphase

Schmerzen bei der Injektion, Gefäßverträglichkeit, paravenöse und intraarterielle Injektion

Die Vergleichbarkeit der Studien zum Injektionsschmerz ist hinsichtlich der prozentualen Angaben der Inzidenz der Schmerzen aus verschiedenen Gründen eingeschränkt (keine oder unterschiedliche Prämedikation mit und ohne Opiate, spontane Schmerzangabe oder spezielle Nachfrage, Zeitpunkt der Befragung, fehlende oder unterschiedliche Schmerzgraduierung, s. Tabelle 1). So ergab sich in einer Studie von Nicol et al. [184] bei der postoperativen Befragung ein deutlich geringerer Prozentsatz an Schmerzen (7%) als bei der Narkoseeinleitung (40%).

Mit Schmerzen bei der Injektion von Propofol in Handrückenvenen muß in 30–50% der Fälle gerechnet werden [102, 159, 160, 184, 222, 228, 239, 244]. Durch spezielles Fragen nach Schmerzen bei der Einleitung erfaßte Newcombe [182] sogar bei 87% der Patienten Schmerzempfindungen. Wie bei Methohexital [142] kann auch bei Propofol durch Mischung mit Lidocain 1% (1 ml) die Rate der Injektionsschmerzen bei Injektion am Handrücken signifikant auf 5–17% gesenkt werden [83, 102, 228, 239]. Die separate Vorgabe von Lidocain scheint nicht so wirksam zu sein [24, 228] wie die Mischung von Propofol und Lidocain,

Tabelle 1. Schmerzen bei der Injektion nach Propofol (*U.A.* Unterarm, *E.B.* Ellenbeuge)

Literatur	Patienten-zahl (n)	Studiendesign	Injektionsort	Inzidenz der Schmerzen	
				Ohne Lidocain [%]	Mit Lidocain [%]
Helbo-Hansen et al. (1988) [102]	80	Doppelblind	Handrücken	32,5	5 (Mischung)
Scott et al. (1988) [228]	120 (insgesamt)	8 verschiedene Gruppen	Handrücken	46 (n=15)	13 (n=15)
Newcombe (1990) [182]	100	Doppelblind	Handrücken	87 [a]	49 [a] (Mischung)
Nicol et al. (1991) [184]	273	Vergleich Lidocain-Procain	Handrücken	51	35 (Vorgabe)
Gehan et al. (1991) [83]	310	Doppelblind	Unterarmvene	36	17 (Mischung)
Stark et al. (1985) [239]	821	Sammelstatistik	Handrücken U.A./E.B.	28,5 6	8,8
Sanderson u. Blades (1988) [222]	879	Multi-Center-Studie	Handrücken U.A./E.B. Gesamt	31 7,9 26,2	25,3

[a] Spezielle Nachfrage

obwohl in einer Studie auch durch Vorgabe von Lidocain eine signifikante Reduktion des Injektionsschmerzes erreicht werden konnte [184]. Eine Steigerung der Dosis von Lidocain über 0,1 mg/kgKG bringt bei Injektion in Unterarmvenen keine weitere Reduktion der Schmerzen [83]. Eine gewisse Reduktion des Schmerzes bei der Injektion kann auch durch Verdünnung mit 5% Dextroselösung [244], durch Verwendung kalter Injektionslösungen [159], aber auch durch Vorgabe von Fentanyl [179] oder Alfentanil [197] erreicht werden. Bei Injektion in Venen des Unterarms bzw. der Ellenbeuge liegt die Rate des Injektionsschmerzes mit ca. 2,5–10% deutlich niedriger [160, 222, 231, 239].

Die Inzidenz des Injektionsschmerzes nach Methohexital liegt bei Handrückenvenen in einem Bereich von 10–45%, bei Injektion in Unterarm- bzw. Ellenbeugenvenen bei etwa 6–17% [10, 118, 135, 215, 239, 269]. Propofol und Methohexital weisen etwa die gleiche Rate an Schmerzen bei der Injektion auf ([22, 118, 146, 269], Tabelle 2).

Verglichen damit ist die Inzidenz des Injektionsschmerzes nach Thiopental bei Injektion am Handrücken mit ca. 7% deutlich niedriger [21, 48, 75, 119, 160, 266], bei Unterarm- und Ellenbeugenvenen sogar unter 1% ([142, 215, 239], Tabelle 2).

Tabelle 2. Schmerzen bei der Injektion: Vergleich Propofol – Methohexital und Propofol – Thiopental (*U.A.* Unterarm)

Literatur	Injektionsort	Propofol [%]	Methohexital [%]	Thiopental [%]
Wells (1985) [269]	U.A./Ellenbeuge	12 (n = 26)	9 (n = 19)	
Logan et al. (1987) [146]	keine exakten Angaben	33 (n = 21)	36 (n = 19)	
Boysen et al. (1990) [22]	Handrücken	40 (n = 20)	45 (n = 20)	
Best u. Traugott (1991) [10]	Handrücken (vorwiegend)	30 (n = 20)	10 (n = 20)	
McCulloch u. Lees (1985) [160]	Handrücken – ohne Lidocain – mit Lidocain Unterarm	37,5 17,5 2,5		7,5
Fahy et al. (1985) [75]	Handrücken	38 (n = 30)		7 (n = 30)
Johnston et al. (1987) [119]	keine exakten Angaben	27 (n = 60)		3 (n = 30)
Weightman u. Zacharias (1987) [266]	Handrücken	36 (n = 28)		0 (n = 28)
de Grood et al. (1987) [49]	Handrücken/U.A.	32 (n = 30)		7 (n = 15)
Boysen et al. (1989) [21]	Handrücken	47 (n = 20)		5 (n = 20)

Eine Thrombophlebitis nach der Injektion von Propofol tritt etwa in einer Häufigkeit von 0,5% auf [239]. Mattila u. Koski [155] fanden nach Propofol oder Methohexital keine postoperativen Thrombophlebitiden und damit keinen Unterschied zwischen diesen Medikamenten.

Obwohl die 2,5-%-Thiopentallösung nach Davies sicherer und weit weniger gefährlich einzuschätzen ist als die 5-%-Lösung [47], gibt es Berichte von paravenöser Injektion von Thiopental 2,5% mit Abszeßentwicklung [46] und auch erforderlicher operativer Intervention wegen Hautnekrosen, Sehnenschäden und bleibender Funktionseinschränkung der Finger [47].

Mehrere Fallberichte einer intraarteriellen Injektion von Propofol sind bekannt geworden; in keinem Fall kam es zu Folgeschäden [31, 112, 207]. Im Gegensatz dazu sind bei intraarterieller Injektion von Thiopental schwere Folgeschäden möglich [57, 78, 142, 215]. Auch über Gangränentwicklungen bei intraarterieller Injektion der 2,5-%-Thiamylallösung [57] und 2,5-%-Thiopentallösung [265] wurde berichtet, allerdings nur in jeweils einem Fallbericht! Versehentliche intraarterielle Injektionen von Methohexital hatten im Gegensatz zu Thiopental nur geringfügige Auswirkungen [142, 215].

Allergische Reaktionen – Histaminfreisetzung

Stark et al. [239] gaben in einer Übersicht eine Flush- oder Exanthemrate von 1,8% nach Propofol an. Einige Fallberichte mit allergischen Reaktionen im Zusammenhang mit Propofol sind veröffentlicht worden [58, 117, 133, 139, 251]. Laxenaire et al. [139] erfaßten einen Fall von schwerem anaphylaktischem Schock nach Propofol und konnten einen direkten Zusammenhang mit Propofol durch Nachweis von IgE-Antikörpern gegen Propofol und durch positive Hauttests beweisen.

In mehreren Untersuchungen konnten keine wesentlichen Anstiege der Histaminspiegel und auch kein Zusammenhang zwischen kutanen Reaktionen und Histaminspiegeln nach Propofol festgestellt werden [56, 64, 74, 138]. Auch für Methohexital konnte keine relevante Histaminliberation gefunden werden [64]. Beide Substanzen haben bei Patienten mit allergischen Erkrankungen bzw. allergischem Asthma Vorteile gegenüber Thiopental; denn in vitro und bei Freiwilligen konnten relevante Histaminliberationen nach Thiopental festgestellt werden [110, 147]. Im direkten Vergleich zwischen Propofol und Thiopental konnten Fahmy et al. [74] allerdings auch nach Thiopental keine Anstiege der Histaminspiegel nachweisen.

Exzitation, Spontanbewegungen

Vergleichende Untersuchungen zeigten eine Inzidenz von exzitatorischen Phänomenen im Rahmen der Narkoseeinleitung für Methohexital zwischen 16 und 75%; diese liegen deutlich höher als nach Propofol mit ca. 8–34% und nach Thiopental mit etwa 3–9% [10, 18, 22, 38, 75, 87, 146, 150, 157, 186, 193, 201, 255]. Singultus findet sich ebenfalls am häufigsten nach Methohexital (23–50%) im Vergleich zu Propofol (0–7%) und Thiopental (0–16%, [18, 22, 75, 87, 186, 193, 201, 255]).

Erbrechen

In der Mehrzahl der vergleichenden Studien zwischen Propofol und Barbituraten konnte gezeigt werden, daß die Inzidenz von Nausea und Erbrechen nach Propofol geringer ist [61, 72, 130, 131, 158, 166, 239]. Allerdings fand sich in zwei Studien kein signifikanter Unterschied zwischen Thiopental und Propofol [119, 122] und in einer Studie kein signifikanter Unterschied zwischen Methohexital und Propofol [255]. Unter Berücksichtigung dieser Untersuchungen und der Übersicht von Stark et al. [239] ergibt sich eine Inzidenz von Erbrechen nach Propofol von etwa 2,5% und nach Barbituraten von etwa 10%. Ein antiemetischer Effekt von Propofol kann aber nicht abgeleitet werden [264]; auch nach Propofol kann anhaltendes Erbrechen auftreten [213].

Aufwachphase – Recovery

Ein entscheidender Aspekt für das Erwachen aus einer Propofolnarkose sind der fehlende „hang over" und das „feature" des „clear headed" [120, 167, 269]. Über eine bessere Stimmungslage bis hin zur Euphorie nach der Narkose mit Propofol im Vergleich zu Thiopental wurde berichtet [48, 161, 167]. Schaer u. Prochacka [225] untersuchten die Befindlichkeit postoperativ nach Propofol und Thiopental, fanden jedoch nur für die negative Befindlichkeit einen Unterschied, wobei diese Differenz durch eine ausgeprägte Benommenheit in der Thiopentalgruppe zustande kam. Die Analyse der positiven Befindlichkeiten ergab keinen Hinweis dafür, daß Propofol eine euphorisierende Wirkung zukommt [225].

In vielen Studien wurden sog. einfache Parameter (Augen öffnen, Antwort auf verbale Aufforderung, Angabe des Geburtsdatums, örtliche und zeitliche Orientierung) zur Bestimmung des Aufwachverhaltens nach Propofol und Barbituraten eingesetzt. Da die Überprüfung der einfachen Parameter nicht ausreicht, um eine ausreichende Vigilanz attestieren zu können [181], wurden spezielle Tests eingesetzt, die die motorische und mentale Funktion besser erfassen. Kritisch muß in bezug auf die Vergleichsstudien angemerkt werden, daß die Vergleichbarkeit wegen unterschiedlicher Patientenkollektive, unterschiedlicher Operationsdauer, unterschiedlicher Prämedikation und Begleitmedikation (Opiate!), nichtäquipotenter Dosierungen der verschiedenen Anästhetika, Vergleich unterschiedlicher Narkoseregimes (totale i.v.-Anästhesie, Kombination mit Inhalationsanästhetika) und nicht zuletzt unterschiedlicher Testverfahren problematisch ist.

Faßt man die Ergebnisse der vergleichenden Studien zusammen, so ergibt sich eindeutig, daß man nach Propofol im Vergleich zu Thiopental mit kürzeren Aufwachzeiten und einer schnelleren Wiederherstellung der psychomotorischen Leistung in der frühen und mittleren Aufwachphase rechnen kann [21, 49, 61, 69, 87, 88, 100, 101, 105, 119, 122, 131, 149, 166, 213, 220, 230, 256, 266].

Auch bei Anwendung des doppelblinden Testprinzips [88, 122, 166, 201] wie durch Verwendung spezifischer psychomotorischer Leistungstests [21, 49, 101, 122, 149, 201, 220, 256, 266] ließ sich dieser Vorteil des Propofol nachweisen.

Der Vergleich von Methohexital mit Propofol bezüglich der Aufwachphase fällt nicht so eindeutig zugunsten von Propofol aus; zwar fand sich in mehreren Untersuchungen eine schnellere Erholung nach Propofol [18, 54, 72, 118, 124, 186, 193]; in etwa ebensovielen Studien konnte kein Unterschied im Aufwachverhalten festgestellt werden [10, 43, 146, 150, 255]. In 4 Vergleichsstudien zwischen Propofol, Thiopental und Methohexital war das Aufwachverhalten nach Propofol jeweils besser als nach Thiopental, in 3 Studien besser als nach Methohexital.

Aufgrund dieser günstigen Aufwacheigenschaften wird die Indikation für Propofol für Kurzeingriffe z. B. in der Gynäkologie, der Hals-Nasen-Ohren-, Zahn-, Mund- und Kieferchirurgie, insbesondere aber für die ambulante Chirurgie abgeleitet.

Der Vorteil von Propofol gegenüber Thiopental in bezug auf die schnellere Erholung der psychomotorischen Funktionen kommt wahrscheinlich nicht zum Tragen, wenn nach Narkoseeinwirkung mit Propofol die Anästhesie mit einem Inhalationsanästhetikum aufrechterhalten wird [221].

Liebesanwandlungen und sexuelle Phantasien im Zusammenhang mit Propofol

Hunter et al. [115] beobachteten bei 5 Frauen nach Propofolnarkosen für kurze Eingriffe beim Erwachen „Liebesannäherungen" („amorous advances"). Es gibt mehrere Mitteilungen über erotische Träume, Phantasien und Anwandlungen vorwiegend in der Aufwachphase nach Propofolkurznarkosen besonders bei gynäkologischen Eingriffen [23, 115, 223, 236, 273], so daß einige Autoren das Hinzuziehen einer dritten Person weiblichen Geschlechts aus juristischen Gründen empfehlen [16, 223].

Spezielle Wirkungen und Nebenwirkungen von Propofol im Vergleich zu Barbituraten (unter Berücksichtigung einzelner Organsysteme und spezieller Erkrankungen)

Zentrales Nervensystem

Epilepsie

Die Rolle von Propofol im Zusammenhang mit epileptischen Erkrankungen wird kontrovers diskutiert. In Tierversuchen wurde sowohl über fehlende antikonvulsive [86] als auch über antikonvulsive Wirkungen berichtet [148].

Es existieren zahlreiche Fallberichte sowohl bei Patienten mit bekannter Epilepsie als auch von Patienten ohne bisherige epileptische Ereignisse, bei denen es im Zusammenhang mit Propofol zur Auslösung von Krampfpotentialen bzw. Krampfanfällen kam [104, 107, 111, 187, 249, 270]. Der Beweis einer sicheren Auslösung allein durch Propofol war in den meisten Fällen nicht möglich. Eine Dokumentation dieser Ereignisse durch EEG-Registrierung erfolgte in den seltensten Fällen; nur Hodkinson et al. [111] konnten „spikes and waves" nach Propofol registrieren – allerdings ohne klinische Symptomatik.

Auch Fallberichte von Opisthotonus im Zusammenhang mit Propofol wurden mitgeteilt [27, 55, 113, 140]. Borgeat et al. [19] konnten aber bei Kindern durch Videobandaufzeichnung und gleichzeitige EEG-Registrierung die festgestellten dystonen und choreiformen Bewegungsmuster nicht mit Krampfaktivitäten im EEG in Verbindung bringen; denn „spikes and waves" wurden nicht beobachtet.

Andererseits wurde Propofol nach mehreren Fallberichten auch erfolgreich zur Behandlung einer therapierefraktären Epilepsie bzw. eines therapierefraktären Status epilepticus eingesetzt [30, 151, 271, 272]. Daraus und aufgrund der verkürzten Krampfdauer bei der Elektroschocktherapie nach Propofol im

Vergleich zu Thiopental und Methohexital [15, 203, 217, 234] schließen einige Autoren auf antikonvulsive Eigenschaften von Propofol.

Vergleicht man Propofol mit den Barbituraten, so sind im unmittelbaren Zusammenhang mit der Gabe von Methohexital bei Patienten mit vorbestehender Epilepsie Krampfanfälle berichtet [212] bzw. bei Patienten mit psychomotorischer Epilepsie elektrische Aktivierungen ihrer Foci dokumentiert worden [180]. Obwohl Methohexital bei Epilepsie nicht als kontraindiziert gilt [2], halten es Rockoff u. Goudsouzian [212] für klug, Methohexital bei Patienten mit psychomotorischen Anfällen und temporalen oder komplexen Krampfneigungen zu meiden.

Die Quintessenz aus diesen Befunden kann daher nur lauten, Propofol bei Epileptikern – wenn überhaupt – nur unter besonderer Vorsicht (allerdings nicht unterdosiert), am besten unter EEG-Kontrolle, einzusetzen, wie dies das „Committee on Safety of Medicines" 1989 empfiehlt [249]; eine absolute Kontraindikation – wie dies Thomas u. Boeheimer [249] konstatieren – läßt sich aus der Literatur bislang nicht ableiten. Am klügsten und sichersten ist es, sowohl Propofol wie Methohexital bei Patienten mit bekannter Epilepsie oder entsprechender Anamnese zu meiden und statt dessen Thiopental einzusetzen [2, 148].

Zerebraler Blutfluß und Stoffwechsel, intrakranieller Druck

Hirndurchblutung und Hirnstoffwechsel

Propofol führt wie Thiopental zur Senkung des zerebralen O_2-Verbrauchs und der zerebralen Durchblutung [241, 260] bei erhaltener Reagibilität der Hirngefäße auf CO_2 [241]. Stephan et al. [242] zeigten außerdem, daß es nach Propofol entsprechend der Reduktion der hirnelektrischen Aktivität zu einer Abnahme des Hirnstoffwechsels kommt, und daß Propofol keinen spezifischen und damit auch keinen toxischen Effekt auf den Hirnmetabolismus besitzt. Nach Dam et al. [45] gleichen die zerebralen metabolischen Veränderungen nach Propofol denen nach Barbituraten.

Einfluß von Propofol auf den intrakraniellen Druck (ICP)
und den zerebralen Perfusionsdruck (CPP)

In mehreren Studien (Tabelle 3) sowohl bei Patienten mit traumaunabhängiger Kraniotomie (überwiegend Tumoren) [176, 189, 204] wie bei Patienten nach Schädel-Hirn-Trauma (SHT) [99, 106, 196, 267] führte Propofol zu einem Abfall des ICP. Bei Bolusdosen von 2–2,5 mg/kgKG war der Abfall des ICP jedoch in den meisten Fällen auch mit einem Abfall des zerebralen Perfusionsdrucks – z. T. in kritische Bereiche unter 50 mmHg [106] – vergesellschaftet, oder es kam auch ohne Abnahme des ICP zum Abfall des CPP [261]. Dieser Abfall des CPP war jeweils von einem etwa entsprechenden Abfall des mittleren arteriellen Drucks (MAP) begleitet bzw. wesentlich dadurch bedingt. Diese Befunde konnten Farling et al. [76] und Weinstabl et al. [267] für Patienten mit erhöhtem Hirndruck nicht bestätigen; denn in der Gruppe mit ICP-Werten > 20 mmHg

Tabelle 3. Einfluß von Propofol auf ICP und CPP

Autoren	Patienten (n)	Erkrankung	Art der ICP-Messung	ICP-Ausgangswert [mmHg]	Nach Propofol	
					ICP	CPP [mmHg]
Ravussin et al. 1988 [204]	23	Elektive Kraniotomie (Tumor)	Liquor (lumbal)	11,9 [> 20 (n = 3) > 15 (n = 1)]	↓	↔ (> 70)
Parma et al. 1989 [189]	25	Elektive Kraniotomie (Tumor)	Liquor (Ventrikel/lumbal)	a) > 10 (n = 15) b) < 10 (n = 10)	↓	↔ (> 70)
Van Hemelrijck et al. 1989 [261]	7	Tumor	Ventrikel	14 ± 9	↔	↓
Moss u. Price 1990 [176]	15	Kraniotomie	BRP	BRP: 18,1	↓	↓
Hartung 1987 [99]	5	SHT	Epidural	< 20 (n = 1) > 20 (n = 1) > 40 (n = 3)	↓	↓
Herregods et al. 1988 [106]	6	SHT	Ventrikel	> 25	↓	↓ (4 Pat. < 50)
Farling et al. 1989 [76]	10	SHT	Ventrikel	5,5 (0–35) [> 20 (n = 1)]	↔	↔ (> 60)
Weinstabl et al. 1990 [267]	14	SHT	Epidural	a) < 20 (n = 8) b) > 20 (n = 6)	a) ↓ b) ↓	a) ↓ bis minimal 43 mm HG b) ↔
Pinaud et al. 1990 [196]	10	SHT	Ventrikel	11,3 ± 2,6	↓	↓ [< 50 (n = 1)]

(*CPP* Zerebraler Perfusionsdruck, *SHT* Schädel-Hirn-Trauma, ↓ Abfall, ↑ Anstieg, ↔ keine Änderung, *BRP* „brain retraction pressure")

kam es in der Studie von Weinstabl et al. [267] bei einem signifikanten Abfall des ICP nur zu einem geringen Abfall des MAP und damit zu keiner signifikanten Änderung des CPP. Die relative Konstanz des CPP in dieser Gruppe führten Weinstabl et al. [267] auf den stabilen Hydratationszustand der Patienten 3 Tage nach ICP-Sondenimplantation zurück.

Pinaud et al. [196] fanden bei 10 Patienten mit schwerem SHT nach Propofol einen Abfall des regionalen zerebralen Blutflusses mit einer Abnahme des CPP, wobei der Abfall des CPP Folge eines MAP-Abfalls war. Der CPP sank bei einem Patienten unter die sichere Grenze von 50 mmHg. Pinaud et al. [196] sehen es als fraglich an, ob Propofol den ICP unabhängig von dem Effekt auf den CPP reduzieren kann. Für Thiopental nehmen diese Autoren an, daß es den zerebralen Blutfluß, die zerebrale metabolische Aktivität und den ICP in einer Art senken kann, die nicht gänzlich vom CPP abhängig ist [196]. Um den Abfall des CPP zu vermeiden, wurden daher stabile hämodynamische Ausgangsbedingungen und Dosen von 1 mg/kgKG bzw. Infusionen an Stelle von Bolusapplikationen gefordert [196, 267].

Für die Narkoseeinleitung beim Patienten mit SHT am Unfallort oder im Notaufnahmeraum kann daher Propofol Thiopental nicht ersetzen.

Herz-Kreislauf-System

Blutdruck

Blutdruckabfall nach Propofol

In der überwiegenden Zahl der Studien an Patienten fand sich ein signifikanter Abfall des arteriellen Drucks nach Propofol, wenn zwischen Gabe des i.v.-Anästhetikums und Messung schmerzhafte Stimuli wie Intubation oder chirurgische Inzision vermieden wurden [67, 75, 109, 149, 157, 205, 214, 224, 269]. Auch bei nichtprämedizierten ASA-I/II-Patienten ohne sonstige Begleitmedikation war die hypotone Reaktion festzustellen [67, 75, 149, 157, 214]. Das Ausmaß des Blutdruckabfalls korrelierte mit der Dosis [157, 205], aber auch mit dem Alter der Patienten [67, 109]. Mehrere Autoren berichteten über kritische, z. T. interventionspflichtige Blutdruckabfälle [38, 61, 126, 201, 254]. Durch kleinere Loading-Dosen und eine computerkontrollierte Infusion oder ein manuelles Infusionsregime können stabile Blutkonzentrationen produziert und damit geringere Reduktionen des Blutdrucks erreicht werden [208, 235, 246]. Die Vermutung von Skues et al. [235], daß durch Vorgabe von Glycopyrrolat der Blutdruckabfall nach Propofol abgeschwächt werden könnte, wurde von Sneyd u. Berry [237] nicht bestätigt.

Blutdruckabfall nach Propofol bei koronarer Bypassoperation

Während Patrick et al. [191] bei 8 von 10 Patienten mit koronarer Bypassoperation drastische Abfälle des systolischen Drucks unter 100 mmHg und bei 2 Patienten systolische Druckabfälle unter 70 mmHg nach Propofol im Gegensatz zu Thiopental registrierten, konnten andere Untersucher durch Gabe von Propofol per infusionem relativ stabile Kreislaufverhältnisse bei Patienten mit Bypassoperation produzieren [152, 218].

Blutdruckabfall nach Propofol im Vergleich zu Barbituraten

In vielen Studien konnte gezeigt werden, daß insbesondere bei Bolusinjektion über 20–30 s der Blutdruckabfall nach Propofol ausgeprägter ist als nach Methohexital [118, 124, 186, 269] und Thiopental [21, 38, 69, 75, 88, 105, 157, 185, 191, 226, 256]. In Studien, die alle 3 Substanzen miteinander verglichen, konnte ebenfalls gezeigt werden, daß der Blutdruckabfall nach Propofol im

Vergleich zu Thiopental und Methohexital abfällt [87], bzw. daß der Blutdruckabfall nach Propofol ausgeprägter ist [149, 157].

In einer Vergleichsstudie zwischen Propofol und Thiopental bei ASA-I- und ASA-III-Patienten kam es bei 3 der ASA-III-Patienten nach Propofol trotz reduzierter Dosis von Propofol und einem Dosisverhältnis Propofol:Thiopental von 1 : 2,6 zu interventionspflichtigen Blutdruckabfällen [38].

Injektionsgeschwindigkeit und Grad der Hypotension

Die Beziehung zwischen Blutdruckabfall und Injektionsgeschwindigkeit ist nicht sehr eng. Einerseits existieren Berichte über stärkere Blutdruckabfälle bei höherer Injektionsgeschwindigkeit [67, 194], in anderen Studien wurde dagegen keine eindeutige Korrelation zwischen Blutdruckabfall und Injektionsgeschwindigkeit gefunden [84, 214]. Speziell bei sehr langsamen Injektionsgeschwindigkeiten und älteren Patienten wird jedoch der geringere Einfluß auf den Blutdruckabfall evident [67, 194]. Da hohe Propofolkonzentrationen relevante hämodynamische Nebenwirkungen bewirken können, sollte eine langsamere Injektion vorgezogen werden [121].

Hämodynamische Antwort auf Laryngoskopie

In vielen Studien konnte gesichert werden, daß die hämodynamische Antwort auf die Laryngoskopie mit Blutdruck- und Herzfrequenzanstieg mit Propofol besser unterdrückt wird als mit Barbituraten; dies gilt für den Vergleich mit Methohexital [124] wie mit Thiopental [38, 61, 85, 88, 108, 122, 130, 226]. Wegen des signifikant niedrigeren „rate-pressure-product" im Vergleich zu Barbituraten [226] könnte Propofol bei älteren Patienten, speziell bei Patienten mit koronarer Herzkrankheit, von Vorteil sein, wenn ein Blutdruckabfall durch ein entsprechendes Applikationsregime bzw. eine vorsichtige Dosierung vermieden werden kann.

Effekte auf die Hämodynamik im engeren Sinn

In Tierexperimenten wurde einerseits über negativ-inotrope Wirkungen berichtet [25, 37, 200], andererseits fanden Goodchild u. Serrao [90] bei niedrigen für den Menschen subanästhetischen Propofolkonzentrationen unter Propofol selektiv eine Venodilatation, während höhere Konzentrationen eine arterioläre Dilatation und signifikante Reduktionen des peripheren Widerstands (SVR) und von dp/dt_{max} verursachten. Aufgrund der tierexperimentellen Untersuchungen können daher neben negativ-inotropen Effekten zusätzliche Pre- und Afterload-Veränderungen als Ursache des hämodynamischen Effekts von Propofol angenommen werden [9, 25, 37, 51, 90, 200].

Untersuchungen am Patienten

Messungen mit Pulmonaliskatheter

Betrachtet man die Wirkung von Propofol auf Schlagvolumen, Herzzeitvolumen (CO), „cardiac index" (CI) und peripheren Widerstand, so ergaben sich in den verschiedenen Studien unterschiedliche Befunde (Tabelle 4). Einige Autoren fanden eine Abnahme des Herzzeitvolumens bzw. „cardiac index" *ohne* wesentliche Änderung des SVR, als Hinweis für einen vorwiegenden negativ-inotropen Effekt [28, 143, 259]. Einen diskutierten Einfluß von N_2O auf die hämodynamischen Veränderungen nach Propofol konnten Carlier et al. [28] ausschließen.

Über eine Abnahme des HZV *und* des peripheren Widerstandes wurde ebenfalls berichtet [95, 137, 199]. Einige Untersucher sahen mit dem Druckabfall gleichzeitig auch einen Abfall des peripheren Widerstands *ohne* wesentliche HZV-Änderung [6, 35, 191, 262, 263]. Claeys et al. [35] sehen den Blutdruckabfall nach Propofol als Folge eines Abfalls des peripheren Widerstands an. Man kann postulieren, daß wegen der arteriellen Vasodilatation mit Nachlastabnahme in diesen Studien trotz eines negativ-inotropen Effekts das Herzzeitvolumen bzw. die myokardiale Auswurffraktion konstant blieb [6, 35, 82, 143, 144, 191, 262, 263].

Propofol und myokardialer Stoffwechsel

Stephan et al. [240] untersuchten bei 12 Patienten während einer koronaren Bypassoperation den Effekt von Propofol auf den myokardialen Stoffwechsel und fanden eine Abnahme des myokardialen Blutflusses um 26% und eine Abnahme des myokardialen O_2-Verbrauchs um 31%. Bei 2 Patienten stellten die Autoren eine myokardiale Laktatproduktion fest (einmal 30 min nach der Einleitung begleitet von einem Abfall des arteriellen Blutdrucks von 20%). Daraus schließen die Autoren, daß Propofol zu einer Imbalanz des regionalen myokardialen O_2-Angebots und gelegentlich zu einer myokardialen Ischämie

Tabelle 4. Hämodynamische Effekte von Propofol – Studien mit Pulmonaliskatheter

Autoren	MAP/SAP	CO/CI	SVR	PCWP
Van Aken et al. (1988) [259] Lepage et al. (1988) [143] Carlier et al. (1989) [28]	↓	↓	↔	↔ / ↓
Prys-Roberts et al. (1983) [199] Grounds et al. (1985) [94] Larsen et al. (1988) [137]	↓	↓	↓	↔
Aun u. Major (1984) [6] Patrick et al. (1985) [191] Vermeyen et al. (1987) [262] Claeys et al. (1988) [35] Vermeyen et al. (1991) [263]	↓	↔	↓	↔ / ↓

(*MAP* mittlerer arterieller Druck, *SAP* systolischer arterieller Druck, *CO* „cardiac output", *CI* „cardiac index", *SVR* „systemic vascular resistance", *PCWP* „pulmonary capillary wedge pressure")

bei Koronarkranken führen kann [240]; dies konnte von anderen Autoren nicht bestätigt werden [137, 263].

Untersuchungen an der Herz-Lungen-Maschine
bzw. am künstlichen Herzen
Es konnte gezeigt werden, daß Propofol bei konstantem Maschinenfluß zu einem Abfall des Perfusionsdrucks führt, woraus auf einen Abfall des peripheren Widerstands geschlossen wurde und damit der Blutdruckabfall nach Propofol hauptsächlich als Folge einer peripheren Vasodilatation interpretiert wurde [13, 14, 129, 216]. Für Propofol und Thiopental wurden von Boer et al. [14] vergleichbare Effekte gefunden. In einer Studie von Rouby et al. [216] ergaben sich größere Abnahmen des arteriellen Drucks, des Index des SVR und des rechtsatrialen Drucks unter Propofol im Vergleich zu Thiopental.

Untersuchungen mit Radionuklidventrikulographie und Echokardiographie (Tabelle 5)
Mittels Pulmonaliskatheter und Radionuklidventrikulographie fanden Lepage et al. [143] v. a. eine Abnahme des enddiastolischen Volumens, d. h. eine Preload-Abnahme. In einer Vergleichsstudie mit Propofol und Methohexital konnte dieselbe Arbeitsgruppe die Befunde für Propofol bestätigen [144]. Da die globale Ejektionsfraktion nach Propofol konstant blieb, gingen die Autoren von einer Aufrechterhaltung der myokardialen Funktion unter Propofol aus [144]. Methohexital dagegen führte zu einer Abnahme des CI verbunden mit einer Abnahme der globalen Ejektionsfraktion bei unveränderten Preload-Parametern, so daß die Autoren eine Abnahme der linksventrikulären Funktion unter Methohexital annahmen [144].

In 2 echokardiographischen Vergleichsstudien mit Propofol und Thiopental konnten Gauss et al. [82] und Mulier et al. [178] unter Verwendung der

Tabelle 5. Hämodynamische Effekte von Propofol – spezielle Untersuchungsverfahren

Literatur	Untersuchungsgut	Untersuchungsverfahren	Hämodynamischer Effekt
Coetzee et al. (1989) [37]	Schwein	Endsystolische Druck-Längen-Beziehung	Negativ-inotroper Effekt
Rouby et al. (1991) [216]	Patienten	Künstliches Herz	SVRI ↓ RAP ↓
Lepage et al. (1991) [144]	Patienten	Radionuklid-ventrikulographie	EDV ↓ Preload ↓
Gauss et al. (1991) [82]	Patienten	Echokardiographie (TEE)	Negativ-inotroper Effekt + Nachlastreduktion
Mulier et al. (1991) [178]			Negativ-inotroper Effekt

(*EDV* enddiastolisches Volumen, *SVRI* „systemic vascular resistance index", *RAP* „right atrial pressure", *TEE* „transesophageal echocardiography")

endsystolischen Druck-Durchmesser- bzw. Druck-Volumen-Beziehung einen negativ-inotropen Effekt von Propofol auch für den Menschen nachweisen. In beiden Studien ergab sich auch für Thiopental ein negativ-inotroper Effekt [82, 178], wobei in der Studie von Gauss et al. [82] aufgrund einer postulierten Nachlastabnahme unter Propofol die Verkürzungsfraktion aufrechterhalten werden konnte, während unter Thiopental die Verkürzungsfraktion abfiel.

Obwohl inzwischen viele Studien vorliegen, die die hämodynamischen Effekte von Propofol mit spezifischeren Meßverfahren untersuchten, sind die Befunde und deren Interpretation in bezug auf die Bedeutung der Effekte auf Vor- und Nachlast und Kontraktilität von Propofol nach wie vor unterschiedlich. Diese differenten Ergebnisse sind wahrscheinlich im wesentlichen auf differente Untersuchungsbedingungen, unterschiedliches Untersuchungsgut und unterschiedliche Meßverfahren zurückzuführen.

Insgesamt muß davon ausgegangen werden, daß Propofol einerseits negativ-inotrop wirkt, andererseits aber auch zu einer venösen und arteriellen Vasodilatation und damit zu einer Pre- und Afterloadabnahme führen kann. Die jeweiligen Effekte können bei unterschiedlichen Ausgangsbedingungen in unterschiedlichem Ausmaß am Blutdruckabfall beteiligt sein (Abb. 1).

Thiopental [82, 128, 141, 178, 238], aber auch Methohexital [144] werden in der Literatur ebenfalls ein negativ-inotroper Effekt zugeschrieben bei für Thiopental gleichzeitig konstantem [141] oder leicht erhöhtem [238] peripherem Widerstand; eine Abnahme des peripheren Widerstands nach Thiopental wurde jedoch auch dokumentiert [14, 71, 206, 216]. Über eine Venodilatation durch Thiopental ebenso wie durch Methohexital wird in älteren Arbeiten [40, 70, 73, 77], aber auch in neueren Studien berichtet [68, 253].

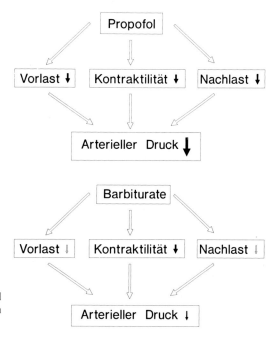

Abb. 1. Effekte von Propofol und Barbituraten auf die Determinanten der myokardialen Funktion

Vieles spricht dafür, daß die Effekte von Propofol auf den venösen [9, 144, 216] und besonders auf den *arteriellen* Schenkel [6, 35, 82, 129, 191, 216, 262] ausgeprägter sind als bei den Barbituraten, und daß dadurch der stärkere Druckabfall nach Propofol bedingt ist.

Wegen der größeren Gefahr des Blutdruckabfalls nach Bolusinjektion von Propofol im Vergleich zu den Barbituraten ergeben sich für die Bolusgabe eine Reihe relativer Kontraindikationen. Nach Van Aken et al. [258] sind die kardiovaskulären Nebenwirkungen von Propofol nicht vernachlässigbar. Dies muß berücksichtigt werden, auch wenn uns die Pharmakologen mit dem Hinweis auf Paracelsus „dosis facit venenum" und die Anästhesisten durch das Zitat von Sir Robert Mcintosh „it is not the drug that is dangerous, it is the man who gives it" zu beruhigen versuchen.

Wirkung von Propofol auf die Herzfrequenz – Herzrhythmusstörungen

Die meisten Autoren berichteten über eine auffallend stabile Herzfrequenz nach Gabe von Propofol [94, 129, 173, 191, 214, 224, 254, 269]. Nur wenige Autoren sahen einen Anstieg der Herzfrequenz [1, 82, 240]. In Vergleichsstudien mit Methohexital fand sich nach Propofol in den meisten Studien entweder kein [124, 150, 269] oder nur ein geringer Frequenzanstieg [186, 255], während nach Methohexital die Herzfrequenz regelmäßig bzw. stärker anstieg [87, 124, 150, 157, 186, 255, 269]. Auch im Vergleich mit Thiopental stieg die Herzfrequenz in einigen Studien nur nach Thiopental an [21, 105, 213]. Es wurde aber auch für fehlende Herzfrequenzanstiege nach Thiopental wie Propofol [75] bzw. über vergleichbare Herzfrequenzanstiege [82, 185] nach beiden Substanzen berichtet.

Der meist fehlende Anstieg der Herzfrequenz nach Propofol im Vergleich zu den Barbituraten, insbesondere im Vergleich zu Methohexital, muß für ältere Patienten, speziell Patienten mit koronarer Herzerkrankung und stenosierenden Klappenvitien, als günstig eingeschätzt werden.

Cullen et al. [42] und Samain et al. [219] fanden in Studien am Menschen keine Beeinträchtigung der Baroreflexempfindlichkeit unter Propofol, sondern nur ein „resetting" des „set-point" des Baroreflexes, so daß bei niedrigen Drücken niedrigere Herzfrequenzen möglich waren; dies wird auf zentral vagotone oder sympathikolytische Mechanismen zurückgeführt. Eine Beeinträchtigung des Baroreflexes durch Propofol wurde im Gegensatz dazu im Tierexperiment an Ratten gefunden [211].

Bradykardien [8, 50, 252], AV-Blockierungen [81] und sogar ventrikuläre Asystolien [59, 96, 105, 116, 248] wurden von mehreren Autoren nach Propofol berichtet, v. a. im Zusammenhang mit Succinylcholin [8, 50], Fentanyl [59, 81, 96, 154, 248], Vecuronium [81], Atracurium [96, 154, 252], Neostigmin [116] und β-Blockern [116]. Viele Autoren empfehlen daher die Gabe eines Anticholinergikums vor Propofolgabe, v. a. bei zu erwartenden vagalen Stimulationen, oder falls cholinergstimulierende Substanzen eingesetzt werden [8, 96, 116, 248]. Diese Effekte von Propofol auf den Herzrhythmus stehen im Gegensatz zu den Barbituraten, die die zentrale vagale Aktivität reduzieren [8].

Atmung – Apnoe nach Propofolinjektion – Einfluß von Propofol auf die Parameter der Ventilation

Beim Vergleich zwischen Propofol und Methohexital wurde in einigen Studien über eine höhere Apnoerate nach Propofol berichtet [10, 43, 150, 186], während dies in anderen Studien nicht bestätigt werden konnte [18, 22, 62, 269]. Beim Vergleich mit Thiopental fanden sich häufiger Apnoephasen über 60 s nach Propofol [177, 247], und in Vergleichsstudien zwischen Propofol, Methohexital und Thiopental konnte dieser Befund bestätigt werden [87, 149].

Insgesamt muß nach Propofol im Vergleich zu Barbituraten häufiger mit Apnoe und insbesondere mit länger als 60 s dauernden Apnoephasen gerechnet werden, wobei dieser Effekt durch höhere Injektionsgeschwindigkeit [84, 194, 243] und durch die Vorgabe von Opiaten wie z. B. Fentanyl verstärkt wird [36, 197, 250].

Allsop et al. [4] fanden unter Propofolinfusion eine Reduktion des Atemminutenvolumens (AMV) um 56% und eine Abnahme des Tidalvolumens um 41%, und Taylor et al. [247] registrierten unter Propofol einen signifikant stärkeren Abfall der Atemfrequenz und des AMV im Vergleich zu Thiopental, während Grounds et al. [95] keinen Unterschied in der Reduktion des AMV zwischen Thiopental und Propofol feststellen konnten. Die funktionelle Residualkapazität war jedoch nach Propofol im Vergleich zu Thiopental reduziert [95]. Unterstützt werden diese klinischen Befunde durch die Ergebnisse von Goodman et al. [91], die unter Infusion von Propofol zur Sedierung bei Spinalanästhesie eine Reduktion der Atemantwort auf CO_2 fanden; Allsop et al. [4] konnten im Gegensatz dazu zwar keinen Effekt von Propofol auf die Steigung der CO_2-Antwortkurve nachweisen, aber eine Rechtsverschiebung der Kurve.

Ponte u. Sadler [198] sahen bei Ratten eine Verstärkung der Aktivität der Chemorezeptoren des Glomus caroticum auf Hypoxie und Hyperkapnie nach Thiopental, während es nach Propofol zu einer Depression der Aktivität kam. Cigarini et al. [34] fanden, daß Propofol im Gegensatz zu Thiopental einen präventiven Effekt auf die fentanylinduzierte Bronchokonstriktion bei normalen Patienten ausübt.

Leber und Fettstoffwechsel

Gemäß mehreren Studien gibt es keinen sicheren Anhalt für relevante Nebenwirkungen von Propofol auf die Leberfunktion [123, 210, 230, 239]. Wie für Thiopental [229] ist auch für Propofol eine Abnahme des hepatischen Blutflusses beschrieben [136]. Über höhere erforderliche Einleitungsdosen von Propofol bei chronischen Alkoholikern wurde in Einzelfällen [63] berichtet, ebenso von Thiopental [78]; für Thiopental konnten dies Swerdlow et al. [245] in einer neueren Studie nicht bestätigen. Servin et al. [233] konnten bei Patienten mit kompensierter Leberzirrhose im Vergleich zu Kontrollpatienten nach Propofol zwar keine signifikanten Unterschiede der pharmakokinetischen Parameter feststellen, in einer weiteren Studie dieser Arbeitsgruppen fanden sich aber bei Patienten mit Leberzirrhose signifikant verlängerte Aufwachzeiten [232].

Nach Barbituraten, insbesondere in hoher Dosierung, kann eine Einschränkung der Leberfunktionstests auftreten [11, 65], klinisch ist aber nicht mit relevanten Funktionsstörungen zu rechnen [103].

Bei Leberzirrhose kann es zu höheren freien Barbituratspiegeln kommen [229] und bei Leberversagen zu verlängerter Wirkung [78]. Unter Dauerinfusion mit Barbituraten ist mit einer Enzyminduktion zu rechnen [103].

Propofol wird in einer 10%igen Öl-in-Wasser-Emulsion dargereicht [10% Sojabohnenöl, 2,25% Glycerol, 1,2% Eiphosphatide) [66, 231]. Der Fettgehalt beträgt damit etwa 1 g pro 100 ml. Bei einzelnen Bolusinjektionen oder kurzen Infusionen ist nicht mit einer relevanten Beeinflussung des Fettstoffwechsels zu rechnen [53]. Bei Infusion mit z. B. 2 mg/kgKG/h zur Sedierung werden ca. 0,5 g/kgKG/d zugeführt, eine Dosis, die ca. ½ bis ¼ der Dosis für die parenterale Ernährung mit Fett entspricht.

Signifikante Anstiege der Serumtriglyceridspiegel wurden bei längeren Infusionen gefunden [97]. Petricek et al. [195] empfehlen, vor Gabe einer hochdosierten Propofolinfusion präexistente Fett- und Kohlenhydratstoffwechselstörungen auszuschließen und bei hochdosierter postoperativer Propofolinfusion und parenteraler Ernährung die mit Propofol zugeführte Lipidmenge in die Lipidbilanz miteinzubeziehen; zusätzliche Fettgaben können sonst zu unerwarteten Anstiegen der Triglyceridspiegel führen [92].

Niere

Nach Stark et al. [239] haben Laboruntersuchungen keine negativen Effekte von Propofol auf die Nierenfunktion erbracht. Studien über die Gabe von Propofol bei Patienten mit Niereninsuffizienz sind spärlich. Morcos u. Payne [175] untersuchten niereninsuffiziente Patienten im Vergleich zu Patienten mit normaler Nierenfunktion und fanden in bezug auf die pharmakokinetischen Parameter keine signifikanten Unterschiede zwischen den Gruppen. Zwei Fallberichte mit grüner Färbung der Haare bzw. des Urins nach Propofol sind veröffentlicht [12, 26]. Die Entwicklung eines grünen Urins ist ein bekannter Effekt von Phenolen [20]; die renale Funktion wird dadurch nicht beeinträchtigt.

Thiopental führt zu einer Reduktion des renalen Blutflusses und der Urinausscheidung [78]. Die erforderliche Einleitungsdosis von Thiopental soll bei Niereninsuffizienz geringer sein [78, 142]; andere Autoren [32] konnten dies jedoch nicht bestätigen. Die Proteinbindung von Thiopental ist bei Niereninsuffizienz reduziert [32]. Nach Lehmann et al. [142] ist Methohexital bei Niereninsuffizienz empfehlenswert. Insgesamt sind zu wenig vergleichende Studien vorhanden, die eine abschließende Bewertung des Vergleichs Propofol vs. Barbiturate bei eingeschränkter Nierenfunktion zuließen.

Endokrinium

Gemäß einiger In-vitro-Studien führen Propofol und Thiopental in einem vergleichbaren Konzentrationsbereich zu einer Hemmung der Kortisolproduktion [127, 134, 209]; die erforderlichen Propofol- und Thiopentalkonzentrationen sind jedoch etwa 1500mal höher als die von Etomidat, und damit hat dieser Effekt wahrscheinlich keine klinische Bedeutung [134]. Während Thiopental und Etomidat am Ende der Kortisolsynthese durch Hemmung der 11-β-Hydroxylase angreifen, setzt Propofol wahrscheinlich zwischen der ACTH-Bindung und der Produktion von Pregnenolon an [209]. Wie nach Thiopental findet sich auch nach Propofol in den meisten Studien bei Patienten ein Abfall der Kortisolkonzentration im Plasma, der aber nach 1–3 h wieder die Ausgangswerte erreicht [79]. In Studien an Patienten wurde gezeigt, daß im Gegensatz zu Etomidat nach Propofol und Thiopental die Antwort auf die Stimulation mit ACTH erhalten bleibt [79, 183], (Abb. 2).

Auge – intraokularer Druck (IOP)

Aus verschiedenen Arbeiten [145, 168–171, 257] ergibt sich, daß nach Injektion von Propofol der IOP signifikant abfällt. Hierbei zeigt sich kein signifikanter Unterschied zu Thiopental [145, 168–171]. Unter Intubation mit Succinylcholin kommt es auch nach Propofol wie nach Thiopental zu einem IOP-Anstieg; dieser IOP-Anstieg kann durch eine 2. Gabe von Propofol – nicht aber durch eine 2. Thiopentalgabe – vermieden werden [169]. Die Intubation mit Vecuro-

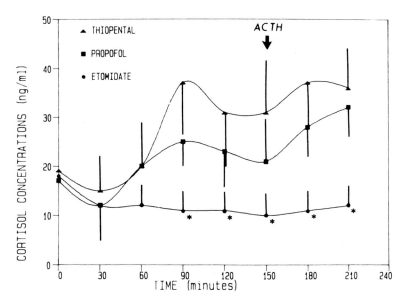

Abb. 2. Blutkortisolkonzentrationen vor und nach Narkoseeinleitung mit Thiopental, Propofol oder Etomidat. ACTH-Applikation 150 min nach Narkoseeinleitung. (* signifikante Unterschiede – p < 0,05 – zwischen Etomidat und Thiopental oder Propofol). (Nach [79])

nium führt sowohl nach Propofol wie nach Thiopental nicht zu einem IOP-Anstieg über die Ausgangswerte; die IOP-Werte sind jedoch nach Propofol niedriger als nach Thiopental [170, 171], wobei der Vorteil einer 2. Dosis des Anästhetikums vor der Intubation sich v. a. bei Propofol günstig auswirkt [170]. Mirakhur et al. [170] gehen aufgrund von mehreren Studien an Patienten mit normalem IOP von einer besseren Kontrolle des IOP mit Propofol im Vergleich zu Thiopental aus [168–171]. Diese bessere Kontrolle kann mit dem stärkeren Druckabfall, aber auch mit dem fehlenden antanalgetischen Effekt oder einer größeren Anästhesietiefe zusammenhängen [170].

Larynxchirurgie

Bei Stützautoskopien, die oft mit „high frequency jet ventilation" durchgeführt werden, kommt eine Inhalationsanästhesie aus technischen Gründen nicht in Frage. Eine i. v. Anästhesie mit Propofol ist besser steuerbar als eine Neuroleptanalgesie oder eine totale i. v. Anästhesie (TIVA) mit Barbituraten. Außerdem führt Propofol zu einer besseren Suppression des Blutdruck- und Herzfrequenzanstiegs. In einigen Studien wurden die Qualität der Anästhesiebedingungen unter einer TIVA mit Propofol bei Larynxeingriffen untersucht und z. T. im Vergleich zu Etomidat wegen der besseren Unterdrückung des Blutdruckanstiegs als günstig befunden [7, 17, 50].

Maligne Hyperthermie

Nach In-vitro-Untersuchungen [52], Tierversuchen [132, 202] und aufgrund von Einzelfallberichten [3, 29, 80, 153] sowie einer Studie an 9 Patienten [98] gibt es bislang keinen Anhalt für eine mögliche Triggerung der malignen Hyperthermie durch Propofol. Da Thiopental zur Narkoseeinleitung bei maligner Hyperthermie als sichere Substanz gilt [93] und bei Anlageträgern empfohlen wird [156, 227], ergibt sich diesbezüglich kein Unterschied zu Propofol.

Porphyrie

Im Rattenmodell konnte für Propofol keine Porphyrinproduktion durch die Leber und auch keine Änderung der Aminolävulinsäuresynthetaseaktivität gefunden werden [188]. In Fallberichten bei Patienten mit Porphyrie [33, 41, 114, 162, 172, 174, 190] wurde Propofol folgenlos eingesetzt. In einem einzigen Fall wurde von Weir u. Hodkinson [268] bei einem Patienten mit Porphyria variegata über einen Anstieg von Porphyrinogenen im Urin – allerdings ohne klinische Symptome – berichtet. Dieser Fallbericht führte zu Leserbriefen [163, 164], in denen die Befunde in Frage gestellt wurden. Meissner et al. [165] ziehen den Schluß, daß angesichts des einen Fallberichts [268] Propofol zur Aufrechterhaltung einer Allgemeinanästhesie bei Porphyrie mit Vorsicht angewendet werden muß, auch wenn in ihrer eigenen Untersuchung bei 13 Patienten mit

Porphyria variegata und in verschiedenen anderen Fallberichten sich kein Anhalt für eine Triggerung durch Propofol ergab. Zum momentanen Zeitpunkt kann also Propofol als Ersatz für die bei Porphyrie kontraindizierten Barbiturate nicht uneingeschränkt empfohlen werden.

Kontamination der Propofollösung

Das „Center for Disease Control" erhielt zwischen Mai und Juni 1990 4 Berichte von postoperativen Infektionen bzw. hyperthermen Reaktionen, die bei Patienten nach verschiedenen Operationen auftraten [5, 44, 60]. Alle Patienten hatten Propofol erhalten [5, 60]. Die vorläufigen Resultate der Untersuchungen ergaben eine extrinsische Kontamination des Propofol (Kontamination durch Manipulation nach Erhalt vom Hersteller) [60, 192]. Nach Patterson [192] kamen die Prüfer zu dem Schluß, daß während der Verabreichung von Propofol keine aseptischen Bedingungen vorlagen. Der Hersteller [192] wies daher darauf hin, daß bei der Handhabung mit Propofol aseptische Bedingungen eingehalten werden müssen, da das Präparat keine antimikrobiellen Konservierungsstoffe enthält und der Lösungsvermittler ein potentielles Wachstumsmedium für Mikroorganismen darstellt. Nach Patterson [192] und Goodale [89] muß Propofol unmittelbar nach dem Öffnen der Ampulle in eine sterile Spritze aufgezogen werden und mit der Verabreichung sofort danach begonnen werden. Jede Ampulle ist nur für einen Patienten vorzusehen, evtl. Reste sind am Ende der Operation zu verwerfen [192]. Ein 6-h-Limit für die Verwendung nach dem Öffnen der Ampulle wurde in enger Zusammenarbeit mit der Food and Drug Administration (FDA) etabliert [89].

Indikationen für Propofol

Für den Einsatz von Propofol zur Narkoseeinleitung ergeben sich folgende Indikationen

1. ambulante Anästhesie,
2. kurzdauernde Operationen,
3. Augenchirurgie, Larynxchirurgie,
4. Operationen mit Erfordernis von raschem intra- oder postoperativem Erwachen (Neurochirurgie),
5. maligne Hyperthermie,
6. Allergieanamnese,
7. totale i. v. Anästhesie (TIVA),
8. Sedierung (Aufwachraum, Intensivstation).

Kontraindikationen für Propofol und Barbiturate

Folgende absolute und relative Kontraindikationen müssen für Propofol im Vergleich zu den Barbituraten beachtet werden:

Tabelle 6. Vor- und Nachteile von Propofol im Vergleich zu den Barbituraten

Vorteile

	Propofol	**Barbiturate**
Paravenöse Injektion Intraarterielle Injektion	Problemlos	T: problematisch
Relevante Histaminfreisetzung	Nein	M: nein T: ja
Singultus	Selten	M: nein T: selten
Spontanbewegungen	Mäßig	M: häufig T: selten
„rate pressure product"	Niedriger	Höher
IOP-Kontrolle	Gut	Mäßig
Erbrechen	Selten	Häufig
Aufwachen	Schneller	Langsamer
Nachteile		
Schmerzen bei der Injektion	Häufig	M: häufig T: selten
Blutdruckabfall	Stärker	Geringer
Bradykardie	Ja	Nein
SHT: Abfall des CPP	Stärker	Geringer
Atemdepression	Stärker	Geringer
Anwendung bei Epilepsie	Umstritten	M: umstritten T: bevorzugt
Kosten	Hoch	Niedrig

(*T* Thiopental, *M* Methohexital, *IOP* intraokularer Druck, *SHT* Schädel-Hirn-Trauma, *CPP* zerebraler Perfusionsdruck)

Propofol

Absolute Kontraindikationen

1. allergische Reaktionen auf Propofol,
2. Schwangerschaft und Stillzeit.

Relative Kontraindikationen (Bolusgabe)

1. Hypovolämie,
2. manifester Schockzustand,
3. dekompensierte Herzinsuffizienz,
4. Hauptstammstenose,
5. Hypertriglyzeridämie (Dauerinfusion).

Barbiturate

Absolute Kontraindikationen

1. allergische Reaktionen auf Barbiturate,
2. Porphyrie.

Relative Kontraindikationen

1. schwere Hypovolämie,
2. manifester Schockzustand,
3. dekompensierte Herzinsuffizienz.

Schwangerschaft und Stillzeit gelten bislang als Kontraindikation für Propofol wegen fehlender ausreichender Erfahrungen. Bei hochgradigen Koronarstenosen und A.-carotis-Stenosen muß von einer schnellen Bolusapplikation von Propofol abgeraten werden. Methohexital kann bei Patienten mit koronarer Herzerkrankung oder stenosierenden Klappenvitien wegen des Herzfrequenzanstiegs genausowenig empfohlen werden wie Thiopental bei Asthma bronchiale.

Propofol wird Thiopental als i. v. Anästhetikum für die Routine nicht ersetzen, aber es wird möglicherweise in der ambulanten Anästhesie, für Kurzeingriffe und für die TIVA zum Mittel der ersten Wahl werden, besonders wenn die Kosten im Vergleich zu den Barbituraten geringer werden. Bislang hat jedenfalls das „neue Erwachen" in der Anästhesie noch seinen Preis.

Literatur

1. Al-Khudhairi D, Gordon G, Morgan M, Whitwam JG (1982) Acute cardiovascular changes following disoprofol. Effects in heavily sedated patients with coronary artery disease. Anaesthesia 37: 1007–1010
2. Allen EM, Male CG (1982) Methohexital is not contraindicated in epileptics. Anesthesiology 56: 240–241
3. Allen G (1991) Propofol and malignant hyperthermia. Anesth Analg 73: 359
4. Allsop P, Taylor MB, Grounds RM, Morgan M (1988) Ventilatory effects of a propofol infusion using a method to rapidly achieve steady-state equilibrium. Eur J Anaesthesiol 5: 293–303
5. Anon (1990) Postsurgical infections associated with an extrinsically contaminated intravenous anesthetic agent – California, Illinois, Maine, and Michigan. Morbid Mortal Week Rep (MMWR) 39: 426–433
6. Aun C, Major E (1984) The cardiorespiratory effects of ICI 35 868 in patients with valvular heart disease. Anaesthesia 39: 1096–1100

7. Aun CS, Houghton IT, So HY, Van Hasselt CA, Oh TE (1990) Tubeless anaesthesia for microlaryngeal surgery. Anaesth Intens Care 18: 497–503
8. Baraka A (1988) Severe bradycardia following propofol-suxamethonium sequence. Br J Anaesth 61: 482–483
9. Bentley GN, Gent JP, Goodchild CS (1989) Vascular effects of propofol: smooth muscle relaxation in isolated veins and arteries. J Pharm Pharmacol 41: 797–798
10. Best N, Traugott F (1991) Comparative evaluation of propofol or methohexitone as the sole anaesthetic agent for microlaryngeal surgery. Anaesth Intens Care 19: 50–56
11. Bittrich NM, Kane AV'R, Mosher RE (1963) Methohexital and its effect on liver function tests. Anesthesiology 24: 81–90
12. Bodenham A, Culank LS, Park GR (1987) Propofol infusion and green urine. Lancet II: 740
13. Boer F, Ros P, Bovill JG, van Brummelen P, van der Krogt J (1990) Effect of propofol on peripheral vascular resistance during cardiopulmonary bypass. Br J Anaesth 65: 184–189
14. Boer F, Bovill JG, Ros P, Van Ommen H (1991) Effect of thiopentone, etomidate and propofol on systemic vascular resistance during cardiopulmonary bypass. Br J Anaesth 67: 69–72
15. Boey WK, Lai FO (1990) Comparison of propofol and thiopentone as anaesthetic agents for electroconvulsive therapy. Anaesthesia 45: 623–628
16. Boheimer NO, Thomas JS (1990) Amorous behaviour and sexual fantasy following anaesthesia or sedation. Anaesthesia 45: 699
17. Boisson-Bertrand D, Taron F, Laxenaire MC (1991) Etomidate vs propofol to carry out suspension laryngoscopies. Eur J Anaesthesiol 8: 141–144
18. Bonnet MC, Thomasset R, Hamer M, Du Cailar J (1987) Comparison propofol-methohéxital en chirurgie stomatologique et maxillo-faciale. Ann Fr Anesth Reanim 6: 280–284
19. Borgeat A, Dessibourg C, Popovic V, Meier D, Blanchard M, Schwander D (1991) Propofol and spontaneous movements: an EEG study. Anesthesiology 74: 24–27
20. Bowling, P, Belliveau RR, Butler TJ (1981) Intravenous medications and green urine. JAMA 246: 216
21. Boysen K, Sanchez R, Krintel JJ, Hansen M, Haar PM, Dyrberg V (1989) Induction and recovery characteristics of propofol, thiopental and etomidate. Acta Anaesthesiol Scand 33: 689–692
22. Boysen K, Sanchez R, Ravn J, Pedersen E, Krintel JJ, Dyrberg V (1990) Comparison of induction with and first hour of recovery from brief propofol and methohexital anesthesia. Acta Anaesthesiol Scand 34: 212–215
23. Bricker SRW (1988) Hallucinations after propofol. Anaesthesia 43: 171
24. Brooker J, Hull CJ, Stafford M (1985) Effect of lignocaine on pain caused by propofol injection. Anaesthesia 40: 91–92
25. Brüssel T, Theissen JL, Vigfusson F, Lunkenheimer PP, Van Aken H, Lawin P (1989) Hemodynamic and cardiodynamic effects of propofol and etomidate: negative inotropic properties of propofol. Anesth Analg 69: 35–40
26. Callander CC, Thomas JS, Evans CJ (1989) Propofol and the colour green. Anaesthesia 44: 82
27. Cameron AE (1987) Opisthotonus again. Anaesthesia 42: 1124
28. Carlier S, Van Aken H, Vandermeersch E, Thorniley A, Byttebier G (1989) Does nitrous oxide affect the hemodynamic effects of anesthesia induction with propofol? Anesth Analg 68: 728–733
29. Cartwright DP (1989) Propofol in patients susceptible to malignant hyperpyrexia. Anaesthesia 44: 173
30. Chilvers CR, Laurie PS (1990) Successful use of propofol in status epilepticus. Anaesthesia 45: 995–996
31. Chong M, Davis TP (1987) Accidental intra-arterial injection of propofol. Anaesthesia 42: 781

32. Christensen JH, Andreasen F, Jansen J (1983) Pharmacokinetics and pharmacodynamics of thiopental in patients undergoing renal transplantation. Acta Anaesthesiol Scand 27: 513–518
33. Christian AS (1991) Safe use of propofol in a child with acute intermittent porphyria. Anaesthesia 46: 423–424
34. Cigarini I, Bonnet F, Lorino AM, Harf A, Desmonts JM (1990) Comparison of the effects of fentanyl on respiratory mechanics under propofol or thiopental anaesthesia. Acta Anaesthesiol Scand 34: 253–256
35. Claeys MA, Gepts E, Camu F (1988) Haemodynamic changes during anaesthesia induced and maintained with propofol Br J Anaesth 60: 3–9
36. Cockshott ID, Briggs LP, Douglas EJ, White M (1987) Pharmacokinetics of propofol in female patients. Studies using single bolus injections. Br J Anaesth 59: 1103–1110
37. Coetzee A, Fourie P, Coetzee J, Badenhorst E, Rebel A, Bolliger C, Uebel R, Wium C, Lombard C (1989) Effect of various propofol plasma concentrations on regional myocardial contractility and left ventricular afterload. Anesth Analg 69: 473–483
38. Coley S, Mobley KA, Bone ME, Fell D (1989) Haemodynamic changes after induction of anaesthesia and tracheal intubation following propofol or thiopentone in patients of ASA grade I and III. Br J Anaesth 63: 423–428
39. Concas A, Santoro G, Mascia MP, Serra M, Sanna E, Biggio G (1990) The general anesthetic propofol enhances the function of gamma-aminobutyric acid-coupled chloride channel in the rat cerebral cortex. J Neurochem 55: 2135–2138
40. Conway CM, Ellis DB (1969) The haemodynamic effects of short-acting barbiturates. Br J Anaesth 41: 534–542
41. Cooper R (1988) Anaesthesia for porphyria using propofol. Anaesthesia 43: 611
42. Cullen PM, Turtle M, Prys-Roberts C, Way WL, Dye J (1987) Effect of propofol anesthesia on baroreflex activity in humans. Anesth Analg 66: 1115–1120
43. Cundy JM, Arunasalam K (1985) Use of an emulsion formulation of propofol ('Diprivan') in intravenous anaesthesia for termination of pregnancy. A comparison with methohexitone. Postgrad Med J 61 Suppl 3: 129–131
44. Daily MJ, Dickey JB, Packo KH (1991) Endogenous Candida endophtalmitis after intravenous anesthesia with propofol. Arch Ophthalmol 109: 1081–1084
45. Dam M, Ori C, Pizzolato G, Ricchieri GL, Pellegrini A, Giron GP, Battistin L (1990) The effects of propofol anaesthesia on local cerebral glucose utilization in the rat. Anesthesiology 73: 499–505
46. Davies DD (1966) Local complications of thiopentone injection. Br J Anaesth 38: 530–532
47. Davies DD (1979) Local complications of thiopentone injection. Br J Anaesth 51: 1147–1148
48. de Grood PM, Ruys AH, van Egmond J, Booij LH, Crul JF (1985) Propofol ('Diprivan') emulsion for total intravenous anaesthesia. Postgrad Med J 61 Suppl 3: 65–69
49. de Grood PM, Harbers JB, van Egmond J, Crul JF (1987) Anaesthesia for laparoscopy. A comparison of five techniques including propofol, etomidate, thiopentone and isoflurane. Anaesthesia 42: 815–823
50. de Grood PM, Mitsukuri S, van Egmond J, Rutten JM, Crul JF (1987) Comparison of etomidate and propofol for anaesthesia in microlaryngeal surgery. Anaesthesia 42: 366–372
51. De Hert SG, Vermeyen KM, Adriaensen HF (1990) Influence of thiopental, etomidate, and propofol on regional myocardial function in the normal and acute ischemic heart segment in dogs. Anesth Analg 70: 600–607
52. Denborough M, Hopkinson KC (1988) Propofol and malignant hyperpyrexia. Lancet I: 191
53. De Sommer MR, Driessen JH, Willems CM, Lust PC (1990) A comparative study on the effects of propofol in emulsion and Intralipid on fat metabolism. Acta Anaesthesiol Belg 41: 133–138
54. Destribats B, Maurette P, Castagnera L, Esposito J, Macouillard G, Cantin P, Héraut LA (1987) Propofol versus méthohexital dans la chirurgie du canal rachidien. Ann Fr Anesth Reanim 6: 301–305

55. Dingwall AE (1987) Oculogyric crisis after day case anaesthesia. Anaesthesia 42: 565
56. Doenicke A, Lorenz W, Stanworth D, Duka T, Glen JB (1985) Effects of propofol ('Diprivan') on histamine release, immunoglobulin levels and activation of complement in health volunteers. Postgrad Med J 61 Suppl 3: 15–20
57. Dohi S, Naito H (1983) Intraarterial injection of 2,5% thiamylal does cause gangrene. Anesthesiology 59: 154
58. Dold M, Konarzewski WH (1989) Delayed allergic response to propofol. Anaesthesia 44: 533
59. Dorrington KL (1989) Asystole with convulsion following a subanesthetic dose of propofol plus fentanyl. Anaesthesia 44: 658–659
60. Downs GJ, Haley PR, Parent JB (1991) Propofol: can a single ampule be used for multiple patients? Anesthesiology 74: 1156–1157
61. Doze VA, Shafer A, White PF (1988) Propofol-nitrous oxide versus thiopental-isoflurane-nitrous oxide for general anesthesia. Anesthesiology 69: 63–71
62. Doze VA, Westphal LM, White PF (1986) Comparison of propofol with methohexital for outpatient anesthesia. Anesth Analg 65: 1189–1195
63. Du Cailar J, D'Athis F, Eledjam JJ, Bonnet MC (1987) Propofol et éthylisme. Ann Fr Anesth Reanim 6: 332–333
64. Dudziak R, Förster H, Hoffmann E, Schmidt H, Asskali F (1987) Das Verhalten des Histaminspiegels während der Einleitung der Anästhesie mit Propofol und Methohexital. Anaesthesist 36: 412–419
65. Dundee JW (1955) Thiopentone as a factor in the production of liver dysfunction. Br J Anaesth 27: 14–23
66. Dundee JW, Clarke RS (1989) Propofol. Eur J Anaesthesiol 6: 5–22
67. Dundee JW, Robinson FP, McCollum JS, Patterson CC (1986) Sensitivity to propofol in the elderly. Anaesthesia 41: 482–485
68. Eckstein JW, Hamilton WK, McCammond JM (1961) The effect of thiopental on peripheral tone. Anesthesiology 22: 525–528
69. Edelist G (1987) A comparison of propofol and thiopentone as induction agents in outpatient surgery. Can J Anaesth 34: 110–116
70. Elder JD, Nagano SM, Eastwood DW, Harnagel D (1955) Circulatory changes associated with thiopental anesthesia in man. Anesthesiology 16: 394–400
71. Ellmauer S, Brandt L (1986) Der Einfluß von Barbituraten auf die Haemodynamik während extrakorporaler Zirkulation: Thiopental versus Methohexital. Anaesthesist 35: 414–418
72. Ensink FB, Schwabe K, Bittrich B, Kuhn U, Weingarten J, Schenk HD (1989) Vergleich des Anästhesieverlaufes bei Bolusapplikation von Propofol, Methohexital bzw. Etomidat als Hypnotikum unter Alfentanil-Analgesie. Anaesthesist 38: 333–340
73. Etsten B, Li TH (1955) Hemodynamic changes during thiopental anesthesia in humans: cardiac output, stroke volume, total peripheral resistance, and intrathoracic blood volume. J Clin Invest 34: 500–510
74. Fahmy NR, Alkhouli HM, Mefford I, Caliguri E, Durkin T (1986) Hemodynamics, histamine release and plasma catecholamines following anesthetic induction with diprivan or thiopental. Anesthesiology 65: A360 (Abstr)
75. Fahy LT, van Mourik GA, Utting JE (1985) A comparison of the induction characteristics of thiopentone and propofol (2,6-di-isopropyl phenol). Anaesthesia 40: 939–944
76. Farling PA, Johnston JR, Coppel DL (1989) Propofol infusion for sedation of patients with head injury in intensive care. A preliminary report. Anaesthesia 44: 222–226
77. Flickinger H, Fraimow W, Cathcart RT, Nealon TF (1961) Effect of thiopental induction on cardiac output in man. Anesth and Analg Curr Res 40: 693–700
78. Fragen RJ, Avram MJ (1990) Barbiturates. In: Miller RD (ed) Anesthesia. Churchill Livingstone, New York, pp 225–242
79. Fragen RJ, Weiss HW, Molteni A (1987) The effect of propofol on adrenocortical steroidogenesis: a comparative study with etomidate and thiopental. Anesthesiology 66: 839–842
80. Gallen JS (1991) Propofol does not trigger malignant hyperthermia. Anesth Analg 72: 413–414

81. Ganansia MF, Francois TP, Ormezzano X, Pinaud ML, Lepage JY (1989) Atrioventricular Mobitz I block during propofol anesthesia for laparoscopic tubal ligation. Anesth Analg 69: 524–525
82. Gauss A, Heinrich H, Wilder-Smith OHG (1991) Echocardiographic assessment of the haemodynamic effects of propofol: a comparison with etomidate and thiopentone. Anaesthesia 46: 99–105
83. Gehan G, Karoubi P, Quinet F, Leroy A, Rathat C, Pourriat JL (1991) Optimal dose of lignocaine for preventing pain on injection of propofol. Br J Anaesth 66: 324–326
84. Gillies GW, Lees NW (1989) The effets of speed of injection on induction with propofol. A comparison with etomidate. Anaesthesia 44: 386–388
85. Gin T, Gregory MA, Oh TE (1990) The haemodynamic effects of propofol and thiopentone for induction of caesarean section. Anaesth Intens Care 18: 175–179
86. Glen JB, Hunter SC, Blackburn TP, Wood P (1985) Interaction studies and other investigations of the pharmacology of propofol ('Diprivan'). Postgrad Med J 61 Suppl 3: 7–14
87. Gold MI, Abraham EC, Herrington C (1987) A controlled investigation of propofol, thiopentone and methohexitone. Can J Anaesth 34: 478–483
88. Gold MI, Sacks DJ, Grosnoff DB, Herrington CA (1989) Comparison of propofol with thiopental and isoflurane for induction and maintenance of general anesthesia. J Clin Anesth 1: 272–276
89. Goodale DB (1991) Propofol: Can a single ampule be used for multiple patients? Anesthesiology 74: 1156–1157
90. Goodchild CS, Serrao JM (1989) Cardiovascular effects of propofol in the anaesthetized dog. Br J Anaesth 63: 87–92
91. Goodman NW, Black AM, Carter JA (1987) Some ventilatory effects of propofol as sole anaesthetic agent. Br J Anaesth 59: 1497–1503
92. Gottardis M, Khuenl-Brady KS, Koller W, Sigl G, Hackl JM (1989) Effect of prolonged sedation with propofol on serum triglyceride and cholesterol concentrations. Br J Anaesth 62: 393–396
93. Gronert GA, Schulman SR, Mott J (1990) Malignant hyperthermia. In: Miller RD (ed) Anesthesia. Churchill Livingstone, New York, pp 935–956
94. Grounds RM, Twigley AJ, Carli F, Whitwam JG, Morgan M (1985) The haemodynamic effects of intravenous induction. Comparison of the effects of thiopentone and propofol. Anaesthesia 40: 735–740
95. Grounds RM, Maxwell DL, Taylor MB, Aber V, Royston D (1987) Acute ventilatory changes during i.v. induction of anaesthesia with thiopentone or propofol in man. Studies using inductance plethysmography. Br J Anaesth 59: 1098–1102
96. Guise PA (1991) Asystole following propofol and fentanyl in an anxious patient. Anaesth Intens Care 19: 116–118
97. Hall RI, Poole L, Murphy JT, Moffitt EA (1990) A randomized study of changes in serum cholesterol, triglycerides, high density lipoproteins, and cortisol during cardiac surgery in patients anaesthetised with propofol-sufentanil vs enflurane-sufentanil. Cardiac Anaesthesia Research Group. Can J Anaesth 37: S76
98. Harrison GG (1991) Propofol in malignant hyperthermia. Lancet 337: 503
99. Hartung HJ (1987) Intrakranielles Druckverhalten bei Patienten mit Schädel-Hirn-Trauma nach Propofol- bzw. Thiopental-Applikation. Anaesthesist 36: 285–287
100. Heath PJ, Kennedy DJ, Ogg TW, Dunling C, Gilks WR (1988) Which intravenous induction agent for day surgery? A comparison of propofol, thiopentone, methohexitone and etomidate. Anaesthesia 43: 365–368
101. Heath PJ, Ogg TW, Gilks WR (1990) Recovery after day-case anaesthesia. A 24-hour comparison of recovery after thiopentone or propofol anaesthesia. Anaesthesia 45: 911–915
102. Helbo-Hansen S, Westergaard V, Krogh BL, Svendsen HP (1988) The reduction of pain on injection of propofol: the effect of addition of lignocaine. Acta Anaesthesiol Scand 32: 502–504

103. Hempel V (1984) Die Wirkung intravenöser Narkosemittel auf die Leber. In: Lehmann C, Landauer B, Roth H (Hrsg) Intravenöse Narkosemittel. Perimed, Erlangen S 133–135
104. Hendley BJ (1990) Convulsions after cocaine and propofol. Anaesthesia 45: 788–789
105. Henriksson BA, Carlsson P, Hallen B, Haegerdal M, Lundberg D, Ponten J (1987) Propofol vs thiopentone as anaesthetic agents for short operative procedures. Acta Anaesthesiol Scand 31: 63–66
106. Herregods L, Verbeke J, Rolly G, Colardyn F (1988) Effect of propofol on elevated intracranial pressure. Preliminary results. Anaesthesia 43 Suppl: 107–109
107. Herrema IH (1989) A 10-second convulsion during propofol injection? Anaesthesia 44: 700
108. Hill AJ, Feneck RO, Underwood SM, Davis ME, Marsh A, Bromley L (1991) The haemodynamic effects of bronchoscopy. Anaesthesia 46: 266–270
109. Hilton P, Dev VJ, Major E (1986) Intravenous anaesthesia with propofol and alfentanil. The influence of age and weight. Anaesthesia 41: 640–643
110. Hirshman CA, Edelstein RA, Ebertz JM, Hanifin JM (1985) Thiobarbiturate-induced histamine release in human skin mast cells. Anesthesiology 63: 353–356
111. Hodkinson BP, Frith RW, Mee EW (1987) Propofol and the electrocardiogram. Lancet II: 1518
112. Holley HS, Cuthrell L (1990) Intraarterial injection of propofol. Anesthesiology 73: 183–184
113. Hopkins CS (1988) Recurrent opisthotonus associated with anaesthesia. Anaesthesia 43: 904
114. Hughes PJ (1990) Propofol in acute porphyrias. Anaesthesia 45: 415
115. Hunter DN, Thornily A, Whitburn R (1987) Arousal from propofol. Anaesthesia 42: 1128–1129
116. James MF, Reyneke CJ, Whiffler K (1989) Heart block following propofol: a case report. Br J Anaesth 62: 213–215
117. Jamieson V, Mackenzie J (1988) Allergy to propofol? Anaesthesia 43: 70
118. Jessop E, Grounds RM, Morgan M, Lumley J (1985) Comparison of infusions of propofol and methohexitone to provide light general anaesthesia during surgery with regional blockade. Br J Anaesth 57: 1173–1177
119. Johnston R, Noseworthy T, Anderson B, Konopad E, Grace M (1987) Propofol versus thiopental for outpatient anesthesia. Anesthesiology 67: 431–433
120. Kanto JH (1988) Propofol, the newest induction agent of anesthesia. Int J Clin Pharmacol Ther Toxicol 26: 41–57
121. Kanto J, Gepts E (1989) Pharmacokinetic implications for the clinical use of propofol. Clin Pharmacokinet 17: 308–326
122. Kashtan H, Edelist G, Mallon J, Kapala D (1990) Comparative evaluation of propofol and thiopentone for total intravenous anaesthesia. Can J Anaesth 37: 170–176
123. Kawar P, Briggs LP, Bahar M, McIlroy PDA, Dundee JW, Merrett JD, Nesbitt GS (1982) Liver enzyme studies with disoprofol (ICI 35,868) and midazolam. Anaesthesia 37: 305–308
124. Kay B (1986) Propofol and alfentanil infusion. A comparison with methohexitone and alfentanil for major surgery. Anaesthesia 41: 589–595
125. Kay B, Rolly G (1977) I.C.I. 35868, a new intravenous induction agent. Acta Anaesthesiol Belg 28: 303–316
126. Kay NH, Uppington J, Sear JW, Allen MC (1985) Use of an emulsion of ICI 35868 (propofol) for the induction and maintenance of anaesthesia. Br J Anaesth 57: 736–742
127. Kenyon CJ, McNeil LM, Fraser R (1985) Comparison of the effects of etomidate, thiopentone and propofol on cortisol synthesis. Br J Anaesth 57: 509–511
128. Kissin I, Motomura S, Aultman DF, Reves JG (1983) Inotropic and anesthetic potencies of etomidate and thiopental in dogs. Anesth Analg 62: 961–965
129. Kling D, Bachmann B, Moosdorf R, Hempelmann G (1987) Das hämodynamische Wirkprofil von Propofol im Vergleich zu Midazolam. Eine Studie bei koronarchirurgischen Patienten. Anaesthesist 36: 640–645

130. Korttila K, Ostman PL, Faure E, Apfelbaum JL, Ekdawi M, Roizen MF (1989) Randomized comparison of outcome after propofol-nitrous oxide or enflurane-nitrous oxide anaesthesia in operations of long duration. Can J Anaesth 36: 651–657
131. Korttila K, Ostman P, Faure E, Apfelbaum JL, Prunskis J, Ekdawi M, Roizen MF (1990) Randomized comparison of recovery after propofol-nitrous oxide versus thiopentone-isoflurane-nitrous oxide anaesthesia in patients undergoing ambulatory surgery. Acta Anaesthesiol Scand 34: 400–403
132. Krivosic-Horber R, Reyfort H, Becq MC, Adnet P (1989) Effect of propofol on the malignant hyperthermia susceptible pig model. Br J Anaesth 62: 691–693
133. Kumar CM, NcNeela BJ (1989) Ocular manifestation of propofol allergy. Anaesthesia 44: 266
134. Lambert A, Mitchell R, Robertson WR (1985) Effect of propofol, thiopentone and etomidate on adrenal steroidogenesis in vitro. Br J Anaesth 57: 505–508
135. Landauer B (1984) Intravenöse Narkosemittel. In: Lehmann C, Landauer B, Roth H (Hrsg) Intravenöse Narkosemittel. Perimed, Erlangen, S 155–165
136. Lange H, Stephan H, Rieke H, Kellermann M, Sonntag H, Bircher J (1990) Hepatic and extrahepatic disposition of propofol in patients undergoing coronary bypass surgery. Br J Anaesth 64: 563–570
137. Larsen R, Rathgeber J, Bagdahn A, Lange H, Rieke H (1988) Effects of propofol on cardiovascular dynamics and coronary blood flow in geriatric patients. A comparison with etomidate. Anaesthesia 43 Suppl: 25–31
138. Laxenaire MC, Khamel L, Heravi Z, Manel J, Bois JP (1987) Histaminlibération non spécifique et propofol. Ann Fr Anesth Reanim 6: 230–232
139. Laxenaire MC, Gueant JL, Bermejo E, Mouton C, Navez MT (1988) Anaphylactic shock due to propofol. Lancet II: 739–740
140. Laycock GJ (1988) Opisthotonos and propofol: a possible association. Anaesthesia 43: 257
141. Lebowitz PW, Cote ME, Daniels AL, Ramsey FM, Martyn JAJ, Teplick RS, Davison JK (1982) Comparative cardiovascular effects of midazolam and thiopental in healthy patients. Anesth Analg 61: 771–775
142. Lehmann C, Roth H, Kampschulte S (1984) Methohexital-Natrium. In: Lehmann C, Landauer B, Roth H (Hrsg) Intravenöse Narkosemittel. Perimed, Erlangen, S 167–222
143. Lepage JY, Pinaud ML, Helias JH, Juge CM, Cozian AY, Farinotti R, Souron RJ (1988) Left ventricular function during propofol and fentanyl anesthesia in patients with coronary artery disease: assessment with a radionuclide approach. Anesth Analg 67: 949–955
144. Lepage JY, Pinaud ML, Helias JH, Cozian AY, Le Normand Y, Souron RJ (1991) Left ventricular performance during propofol or methohexital anaesthesia: isotopic and invasive cardiac monitoring. Anesth Analg 73: 3–9
145. Lévéque M, Rokotoseheno JC, Mimouni F, Rouffy P, Égreteau JP (1987) Effets du propofol sur la pression intraoculaire au cours de l'induction anesthésique. Ann Fr Anesth Reanim 6: 306–308
146. Logan MR, Duggan JE, Levack ID, Spence AA (1987) Single-shot i. v. anaesthesia for outpatient dental surgery. Br J Anaesth 59: 179–183
147. Lorenz W, Doenicke A, Meyer R, Reimann JH, Kusche J, Barth H, Geesing H, Hutzel M, Weissenbacher B (1972) Histamine release in man by propanidid and thiopentone: pharmacological effects and clinical consequences. Br J Anaesth 44: 355–369
148. Lowson S, Gent JP, Goodchild CS (1991) Convulsive thresholds in mice during the recovery phase from anaesthesia induced by propofol, thiopentone, methohexitone and etomidate. Br J Pharmacol 102: 879–882
149. Mackenzie N, Grant IS (1985) Comparison of the new emulsion formulation of propofol with methohexitone and thiopentone for induction of anaesthesia in day cases. Br J Anaesth 57: 725–731
150. Mackenzie N, Grant IS (1985) Comparison of propofol with methohexitone in the provision of anaesthesia for surgery under regional blockade. Br J Anaesth 57: 1167–1172

151. Mackenzie SJ, Kapadia F, Grant IS (1990) Propofol infusion for control of status epilepticus. Anaesthesia 45: 1043–1045
152. Manara AR, Monk CR, Bolsin SN, Prys-Roberts C (1991) Total i. v. anaesthesia with propofol and alfentanil for coronary artery bypass grafting. Br J Anaesth 66: 716–718
153. Marks LF, Edwards JC, Linter SP (1988) Propofol during cardiopulmonary bypass in a patient susceptible to malignant hyperpyrexia. Anaesth Intens Care 16: 482–485
154. Marsch SC, Schaefer HG (1990) Pronounced bradycardia after application of POR-8 (Ornipressin) under total intravenous anesthesia with propofol. Acta Anaesthesiol Scand 34: 514
155. Mattila MA, Koski EM (1985) Venous sequelae after intravenous propofol ('Diprivan') – a comparison with methohexitone in short anaesthesia. Postgrad Med J 61 Suppl 3: 162–164
156. Mauritz W, Hackl W, Sporn P, Steinbereithner K (1988) Maligne Hyperthermie in Österreich. III. Narkoseführung bei Anlageträgern. Anaesthesist 37: 522–528
157. McCollum JSC, Dundee JW (1987) Comparison of induction characteristics of four intravenous anaesthetic agents. Anaesthesia 41: 995–1000
158. McCollum JS, Milligan KR, Dundee JW (1988) The antiemetic action of propofol. Anaesthesia 43: 239–240
159. McCrirrick A, Hunter S (1990) Pain on injection of propofol: the effect of injectate temperature. Anaesthesia 45: 443–444
160. McCulloch MJ, Lees NW (1985) Assessment and modification of pain on induction with propofol (Diprivan). Anaesthesia 40: 1117–1120
161. McDonald NJ, Mannion D, Lee P, O'Toole DP, O'Boyle C, Keane PK (1988) Mood evaluation and outpatient anaesthesia. A comparison between propofol and thiopentone. Anaesthesia 43 Suppl: 68–69
162. McLouglin C (1989) Use of propofol in a patient with porphyria. Br J Anaesth 62: 114
163. McNeill MJ, Parikh RK, Moore MR (1989) Propofol in acute porphyria. Anaesthesia 44: 532
164. Meissner PN, Hift RJ, Harrison GG (1989) Porphyria and propofol. Anaesthesia 44: 612–613
165. Meissner PN, Harrison GG, Hift RJ (1991) Propofol as an i. v. anaesthetic induction agent in variegate porphyria. Br J Anaesth 66: 60–65
166. Millar JM, Jewkes CF (1988) Recovery and morbidity after daycase anaesthesia. A comparison of propofol with thiopentone-enflurane with and without alfentanil. Anaesthesia 43: 738–743
167. Milligan KR, O'Toole DP, Howe JP, Cooper JC, Dundee JW (1987) Recovery from outpatient anaesthesia: a comparison of incremental propofol and propofol-isoflurane. Br J Anaesth 59: 1111–1114
168. Mirakhur RK, Shepherd WF (1985) Intraocular pressure changes with propofol ('Diprivan'): comparison with thiopentone. Postgrad Med J 61 Suppl 3: 41–44
169. Mirakhur RK, Shepherd WF, Darrah WC (1987) Propofol or thiopentone: effects on intraocular pressure associated with induction of anaesthesia and tracheal intubation (facilitated with suxamethonium). Br J Anaesth 59: 431–436
170. Mirakhur RK, Elliott P, Shepherd WF, Archer DB (1988) Intra-ocular pressure changes during induction of anaesthesia and tracheal intubation. A comparison of thiopentone and propofol followed by vecuronium. Anaesthesia 43 Suppl: 54–57
171. Mirakhur RK, Shepherd WF, Elliot P (1988) Intraocular pressure changes during rapid sequence induction of anaesthesia: comparison of propofol and thiopentone in combination with vecuronium. Br J Anaesth 60: 379–383
172. Mitterschiffthaler G, Theiner A, Hetzel H, Fuith LC (1988) Safe use of propofol in a patient with acute intermittent porphyria. Br J Anaesth 60: 109–111
173. Monk CR, Coates DP, Prys-Roberts C, Turtle MJ, Spelina K (1987) Haemodynamic effects of a prolonged infusion of propofol as a supplement to nitrous oxide anaesthesia. Studies in association with peripheral arterial surgery. Br J Anaesth 59: 954–960
174. Montange F, Thomas B, Truffa-Bachi J (1989) Utilisation du propofol chez une malade atteinte d'une porphyrie aigue intermittente. Ann Fr Anesth Reanim 8: 671

175. Morcos WE, Payne JP (1985) The induction of anaesthesia with propofol ('Diprivan') compared in normal and renal failure patients. Postgrad Med J 61 Suppl 3: 62–63
176. Moss E, Price DJ (1990) Effect of propofol in brain retraction pressure and cerebral perfusion pressure. Br J Anaesth 65: 823–825
177. Mouton SM, Bullington J, Davis L, Fisher K, Ramsey S, Wood M (1985) A comparison of diprivan and thiopental for the induction of anesthesia. Anesthesiology 63: A364 (Abstr)
178. Mulier JP, Wouters PF, Van Aken H, Vermaut G, Vandermeersch E (1991) Cardiodynamic effects of propofol in comparison with thiopental: assessment with a transesophageal echocardiographic approach. Anesth Analg 72: 28–35
179. Mundeleer P (1988) The incidence and avoidance of pain on injection with propofol. Anaesthesia 43 Suppl: 115 (Abstr)
180. Musella L, Wilder BJ, Schmidt RP (1991) Electroencephalographic activation with intravenous methohexital in psychomotor epilepsy. Neurology 21: 594–602
181. Nadstawek J, Hausmann D, Schuettler J, Lauven PM, Foedisch M (1990) Untersuchungen zur Aufwachphase nach totaler intravenöser Anästhesie mit Propofol und Alfentanil versus Inhalationsnarkose mit Stickoxidul und Enfluran bei 1.3 MAC. Anästh Intensivther Notfallmed 25: 322–326
182. Newcombe GN (1990) The effect, on injection pain, of adding lignocaine to propofol. Anaesth Intens Care 18: 105–107
183. Newman LH, McDonald JC, Wallace PG, Ledingham IM (1987) Propofol infusion for sedation in intensive care. Anaesthesia 42: 929–937
184. Nicol ME, Moriarty J, Edwards J, Robbie DS, A'Hern RP (1991) Modification of pain on injection of propofol – a comparison between lignocaine and procaine. Anaesthesia 46: 67–69
185. Nightingale P, Petts NV, Healy TE, Kay B, McGuinness K (1985) Induction of anaesthesia with propofol ('Diprivan') or thiopentone and interactions with suxamethonium, atracurium and vecuronium. Postgrad Med J 61 Suppl 3: 31–34
186. O'Toole DP, Milligan KR, Howe JP, McCollum JS, Dundee JW (1987) A comparison of propofol and methohexitone as induction agents for day case isoflurane anaesthesia. Anaesthesia 42: 373–376
187. Paech MJ, Storey JM (1990) Propofol and seizures. Anaesth Intens Care 18: 585
188. Parikh R, Moore MR (1986) A comparison of the porphyrinogenity of di-isopropylphenol (propofol) and phenobarbitone. Biochem Soc Trans 14: 726–727
189. Parma A, Massei R, Pesenti A, Ferrari da Passano C, Granata G, Tomei G, Rampini P, Trazzi R (1989) Cerebral blood flow velocity and cerebrospinal fluid pressure after single bolus of propofol. Neurol Res 11: 150–152
190. Parr MJ, Hayden-Smith J (1990) Propofol, porphyria and epilepsy. Anaesthesia 45: 594
191. Patrick MR, Blair IJ, Feneck RO, Sebel PS (1985) A comparison of the haemodynamic effects of propofol ('Diprivan') and thiopentone in patients with coronary artery disease. Postgrad Med J 61 Suppl 3: 23–27
192. Patterson JS (1990) Handhabung von Propofol (Disoprivan). Anaesthesist 39: 450
193. Payen JF, Riondel JP, Denis MJ, Doublier C, Badji R, Arvieux C, Stieglitz P (1987) Comparison des effets cliniques du propofol et du méthohexital au cours des interruptions volontaires de grossesse. Ann Fr Anesth Reanim 6: 293–296
194. Peacock JE, Lewis RP, Reilly CS, Nimmo WS (1990) Effect of different rates of infusion of propofol for induction of anaesthesia in elderly patients. Br J Anaesth 65: 346–352
195. Petricek W, Illievich U, Schramm W, Widhalm K, Spiss CK (1991) Auswirkungen einer hochdosierten Propofolinfusion auf Triglyceride, Cholesterin, High Density Lipoproteine and Apoproteine. Anaesthesist 40 Suppl 2: S280 (Abstr)
196. Pinaud M, Lelausque JN, Chetanneau A, Fauchoux N, Menegalli D, Souron R (1990) Effects of propofol on cerebral hemodynamics and metabolism in patients with brain trauma. Anesthesiology 73: 404–409
197. Piotrowski R, Petrow N (1990) Narkoseeinleitung bei Kindern: Propofol im Vergleich zu Thiopental nach der Prämedikation mit Midazolam. Anaesthesist 39: 398–405

198. Ponte J, Sadler CL (1989) Effect of thiopentone, etomidate and propofol on carotid body chemoreceptor activity in the rabbit and the cat. Br J Anaesth 62: 41–45
199. Prys-Roberts C, Davies JR, Calverley RK, Goodman NW (1983) Haemodynamic effects of infusions of diisopropyl phenol (ICI 35 868) during nitrous oxide anaesthesia in man. Br J Anaesth 55: 105–111
200. Puttik RM, Terrar DA (1989) Effects of propofol on membrane currents and contraction in single myocytes isolyted from guinea-pig ventricle. Br J Pharmacol 98: 742 R (Abstr)
201. Raeder JC, Misvaer G (1988) Comparison of propofol induction with thiopentone or methohexitone in short outpatient general anaesthesia. Acta Anaesthesiol Scand 32: 607–613
202. Raff M, Harrison GG (1989) The screening of propofol in MHS swine. Anesth Analg 68: 750–751
203. Rampton AJ, Griffin RM, Stuart CS, Durcan JJ, Huddy NC, Abbott MA (1989) Comparison of methohexital and propofol for electroconvulsive therapy: effects on hemodynamic responses and seizure duration. Anesthesiology 70: 412–417
204. Ravussin P, Guinard JP, Ralley F, Thorin D (1988) Effect of propofol on cerebrospinal fluid pressure and cerebral perfusion pressure in patients undergoing craniotomy. Anaesthesia 43 Suppl: 37–41
205. Redfern N, Stafford MA, Hull CJ (1985) Incremental propofol for short procedures. Br J Anaesth 57: 1178–1182
206. Reiz S, Bålfors E, Friedman A, Häggmark S, Peter T (1981) Effects of thiopentone on cardiac performance, coronary hemodynamics and myocardial oxygen consumption in chronic ischemic heart disease. Acta Anaesthesiol Scand 25: 103–110
207. Riley RH, Lincoln CA (1990) Intra-arterial injection of propofol. Anaesth Intens Care 18: 269–270
208. Roberts FL, Dixon J, Lewis GT, Tackley RM, Prys-Roberts C (1988) Induction and maintenance of propofol anaesthesia. A manual infusion scheme. Anaesthesia 43 Suppl: 14–17
209. Robertson WR, Reader SCJ, Davison B, Frost J, Mitchell R, Kayte R, Lambert A (1985) On the biopotency and site of action of drugs affecting endocrine tissues with special reference to the antisteroidogenic effect of anaesthetic agents. Postgrad M J 61 Suppl: 145–151
210. Robinson FP, Patterson CC (1985) Changes in liver function tests after propofol ('Diprivan'). Postgrad Med J 61 Suppl 3: 160–161
211. Rocchiccioli C, Saad MA, Elghozi JL (1989) Attenuation of the baroreceptor reflex by propofol anesthesia in the rat. J Cardiovasc Pharmacol 14: 631–635
212. Rockoff MA, Goudsouzian NG (1981) Seizures induced by methohexital. Anesthesiology 54: 333–335
213. Rolly G, Versichelen L (1985) Comparison of propofol and thiopentone for induction of anaesthesia in premedicated patients. Anaesthesia 40: 945–948
214. Rolly G, Versichelen L, Huyghe L, Mungroop H (1985) Effect of speed of injection on induction of anaesthesia using propofol. Br J Anaesth 57: 743–746
215. Roth H, Lehmann C, Kampschulte S (1984) Nichtanaphylaktoide Nebenwirkungen nach Injektion intravenöser Narkosemittel. In: Lehmann C, Landauer B, Roth H (Hrsg) Intravenöse Narkosemittel. Perimed, Erlangen, S 315–336
216. Rouby J-J, Andreev A, Léger P, Arthaud M, Landault C, Vicaut E, Maistre G, Eurin J, Gandjbakch I, Viars P (1991) Peripheral vascular effects of thiopental and propofol in humans with artificial hearts. Anesthesiology 75: 32–42
217. Rouse EC (1988) Propofol for electroconvulsive therapy. A comparison with methohexitone. Preliminary report. Anaesthesia 43 Suppl: 61–64
218. Russell GN, Wright EL, Fox MA, Douglas EJ, Cockshott ID (1989) Propofol-fentanyl anaesthesia for coronary artery surgery and cardiopulmonary bypass. Anaesthesia 44: 205–208
219. Samain E, Marty J, Gauzit R, Bouyer I, Couderc E, Farinotti R, Desmonts JM (1989) Effects of propofol on baroreflex control of heart rate and on plasma noradrenaline levels. Eur J Anaesthesiol 6: 321–326

220. Sanders LD, Clyburn PA, Rosen M, Robinson JO (1991) Propofol in short gynaecological procedures. Anaesthesia 46: 451–455
221. Sanders LD, Isaac PA, Yeomans WA, Clyburn PA, Rosen M, Robinson JO (1989) Propofol-induced anaesthesia. Double-blind comparison of recovery afer anaesthesia induced by propofol or thiopentone. Anaesthesia 44: 200–204
222. Sanderson JH, Blades JF (1988) Multicentre study of propofol in day case surgery. Anaesthesia 43 Suppl: 70–73
223. Schaefer HG, Marsch SCU (1991) Forewarning patients of sexual arousal following anaesthesia. Anaesthesia 46: 238–239
224. Schaer H (1986) Disoprivan zur Einleitung und Unterhaltung von Kurznarkosen. Anaesthesist 35: 531–534
225. Schaer H, Prochacka K (1990) Erholung, Amnesie und Befindlichkeit nach Propofol im Vergleich zu Thiopental. Anaesthesist 39: 306–312
226. Scheepstra GL, Booij LH, de Lange JJ (1989) Influence of equipotent doses propofol and thiopentone on arterial pressure and heart rate at induction of anesthesia. A comparison between young and old patients. Acta Anaesthesiol Belg 40: 167–174
227. Schulte-Sasse U, Eberlein HJ (1986) Neue Erkenntnisse und Erfahrungen auf dem Gebiet der malignen Hyperthermie. Anaesthesist 35: 1–9
228. Scott RP, Saunders DA, Norman J (1988) Propofol: clinical strategies for preventing the pain of injection. Anaesthesia 43: 492–494
229. Sear JW (1987) Toxicity of i. v. anaesthetics. Br J Anaesth 59: 24–45
230. Sear JW, Prys-Roberts C, Dye A (1983) Hepatic function after anaesthesia for major vascular reconstructive surgery. A comparison of four anaesthetic techniques. Br J Anaesth 55: 603–609
231. Sebel PS, Lowdon JD (1989) Propofol: a new intravenous anesthetic. Anesthesiology 71: 260–277
232. Servin F, Desmonts JM, Farinotti R, Haberer JP, Winckler C (1988) Pharmacokinetics of propofol administered by continuous infusion in patients with cirrhosis. Preliminary results. Anaesthesia 43 Suppl: 23–24
233. Servin F, Desmonts JM, Haberer JP, Cockshott ID, Plummer GF, Farinotti R (1988) Pharmacokinetics and protein binding of propofol in patients with cirrhosis. Anesthesiology 69: 887–891
234. Simpson KH, Halsall PJ, Carr CM, Stewart KG (1988) Propofol reduces seizure duration in patients having anaesthesia for electroconvulsive therapy. Br J Anaesth 61: 343–344
235. Skues MA, Richards MJ, Jarvis AP, Prys-Roberts C (1989) Preinduction atropine or glycopyrrolate and hemodynamic changes associated with induction and maintenance of anesthesia with propofol and alfentanil. Anesth Analg 69: 386–390
236. Smyth DG, Collins-Howgill PJ (1988) Hallucinations after propofol. Anaesthesia 43: 170
237. Sneyd JR, Berry A (1991) Effect of preinduction glycopyrrolate on the hemodynamic response to anesthesia with propofol. Anesth Analg 72: 831–834
238. Sonntag H, Hellberg K, Schenk HD, Donath U, Regensburger D, Kettler D, Duchanova H, Larsen R (1975) Effects of thiopental ('Trapanal') on coronary blood flow and myocardial metabolism in man. Acta Anaesthesiol Scand 19: 69–78
239. Stark RD, Binks SM, Dutka VN, O'Connor KM, Arnstein MJ, Glen JB (1985) A review of the safety and tolerance of propofol ('Diprivan'). Postgrad Med J 61 Suppl 3: 152–156
240. Stephan H, Sonntag H, Schenk HD, Kettler D, Khambatta HJ (1986) Effects of propofol on cardiovascular dynamics, myocardial blood flow and myocardial metabolism in patients with coronary artery disease. Br J Anaesth 58: 969–975
241. Stephan H, Sonntag H, Schenk HD, Kohlhausen S (1987) Einfluß von Disoprivan (Propofol) auf die Durchblutung und den Sauerstoffverbrauch des Gehirns und die CO_2-Reaktivität der Hirngefäße beim Menschen. Anaesthesist 36: 60–65
242. Stephan H, Sonntag H, Seyde WC, Henze T, Textor J (1988) Energie- und Aminosäurenstoffwechsel des menschlichen Gehirns unter Disoprivan und verschiedenen $paCO_2$-Werten. Anaesthesist 37: 297–304

243. Stokes DN, Hutton P (1991) Rate-dependent induction phenomena with propofol: implications for the relative potency of intravenous anesthetics. Anesth Analg 72: 578–583
244. Stokes DN, Robson N, Hutton P (1989) Effect of diluting propofol on the incidence of pain on injection and venous sequelae. Br J Anaesth 62: 202–203
245. Swerdlow BN, Holley FO, Maitre PO, Stanski DR (1990) Chronic alcohol intake does not change thiopental anesthetic requirement, pharmacokinetics, or pharmacodynamics. Anesthesiology 72: 455–461
246. Tackley RM, Lewis GT, Prys-Roberts C, Boaden RW, Dixon J, Harvey JT (1989) Computer controlled infusion of propofol. Br J Anaesth 62: 46–53
247. Taylor MB, Grounds RM, Mulrooney PD, Morgan M (1986) Ventilatory effects of propofol during induction of anaesthesia. Comparison with thiopentone. Anaesthesia 41: 816–820
248. Thirion B, Haberer JP (1989) Arrêt circulatoire lors d'une anesthésie par propofol. Ann Fr Anesth Reanim 8: 386–387
249. Thomas JS, Boheimer NO (1991) An isolated grand mal seizure 5 days after propofol anaesthesia. Anaesthesia 46: 508
250. Thomas VL, Sutton DN, Saunders DA (1988) The effect of fentanyl on propofol requirements for day case anaesthesia. Anaesthesia 43 Suppl: 73–75
251. Thompson MC, Davies C (1990) Coughing and bronchospasm with propofol. Anaesthesia 45: 690–691
252. Thomson SJ, Yate PM (1987) Bradycardia after propofol infusion. Anaesthesia 42: 430
253. Todd MM, Drummond JC (1984) The hemodynamic consequences of high-dose methohexital anesthesia in humans. Anesthesiology 61: 495–501
254. Uppington J, Kay NH, Sear JW (1985) Propofol ('Diprivan') as a supplement to nitrous oxide-oxygen for the maintenance of anaesthesia. Postgrad Med J 61 Suppl 3: 80–83
255. Valanne J, Korttila K (1985) Comparison of methohexitone and propofol ('Diprivan') for induction of enflurane anaesthesia in outpatients. Postgrad Med J 61 Suppl 3: 138–143
256. Valtonen M, Kanto J, Klossner J (1988) Anaesthesia for cardioversion: a comparison of propofol and thiopentone. Can J Anaesth 35: 479–483
257. Vanacker B, Dekegel D, Dionys J, Garcia R, Van Eeckhoutte L, Dralants G, Van de Walle J (1987) Changes in intraocular pressure associated with the administration of propofol. Br J Anaesth 59: 1514–1517
258. Van Aken H (1990) Cardiovascular effects of propofol. Acta Anaesthesiol Belg 41: 7
259. Van Aken H, Meinshausen E, Prien T, Bruessel T, Heinecke A, Lawin P (1988) The influence of fentanyl and tracheal intubation on the hemodynamic effects of anesthesia induction with propofol/N_2O in humans. Anesthesiology 68: 157–163
260. Vandesteene A, Trempont V, Engelman E, Deloof T, Focroul M, Schoutens A, de Rood M (1988) Effect of propofol on cerebral blood flow and metabolism in man. Anaesthesia 43 Suppl: 42–43
261. Van Hemelrijck J, Van Aken H, Plets C, Goffin J, Vermaut G (1989) The effects of propofol on intracranial pressure and cerebral perfusion pressure in patients with brain tumors. Acta Anaesthesiol Belg 40: 95–100
262. Vermeyen KM, Erpels FA, Janssen LA, Beeckman CP, Hanegreefs GH (1987) Propofol-fentanyl anaesthesia for coronary bypass surgery in patients with good left ventricular function. Br J Anaesth 59: 1115–1120
263. Vermeyen KM, De Hert SG, Erpels FA, Adriaensen HF (1991) Myocardial metabolism during anaesthesia with propofol-low dose fentanyl for coronary artery bypass surgery. Br J Anaesth 66: 504-508
264. Watcha MF, Simeon RM, White PF, Stevens JL (1991) Effect of propofol on the incidence of postoperative vomiting after strabismus surgery in pediatric outpatients. Anesthesiology 75: 204–209
265. Waters DJ (1966) Intra-arterial thiopentone. Anaesthesia 21: 346–356

266. Weightman WM, Zacharias M (1987) Comparison of propofol and thiopentone anaesthesia (with special reference to recovery characteristics). Anaesth Intens Care 15: 389–393
267. Weinstabl C, Mayer N, Hammerle AF, Spiss CK (1990) Effekte von Propofolbolusgaben auf das intrakranielle Druckverhalten beim Schädel-Hirn-Trauma. Anaesthesist 39: 521–524
268. Weir PM, Hodkinson BP (1988) Is propofol a safe agent in porphyria? Anaesthesia 43: 1022–1023
269. Wells JKG (1985) Comparison of ICI 35 868, etomidate and methohexitone for day-case-anaesthesia. Br J Anaesth 57: 732–735
270. Wittenstein U, Lyle DJ (1989) Fits after alfentanil and propofol. Anaesthesia 44: 532–533
271. Wood PR, Browne GP, Pugh S (1988) Propofol infusion for the treatment of status epilepticus. Lancet I: 480–481
272. Yanny HF, Christmas D (1988) Propofol infusions for status epilepticus. Anaesthesia 43: 514
273. Young PN (1988) Hallucinations after propofol. Anaesthesia 43: 170

Vor- und Nachteile der Anwendung von Alfentanil/Sufentanil zur Narkoseeinleitung im Vergleich zu Fentanyl

B. Eberle

Dynamisches und kinetisches Verhalten im Vergleich

Bei der Entwicklung synthetischer Opioide für die i.v.-Anästhesie werden folgende Eigenschaften angestrebt:

1. Wirkungsspezifität für die Anästhesiekomponente „Analgesie" bzw. Suppression der zentralen Verarbeitung und der neuroendokrinen Reaktion auf Schmerzreize,
2. hohe therapeutische Breite,
3. Antagonisierbarkeit,
4. Steuerbarkeit,
5. Fehlen von Kumulation und Toleranz bei Langzeitanwendung, und
6. Fehlen spezifischer und unspezifischer nichtanalgetischer Effekte.

Insbesondere die Forderungen 1., 4., 5., und 6. lassen sich mit Fentanyl nicht zufriedenstellend erfüllen. Aber auch mit seinen neueren Alternativen wird, wie sich im folgenden zeigen wird, dieses Ziel nicht erreicht.

Pharmakodynamik

Die strukturell eng verwandten Phenylpiperidinderivate Fentanyl, Alfentanil und Sufentanil sind synthetische reine Agonisten an μ_1-, μ_2- und $\varkappa$-Opioidrezeptoren. Ihre hierüber vermittelten Wirkungen sind mit Naloxon als reinem μ- und $\varkappa$-Rezeptorantagonisten spezifisch antagonisierbar. Die Evolution, von Morphin über Fentanyl zu Alfentanil und Sufentanil, führte zwar bisher zu höherer Spezifität, Affinität und intrinsischer Aktivität an μ-Rezeptoren. Eine klinisch nutzbare „Fokussierung" z. B. auf die erwünschten μ_1-subtypmediierten Wirkungen, etwa zur Analgesie ohne Atemdepression, bleibt weiterhin unerreicht. Der pharmakodynamische Fortschritt manifestiert sich bisher nur in einer Reduktion unspezifischer, nicht opioidrezeptorvermittelter Nebenwirkungen: Das bedeutet eine vergrößerte Sicherheitsmarge v. a. bei hohen Dosierungen („safety margin", das Verhältnis von der tierexperimentell in 50% der Fälle letalen zur in 50% effektiven Dosis = $LD_{50} : ED_{50}$, Tabelle 1, [21]).

Das pharmakodynamische Profil Fentanyls, Alfentanils und Sufentanils unterscheidet sich daher im Prinzip kaum: Alle 3 induzieren supraspinale und

Tabelle 1. Pharmakodynamische Unterschiede. (Nach [21])

	Fentanyl	Alfentanil	Sufentanil
Relative μ-Affinität	1	0,25	10
ED_{50} [mg/kgKG]	0,01	0,04	0,0007
$LD_{50} : ED_{50}$	277	1080	26700

spinale Analgesie, Atemdepression, Sedierung, Abhängigkeit, Muskelrigidität, Miosis, Emesis, Bradykardie, Tonuserhöhung glattmuskulärer Hohlorgane, Hustensuppression und opioidtypische neuroendokrine Effekte.

Ihre EEG-Effekte bestehen in einer Frequenzverlangsamung mit Auftreten eines kortikalen δ-Rhythmus, die klinisch mit Sedierung und Bewußtseinsverlust einhergeht [36, 37]. Nach Fentanyl in hoher Dosierung sind beim Menschen sehr selten, und nicht unumstritten, Konvulsionen beschrieben [32]. Entsprechende Berichte für Sufentanil und Alfentanil fehlen bislang.

Ein unspezifischer, nicht von Opioidrezeptoren abhängiger Effekt ist die Histaminliberation: Während Morphin zu einer deutlichen Histaminfreisetzung führt, die durch langsame Injektion nur unvollständig zu verhindern ist, und die maßgeblich an Vasodilatation und Blutdruckabfall bei Morphineinleitungen beteiligt ist, setzen Fentanyl, Alfentanil und Sufentanil selbst in hohen Dosen nur minimale Mengen Histamin frei [33].

Opioide wirken an spezifischen und innerhalb des ZNS kompartimentierten Rezeptoren: Daher ist es grundsätzlich schwierig, ihre Effekte mit Plasmakonzentrationen in Beziehung zu setzen [39]. „Wirksame" Plasmaspiegel streuen,

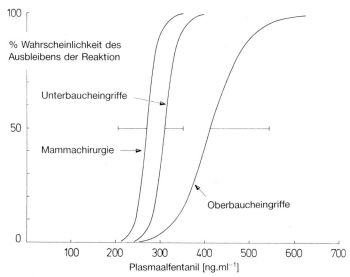

Abb. 1. Plasmaspiegelwirkungsbeziehung von Alfentanil für unterschiedliche operative Eingriffe in Alfentanil-N_2O-Anästhesie. Eingriffe höherer Schmerzintensität erfordern nicht nur im Mittel höhere Plasmaspiegel (Rechtsverschiebung), sondern die effektiven Konzentrationen variieren auch stärker. (Nach [1])

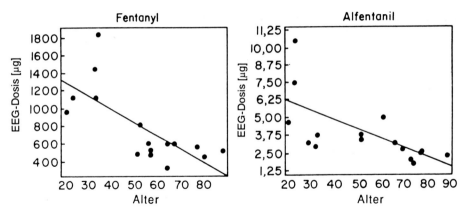

Abb. 2. Altersabhängiger Abfall der Fentanyl- bzw. Alfentanildosis, die δ-Wellen im EEG induziert („EEG-Dosis"). (Nach [35])

besonders stark z. B. bei Alfentanil, um den Faktor 7 und höher [29]. Die Streubreite hängt vom Stimulus ab [1], von Grunderkrankungen, Alter [35], Lebensgewohnheiten [24] etc. (Abb. 1, 2).

Klinisches Wirkungsprofil und Pharmakokinetik

Klinisch relevante Unterschiede in analgetischer und hypnotischer Wirkung, Atemdepression etc., bzw. in deren Zeitverlauf (Tabelle 2), basieren daher primär auf den unterschiedlichen physikochemischen und kinetischen Eigenschaften der 3 Substanzen (Tabelle 3, [41]).

Wirkeintritt

Äquianalgetische i.v.-Dosen zur Einleitung einer i.v.-Kombinationsanästhesie und zur Abmilderung der nozizeptiven Stimulation durch Laryngoskopie und Intubation betragen beim Erwachsenen für Fentanyl 2–3 µg/kgKG, Alfentanil etwa 15–25 µg/kgKG und Sufentanil 0,3–0,4 µg/kgKG (F : A : S = 1 : 7,5 : 0,15). Analgesie und Atemdepression treten unter diesen Umständen bei Fentanyl innerhalb von etwa 3–6 min, bei Alfentanil in 1 min und bei Sufentanil in 2–3 min ein.

Tabelle 2. Klinisch-pharmakologische Daten. (Nach [41])

	Fentanyl	Alfentanil	Sufentanil
Parenterale Äquipotenzdosis [µg; Morphin = 10000]	100	750	15
i.v.-Anschlagzeit [min]	3–6	1	2–3
Wirkdauer [min]	30	10–15	30

Tabelle 3. Physikochemische und pharmakokinetische Daten. (Nach [21, 41])

	Fentanyl	Alfentanil	Sufentanil
pk_a	8,4	6,5	8,0
Ionisierung bei pH 7,4 [%]	92	11	80
Verteilungskoeffizient (n-Oktanol : H_2O) bei pH 7,4	810	130	1750
Plasmaproteinbindung [%]	79–86	88–92	92
Verteilungsvolumen [l/kgKG]	4,1	0,86	2,9
$t_{1/2}\alpha$ [min] (Redistributionshalbwertszeit)	13	11,6	17,7
$t_{1/2}\beta$ [min] (terminale Eliminationshalbwertszeit)	219	94	164
Clearance [ml(min∗kgKG)]	13,0	6,4	12,7
Therapeutische Plasmakonzentration [ng/ml]	3–20	200–500	4
Metabolisierung	Hepatisch N-Dealkylierung Hydroxylierung	Hepatisch N-Dealkylierung O-Demethylierung	Hepatisch Dünndarm

Alfentanil hat infolge seiner geringen Lipophilie ein kleines Verteilungsvolumen, so daß das gut perfundierte ZNS initial einer hohen Drogenkonzentration ausgesetzt ist. Zudem ist Alfentanil aufgrund seines niedrigen pk_a-Wertes am wenigsten ionisiert; es penetriert daher am raschesten die Blut-Hirn-Schranke.

Sufentanil weist bei äquianalgetischer Dosierung ebenfalls infolge eines kleineren Verteilungsvolumens und geringerer Ionisation noch eine reproduzierbar kürzere Anschlagszeit als Fentanyl auf [12]. Das geringe Verteilungsvolumen von Sufentanil hat jedoch im Gegensatz zu Alfentanil seine Ursache gerade nicht in einem Mangel an Lipophilie, sondern in seiner stärkeren Plasmaproteinbindung, insbesondere an das saure α-1-Glycoprotein. Die extreme Lipophilie von Sufentanil mag ein Grund sein für das beschriebene raschere und zuverlässigere Einsetzen des sedativ-hypnotischen Effekts im Vergleich zum Fentanyl. Es manifestiert sich v. a. bei den in der Kardioanästhesie über mehrere min langsam injizierten Induktionsdosen (Fentanyl 20–150 µg/kgKG i. v., Alfentanil 150 µg/kgKG i. v., Sufentanil 4–30 µg/kgKG i. v.) [14]. Als alternative Erklärung bietet sich an, daß verschiedene Autoren ihren Vergleichen zwischen Fentanyl und Sufentanil unterschiedliche Äquipotenzen (1:5 bis 1:12) zugrundelegen [37].

Bei Gegenüberstellung des Wirkeintritts der 3 Opioide sind klinischer Eindruck, Plasmaspiegel und EEG-Befund durchaus in Einklang zu bringen (Abb. 3): Die spektrale Eckfrequenz als quantitativer EEG-Parameter sinkt

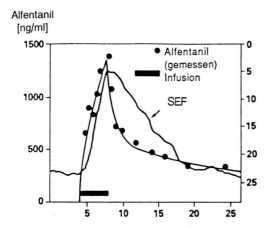

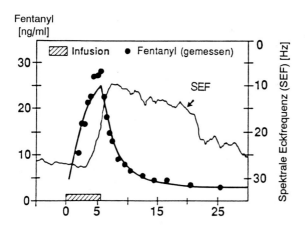

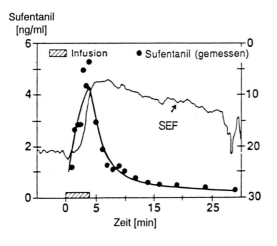

Abb. 3. Verhalten des EEG (spektrale Eckfrequenz SEF) unter und nach Kurzinfusion von Alfentanil (1500 µg/min), Fentanyl (150 µg/min) und Sufentanil (18,75 µg/min). Die zeitliche Verzögerung zwischen Änderungen des Plasmaspiegels und der SEF ist am geringsten bei Alfentanil. In der Infusionsphase ist sie für Sufentanil etwas kürzer als für Fentanyl. (Nach [36, 37])

parallel zum Anstieg der jeweiligen Opioidplasmakonzentration ab, jedoch – passend zur Pharmakokinetik der Anflutung im ZNS – mit einer geringeren Zeitverzögerung unter Alfentanil (ca. 1 min) und Sufentanil (S; ca. 1,5 min) als unter Fentanyl (F; ca. 3 min; S:F-Dosisratio = 1:8). Bei einer Äquipotenz von 12:1, wie diese Autoren vermuten, verschwindet allerdings der Unterschied zwischen Sufentanil und Fentanyl [36, 37].

Wirkungsbeendigung

Alfentanils hohe Blut-Hirn-Schrankenpermeabilität, niedrige Lipidlöslichkeit und geringe terminale Eliminationshalbwertszeit von nur 1,6 h bedingen die kürzere Wirkdauer im Vergleich zu Fentanyl und Sufentanil. Auch die Atemdepression hält nach einmaliger Gabe von 10 µg/kgKG Alfentanil nur etwa 10–20 min an. Die Umverteilung ($t_{1/2}\alpha$) von Fentanyl erfolgt zwar etwa so rasch wie die des Alfentanils, und schneller als die von Sufentanil. Dafür unterliegt Fentanyl, erkennbar am großen Verteilungsvolumen, einer vergleichsweise ausgeprägten „Zwischenlagerung" im Muskel- und Fettgewebe mit deutlicher Kumulation nach Repetitionsdosen. Fentanyl hat deshalb die längste terminale Halbwertszeit aller 3 Substanzen. Sufentanil wird, bei gleicher Plasmaclearance, aber etwas kleinerem Verteilungsvolumen (ausgeprägtere Bindung) an saures α-1-Glycoprotein, rascher eliminiert als Fentanyl, obgleich die Wirkung einer Bolusdosis von Sufentanil (hohe Proteinbindung und Lipophilie = Depot in zentralen Kompartimenten) nur etwa gleich schnell abklingt wie nach Fentanyl. In einer Probandenstudie, die Sufentanil mit Fentanyl im Verhältnis 1:10 verglich (einleitungsrelevante Bolusdosen von 1,2 und 4 µg/kgKG Fentanyl vs. 0,1, 0,2 und 0,4 µg/kgKG Sufentanil), ergab sich sogar eine kürzere Dauer der Atemdepression nach Sufentanil. Die Autoren betonen allerdings auch die große interindividuelle Variationsbreite der Probandenreaktionen [2].

Die Pathogenese der verzögerten Atemdepression, die nach Fentanyl und selten nach Alfentanil beschrieben ist [20], ist weiterhin kontrovers: Gastroenterohepatische Rezirkulation, Remobilisierung aus der Muskulatur und Wiedereinsetzen der Atemdepression bei Fehlen externer Stimuli werden diskutiert. Für Fentanyl werden derzeit eher die beiden letzteren Erklärungen favorisiert. Bei Alfentanil gilt aus Gründen der Pharmakokinetik das Wegfallen externer Stimulation als wahrscheinlichste Ursache [20].

Der Wirkungsvergleich äquianalgetischer Bolusdosen der 3 Opioide ist mithin nur möglich unter Berücksichtigung *aller* pharmakokinetischen Kennzahlen. Eine Modellanalyse unter diesen Voraussetzungen ergibt folgendes [39]: Alfentanil erscheint als die sinnvollste Wahl, wenn ein kurzer Effekt durch Gabe eines Einzelbolus erzielt werden soll (Abb. 4). Schon bei der Notwendigkeit einer nur 10minütigen Aufrechterhaltung des Maximaleffekts per Kurzinfusion geht dieser Vorteil des Alfentanil verloren; das Auswaschverhalten der 3 Opioide vom Wirkort unterscheidet sich dann über 1 h kaum noch (Abb. 5).

Ist nach Operationen von *unter* etwa 3 h Dauer ein rasches Abklingen der Opioidwirkung z. B. um 80% erforderlich, stellt sich eine Sufentanilinfusion aufgrund seiner lang anhaltenden Umverteilung in „langsame", geräumige Kompartimente sogar günstiger dar als Alfentanil (Abb. 6). Die Wirkungsbeen-

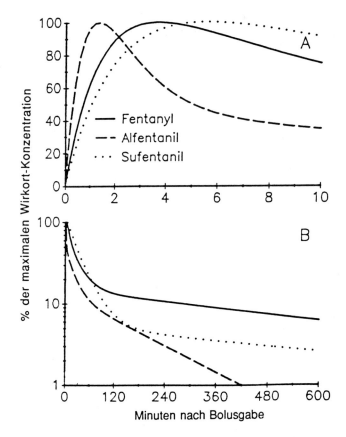

Abb. 4. Zeitlicher Verlauf der im Simulationsmodell resultierenden Wirkortkonzentrationen (in % der Maximalkonzentration) nach einer Bolusinjektion von Alfentanil, Fentanyl und Sufentanil. (Nach [39])

digung nach Infusionen von mehr als 3 h Dauer geht wieder nach Alfentanilinfusion rascher vonstatten. Fentanylinfusionen von mehr als 1 h erscheinen in jedem Fall unvorteilhaft. Auch wenn diese Modelle nicht unmittelbar auf die Praxis übertragbar sind, so zeigen sie doch, wie der simple Vergleich von Eliminationshalbwertszeiten irreführen kann.

Als Fazit für die Pharmakokinetik der Opioidgabe in der Einleitungsphase bleibt: Alfentanil hat nach einmaliger Bolusgabe die kürzeste Anschlagszeit, kürzeste Dauer von Analgesie und Atemdepression, die rascheste terminale Elimination sowie die höchste Sicherheit vor Redepression der Atmung; völlig auszuschließen ist die späte Atemdepression allerdings selbst bei Alfentanil nicht [20]. Alfentanil weist überdies die größten interindividuellen Schwankungen in der Pharmakokinetik auf. Dies und die kurze Wirkdauer lassen für langdauernde Eingriffe nach initialer Bolusdosierung den Übergang auf eine Infusion angeraten erscheinen.

Sufentanil hat die zweitkürzeste Anschlagszeit, eine ungefähr gleiche Wirkdauer wie Fentanyl, aber eine raschere Wirkungsbeendigung und terminale Elimination; die Sicherheit vor später Atemdepression ist deshalb zwar geringer als nach Alfentanil; theoretisch-pharmakokinetische wie auch klinische Befun-

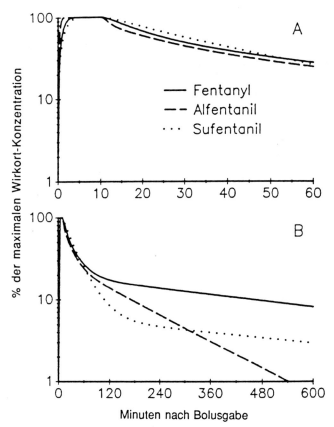

Abb. 5. Zeitliches Verhalten der im Simulationsmodell resultierenden Wirkortkonzentrationen (in % der Maximalkonzentration) nach einer Bolusinjektion mit anschließender Infusion der Opioide zur Aufrechterhaltung der maximalen Wirkortkonzentration für 10 min. (Nach [39])

de lassen aber vermuten, daß diese Sicherheit nach Sufentanil etwas größer ist als nach Fentanyl [2, 9].

Bei äquianalgetischer Dosierung im niedrigen Dosisbereich (z. B. Fentanyl 2–7 µg/kgKG, Alfentanil 15–20 µg/kgKG, Sufentanil 0,3–1 µg/kg/KG und unter Berücksichtigung ihres zeitlichen Wirkprofils eignen sich alle 3 Substanzen zur Abmilderung der hämodynamischen „Streßantwort" auf Laryngoskopie, Intubation und chirurgische Stimuli. Eine hinreichende Hypnose und Amnesie muß dabei in jedem Fall durch andere Komponenten einer totalen i. v. Technik gewährleistet sein. Die notwendige Einleitungsdosis der Hypnotika reduziert sich jedoch, und zwar stärker durch Sufentanil als Fentanyl [6]. Der stärkere hypnotische Effekt des Sufentanils kann die Gefahr intraoperativer Wachheit reduzieren. Bei „Wachintubationen" unter Erhalt der Kommandoatmung kann er dagegen einen Nachteil darstellen.

Die in der Kardioanästhesie gebräuchliche Variante einer hochdosierten „Opioidanästhesie" (Einleitungsdosierungen von Fentanyl und Alfentanil bis

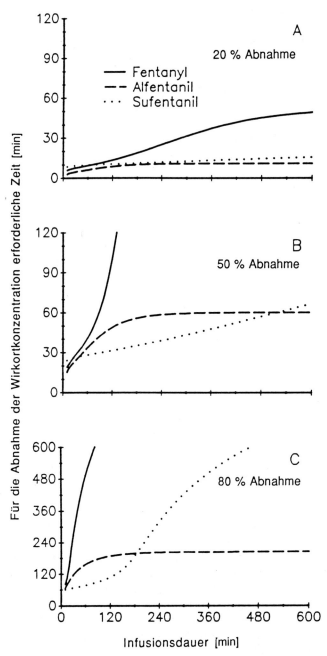

Abb. 6. Simuliertes Verhalten der Wirkortkonzentrationen nach Abstellen von Opioidinfusionen zunehmender Dauer (Abszisse). Die Ordinate gibt die Abklingzeit für eine Reduktion der Wirkortkonzentration um 20% (**A**), 50% (**B**) bzw. 80% (**C**) der intraoperativen Steady-state-Konzentration am Wirkort an. Nach Infusionsdauern bis zu 180 min würde Sufentanil sogar einen etwas rascheren Abfall um 80% gewährleisten als Alfentanil (**C**). (Nach [39])

150 µg/kgKG, Sufentanil bis 30 µg/kgKG) setzt sich das Ziel einer kompletten Suppression hämodynamischer und endokrinologischer „Streßreaktionen" auf Laryngoskopie und Intubation, Sternotomie und extrakorporale Zirkulation. Diese umfassen Anstiege von Herzfrequenz und Blutdruck, evtl. zusammen mit einer Myokardischämie, ferner Anstiege von Katecholaminen, Renin, Aldosteron, Prolaktin, ACTH, Kortisol, ADH und STH.

Bei gleicher hämodynamischer Stabilität in der Einleitungsphase mit Fentanyl oder Sufentanil wird eine effektivere Unterdrückung dieser Reaktionen durch Sufentanil beschrieben [12, 13]. Dagegen sind beide Opioide nicht in der Lage, den Katecholamin- und ADH-Anstieg während der extrakorporalen Zirkulation zu verhindern [5, 38]. Die Bedeutung einer hämodynamisch inapparenten endokrinen „Streßreaktion" für die perioperative Morbidität ist zudem bisher ungeklärt.

Die zunächst angenommene Unterlegenheit des Alfentanils bei Kardioanästhesien [11] hat offenbar auch keine pharmakodynamischen, sondern nur pharmakokinetische Ursachen. Alfentanils kurze Wirkdauer erhöht bei einem repetitiven im Gegensatz zu einem kontinuierlichen Erhaltungsschema die Gefahr intermittierender Unterdosierungen. Zeit- und stimulusgerechte Zusatzgaben ermöglichen eine den anderen Opioiden vergleichbare kardiovaskuläre Stabilität [26].

Weitere opioidtypische Effekte

Muskelrigidität

Vor allem bei rascher Injektion, höherer Dosierung, bei älteren Patienten, aber durchaus auch bei Säuglingen, kommt es bei Gabe hochspezifischer µ-Agonisten zu einer Muskelrigidität wechselnder Ausprägung. Die Rigidität kann sich auf die Pharynxmuskulatur beschränken oder aber, im Extremfall, auch Thorax, Abdomen und Extremitäten erfassen und dabei das Bild eines tonischen Krampfanfalls imitieren. Die Beatmung ist erschwert oder kann sogar ganz unmöglich werden, zumal auch oropharyngeale Beatmungshilfen dann nur mit Mühe zu plazieren sind. Anstiege des pulmonalvaskulären und intrakraniellen Drucks können damit einhergehen [3]. Insgesamt wird eine Inzidenz von etwa 60–80% angegeben, mit großer Streuung (0–100%). Dies zeigt, daß die übrigen Anästhesiekomponenten einen entscheidenden Einfluß auf das Auftreten der Rigidität haben. Aus dem gleichen Grund sind auch keine deutlichen Unterschiede in ihrer Inzidenz und Ausprägung für die 3 Opioide herauszuarbeiten. Wir fanden z. B. keine Differenz im Vergleich zwischen Fentanyl (72%) und Sufentanil (58%) [14].

Allgemeine Vorsichtsmaßnahmen umfassen eine ausreichend lange Präoxygenation des Patienten vor der langsamen Injektion des Opioids. Spezielle Vorkehrungen, die Inzidenz und/oder Ausprägung der Rigidität reduzieren, sind die Vorgabe einer Defaszikulations- bzw. Primingdosis eines nichtdepolarisierenden Relaxans oder die Vorgabe von Atropin. Bolusinjektion von

Thiopental mildert die Rigidität [40]; in schweren Fällen und bei Beatmungsschwierigkeiten hilft nur die rasche Relaxierung.

Hirndurchblutung und intrakranieller Druck

Die Wirkungen auf die Hirndurchblutung, den zerebralen O_2-Verbrauch und den intrakraniellen Druck sind kontrovers, je nach Tiermodell und Begleitmedikation. Beim Menschen bleiben zerebraler Blutfluß und O_2-Verbrauch unter Fentanyl oder Sufentanil konstant [28] oder sinken ab [31]. Für Alfentanil und Sufentanil, aber nicht Fentanyl, sind bei Patienten mit Hirntumoren lumbale Liquordruckanstiege beschrieben [27]. Andererseits wurde bei einem Vergleich der 3 Opioide an kraniotomierten Patienten gefunden, daß sie den Andruck auf die Hirnspatel nicht beeinflussen [18]. Die CO_2-Reaktivität der Hirngefäße bleibt erhalten, so daß der intrazerebrale Druck (ICP) bei Depression einer nicht assistierten Spontanatmung steigt. Bei primär erhöhtem ICP sollten alle Opioide nur unter Beatmung und unter Vorkehrungen zur Verhinderung der Rigidität zur Anwendung kommen.

Sufentanils Verteilungsvolumen und Eliminationshalbwertszeit (Anstieg der nichtionisierten Fraktion) vergrößern sich bei kontrolliert hyperventilierten Patienten [34]. Eine weitere Abklärung der Differentialindikationen für die 3 Substanzen erscheint notwendig.

Kardiozirkulatorisches System

Alle 3 Substanzen kommen wegen ihrer kardiozirkulatorischen Neutralität in hohen Dosierungen in der Kardioanästhesie zum Einsatz. Sie haben einen negativ-chronotropen Effekt gemeinsam. Er beruht auf einem Überwiegen des vagalen Tonus bei gleichzeitiger Abnahme der Sympathikusaktivität. Diese Bradykardieneigung wird durch O_2-Atmung, hohe Dosis bzw. Injektionsgeschwindigkeit und die Laryngoskopie verstärkt. Ferner wird sie durch die Dauermedikation der Patienten und die Auswahl der übrigen Anästhesiekomponenten modifiziert. Sie ist bei Kombinationen mit β-Blockern, Kalziumantagonisten oder Vecuronium ausgeprägter als mit Pancuronium oder Atropinprämedikation. Alfentanil und Sufentanil senkten in einer exemplarischen kardioanästhetischen Vergleichsstudie bei der Einleitung die Herzfrequenz und den Blutdruck stärker als Fentanyl [30]. Letzteres wies das stabilste Inotropieverhalten auf. Unter Alfentanil kam es dagegen zu myokardialer Laktatproduktion in der Hälfte der Fälle. Sufentanil supprimierte etwas besser Hypertension und Tachykardie in der Phase der Sternotomie. Die koronare Autoregulation blieb generell unbeeinflußt. Im niedrigen Dosisbereich intravenöser Kombinationsanästhesien für nicht-kardiale Eingriffe sind diese Unterschiede wahrscheinlich kaum relevant.

Die Abnahme des Sympathikotonus ist beim normovolämischen, normo- oder hypertensiven Patienten erwünscht bzw. sogar notwendig. Mit der Reduktion des Sympathikotonus geht eine systemische Vasodilatation einher. Sie kann bei Zuständen, bei denen ein kompensatorisch gesteigerter Vasokonstriktorentonus vorliegt, zu kritischen Blutdruckabfällen führen (Hypovolämie, Perikardtamponade, Herzinsuffizienz, schwere valvuläre Aortenstenose, Pulmonalarterienembolie). Die Inotropie bleibt unter der reinen Opioidwirkung bis in hohe Dosisbereiche erhalten. Negativ-inotrope Effekte manifestieren sich dagegen in Kombination mit Benzodiazepinen, Barbituraten oder N_2O. Ein differentes Verhalten der einzelnen synthetischen Opioide in den genannten Situationen ist bislang nicht eindeutig dokumentiert.

Respiratorisches System

Eine lokale, opioidrezeptorvermittelte Wirkung von Morphin am Bronchialbaum des Meerschweinchens ist eine Abnahme des Tonus mit Bronchodilatation [22]. Bei der klinischen Anwendung auch synthetischer Opioide kommt es aber zugleich zu einem Überwiegen zentraler vagaler Efferenzen mit Bradykardie, Vasodilatation, Nausea und, selten, Bronchokonstriktion. Andererseits wird Sufentanil durchaus im Status asthmaticus mit Erfolg zur Sedierung am Ventilator eingesetzt [25]. Eine große prospektive Studie zu Anästhesiekomplikationen an über 16 000 Patienten fand eine Inzidenz schwerer Bronchospasmen bei Fentanylnarkosen von 0,3% ($p = 0,028$ im Vergleich zu Inhalationsanästhesien [16]). An der Genese der Bronchokonstriktion auf Opioide sind allerdings auch Interaktionen mit Begleithypnotika beteiligt: Unter Propofol ist, im Gegensatz zu Thiopental, ein Ausbleiben einer fentanylinduzierten Erhöhung des Atemwegswiderstandes beschrieben [8]. Daneben spielen auch zu flache Anästhesie, Thoraxrigidität, induzierte Hustenstöße und, bei Morphin im Vordergrund, bei den neuen Opioiden aber kaum, Histamineffekte eine Rolle. Aus alldem ist für die neuen Opioide keine Kontraindikation bei vorbestehendem stabilem Asthma oder COPD abzuleiten; allerdings ist eine H_1-H_2-Antagonistenprophylaxe, eine geeignete Auswahl der Kombinationshypnotika (Ketamin, Etomidat oder Propofol anstatt Barbituraten) sowie die Vermeidung von schneller Injektion und Rigidität anzuraten. Für die notfallmäßige Intubation im Status asthmaticus ist ohnedies Ketamin das Mittel der ersten Wahl.

Tussiver Effekt

Ein weiteres Charakteristikum ist der initiale Hustenstoß bei Bolusinjektionen dieser Opioide. Das Phänomen beruht wahrscheinlich auf der Stimulation des pulmonalen Chemoreflexes [4]. Grundsätzlich wirken alle Opioide über eine Blockade des medullären Hustenzentrums stark antitussiv.

Nieren- und Lebererkrankungen

Fentanyl, Alfentanil und Sufentanil werden rasch in die Leber aufgenommen und dort metabolisiert: Die hepatische Extraktionsrate ist hoch, die Plasmaclearance kommt in etwa dem hepatischen Blutfluß gleich. Die Metaboliten sind hydrophil und inaktiv (Norfentanyl, Hydroxypropionylfentanyl/norfentanyl). Sie werden via Galle und Urin ausgeschieden.

Eine Niereninsuffizienz beeinflußt kaum die Elimination der aktiven Substanzen; dagegen modifiziert sie über Veränderungen der Proteinbindung und der Verteilungsräume die Wirkungscharakteristik [7, 10]. Dies geschieht in einem interindividuell sehr variablen Ausmaß. Bei niereninsuffizienten Patienten ist deshalb gerade in der Einleitungsphase eine nach Effekt titrierte Dosierung erforderlich.

Auch bei Leberinsuffizienz, etwas bei Zirrhose, ändern sich Plasmaproteinbindung, Verteilungsräume und klinischer Effekt der Substanzen in individuell schwer vorhersagbarer Weise. Unter reduzierter Leberparenchymperfusion geht jedoch auch die Inaktivierung langsamer vonstatten: Aus diesen Gründen verlängert sich die terminale Elimination aller 3 Opioide. Die Wirkdauer einer Induktionsdosis der stärker lipophilen Substanzen Fentanyl und Sufentanil, die fast ausschließlich von Umverteilungsmechanismen bestimmt wird (große Verteilungsräume), wird dadurch weniger beeinflußt als die Wirkdauer des Alfentanils (kleiner Verteilungsraum). Die Plasmaclearance von Alfentanil bei Zirrhotikern beträgt etwa die Hälfte derjenigen Gesunder; Alfentanils Eliminationshalbwertszeit ist auf über das Doppelte verlängert [15].

Wie Fentanyl erhöhen auch Alfentanil und Sufentanil den Tonus des Sphincter Oddi und den Druck in den abführenden Gallenwegen. Da es sich um einen opioidrezeptorvermittelten Effekt handelt, hat Alfentanil die kürzeste Wirkdauer. In Anbetracht der generell kurzen und vorhersagbaren Wirkdauer nach ein- oder zweimaliger Bolusdosierung und ihrer Antagonisierbarkeit mit Naloxon oder Glucagon ist keine der 3 Substanzen zur Einleitung für Eingriffe mit späterer intraoperativer Cholangiographie kontraindiziert.

Andere Begleiterkrankungen

Keines der 3 synthetischen Opioide ist als Triggersubstanz bei Disposition zu maligner Hyperthermie anzusehen. Bei hereditären hepatischen Porphyrien ist Fentanyl als sicher zu werten und einsetzbar; für Alfentanil und Sufentanil bestehen vorläufig noch keine ausreichenden Erfahrungen.

Geriatrische Patienten

Geriatrische Patienten reagieren nach EEG-Kriterien empfindlicher auf Fentanyl und Alfentanil, und zwar wahrscheinlich primär aus pharmakodynamischen Gründen [35] (s. Abb. 2). Die Befunde zur Pharmakokinetik von Fentanyl und Sufentanil in diesem Patientengut, verglichen mit Probanden mittleren Alters, sind nicht einheitlich. Für Alfentanil sind eine Reduktion der Plasmaclearance und eine Verlängerung der $t_{1/2}\beta$ beschrieben [35]. Für die Praxis ergibt sich in jedem Fall eine Empfehlung zu Dosisreduktion und individueller Titration nach Wirkung.

Zusammenfassung

Zur Supplementierung der Einleitung einer i. v. Anästhesie eignen sich grundsätzlich alle 3 Substanzen. Unterschiedliche Einsatzkriterien ergeben sich hauptsächlich aus pharmakokinetischen Überlegungen. Alfentanil ist für kurze Eingriffe mit nur einer Bolusdosierung die logische Wahl, ebenso zur Infusion bei sehr langen Eingriffen mit relativ konstanter Stimulation, nach denen der Patient rasch erwachen soll. Für mittellange Eingriffe von wenigen Stunden hat Sufentanil theoretisch Vorteile, die sich in der Praxis allerdings erst noch reproduzierbar erweisen müssen. In der Kardioanästhesie mit ihren stark wechselnden Stimuli sind Fentanyl und Sufentanil einfacher handhabbar als Alfentanil. Tendenziell eignet sich Sufentanil besser zur Suppression hämodynamischer und endokriner nozizeptiver Reaktionen bei guter Myokardfunktion, während Fentanyl bei schlechter Funktion stabilere Bedingungen gewährleistet; die praktische Bedeutung solcher Nuancen für das perioperative Ergebnis („outcome") im Vergleich zu derjenigen der Erfahrung des Anästhesisten mit einer Substanz und dem chirurgischen Risiko ist nach dem derzeitigen Informationsstand vernachlässigbar gering.

Literatur

1. Ausems ME, Hug CC, Stanski DR, Burm AGL (1986) Plasma concentrations of alfentanil required to supplement nitrous oxide anesthesia for general surgery. Anesthesiology 65: 362–373
2. Bailey PL, Streisand JB, East KA, East TD, Isern S, Hansen TW, Posthuma EFM, Rozendaal FW, Pace NL, Stanley TH (1990) Differences in magnitude and duration of opioid-induced respiratory depression and analgesia with fentanyl and sufentanil. Anesth Analg 70: 8–15
3. Benthuysen JL, Kien ND, Quam DD (1988) Intracranial pressure increases during alfentanil-induced rigidity. Anesthesiology 68: 438–440
4. Böhrer H, Fleischer F, Werning P (1990) Tussive effect of an fentanyl bolus administered through a central venous catheter. Anaesthesia 45: 18–21
5. Bovill J G, Sebel PS, Fiolet JWT, Touber JL, Kok K, Philbin DM (1983) The influence of sufentanil on endocrine and metabolic responses to cardiac surgery. Anesth Analg 62: 391–397
6. Bowdle TA, Ward RJ (1989) Anesthesia with small doses of sufentanil or fentanyl: Dose versus EEG-response, speed of onset and thiopental requirement. Anesthesiology. 70: 26
7. Chauvin M, Lebrault C, Levron JC, Duvaldestin P (1987) Pharmacokinetics of alfentanil in chronic renal failure. Anesth Analg 66: 53–56
8. Cigarini I, Bonnet F, Lorino AM, Harf A, Desmonts JM (1990) Comparison of the effects of fentanyl on respiratory mechanics under propofol or thiopental anaesthesia. Acta Anaesthesiol Scand 34: 253–256
9. Clark NJ, Meuleman T, Liu WS (1987) Comparison of sufentanil-N2O and fentanyl-N2O in patients without cardiac disease undergoing general surgery. Anesthesiology 66: 130
10. Davis PJ, Stiller RL, Cook DR, Brandom BW, Davin-Robinson KA (1988) Pharmacokinetics of sufentanil in adolescent patients with chronic renal failure. Anesth Analg 67: 268–271
11. DeLange S, Stanley TH, Boscoe MJ (1981) Alfentanil-oxygen anaesthesia for coronary artery surgery. Br J Anaesth 53: 1291–1296

12. DeLange S, Boscoe MJ, Stanley TH (1982) Comparison of sufentanil-O2 and fentanyl-O2 anesthesia for coronary artery surgery. Anesthesiology 56: 112–118
13. DeLange S, Boscoe MJ, Stanley TH, de Bruijin N, Philbin DM, Coggins CH (1982) Antidiuretic and growth hormone responses during coronary artery surgery with sufentanil-oxygen and alfentanil-oxygen anesthesia in man. Anesth Analg 61: 434–438
14. Eberle B, Brandt L, Hennes H-J, El-Gindi M, Ellmauer S, Dick W (1989) Fentanyl-versus Sufentanil-Basisanaesthesie: Hypnotischer Effekt, Muskelrigidität und Wirksamkeit kompetitiver Muskelrelaxantien. Anaesthesist 38: 341–347
15. Ferrier C, Marty J, Bouffard Y, Haberer JP, Levron JC, Duvaldestin P (1985) Alfentanil pharmacokinetics in patients with cirrhosis. Anesthesiology 62: 480–484
16. Forrest JB, Cahalan MK, Rehder K, Goldsmith CH, Levy WJ, Strunin L, Bota W, Boucek CD, Cucchiara RF, Dhamee S et al. (1990) Multicenter study of general anesthesia. II. Results. Anesthesiology 72: 262–268
17. Freye E (1991) Opioide in der Medizin: Wirkung und Einsatzgebiete zentraler Analgetika. Springer, Berlin Heidelberg New York
18. Herrick IA, Gelb AW, Manninen PH, Reichman H, Lownie S (1991) Effects of fentanyl, sufentanil, and alfentanil on brain retractor pressure. Anesth Analg 72: 359–363
19. Hug CC, Murphy MR (1979) Fentanyl disposition in cerebrospinal fluid and plasma and its relationship to ventilatory depression in dog. Anesthesiology 50: 342–349
20. Jaffe RS, Coalson D (1989) Recurrent respiratory depression after alfentanil administration. Anesthesiology 70: 151–153
21. Janssen P (1990) The past, present and future of opioid anesthestics. J Cardiothorac Anesth 4: 259–265
22. Karlsson JA, Lanner AS, Persson CG (1990) Airway opioid receptors mediate inhibition of cough and reflex bronchoconstriction in guinea pigs. J Pharmacol Exp Ther 252: 836–838
23. Lehmann KA, Freier J, Daub D (1982) Fentanyl: Pharmakokinetik und postoperative Atemdepression. Anaesthesist 31: 111–118
24. Lemmens HJM, Bovill JG, Hennis PJ, Gladines MPRR, Burm AGL (1989) Alcohol consumption alters the pharmacodynamics of alfentanil. Anesthesiology 71: 669–674
25. Luger TJ, Putensen C, Baum M, Schreithofer D, Morawetz RF, Schlager A (1990) Entwöhnung eines Asthmatikers mit Biphasic Positive Airway Pressure (BIPAP) und kontinuierlicher Sufentanil-Gabe. Anaesthesist 39: 557–560
26. Mantz J, Abi-Jaoudè F, Ceddaha A, Schlumberger S, Brusset A, Raffin L, Dubois C, Fischler M (1991) High-dose alfentanil for myocardial revascularization: A hemodynamic and pharmacokinetic study. J Cardiothorac Vasc Anesth 5: 107–110
27. Marx W, Shah N, Long C (1989) Sufentanil, alfentanil und fentanyl: Impact on cerebrospinal fluid pressure in patients with brain tumors. J Neurosurg Anesth 1: 3–7
28. Mayer N, Weinstabl C, Podreka I, Spiss CK (1990) Sufentanil does not increase cerebral blood flow in healthy human volunteers. Anesthesiology 73: 240–243
29. McDonnell TE, Bartkowski RR, Bonilla FA, Henthorn TK, Williams JJ (1982) Nonuniformity of alfentanil pharmacokinetics in healthy adults. Anesthesiology 57: A 236
30. Miller DR, Wellwood M, Teasdale SJ, Laidley D, Ivanov J, Young P, Madonik M, McLaughlin P, Mickle DAG, Weisel RD (1988) Effects of anaesthestic induction on myocardial function and metabolism: A comparison of fentanyl, sufentanil and alfentanil. Can J Anaesth 35: 219–233
31. Murkin JM, Farrar JK, Tweed WA (1988) Sufentanil anaesthesia reduces cerebral blood flow and cerebral oxygen consumption. Can J Anaesth 35: S 131
32. Rao TLK, Mummaneni N, El-Etr AA (1982) Convulsions: An unusual response to intravenous fentanyl administration. Anesth Analg 61: 1020–1021
33. Rosow CE, Philbin DM, Keegan CR, Moss J (1984) Hemodynamics and histamine release during induction with sufentanil or fentanyl. Anesthesiology 60: 489–491
34. Schwartz AE, Matteo RS, Ornstein E, Young WL, Thornhill M (1989) Pharmacokinetics of sufentanil in neurosurgical patients undergoing hyperventilation. Br J Anaesth 63: 385–388

35. Scott JC, Stanski DR (1987) Decreased fentanyl and alfentanil dose requirements with age. A simultaneous pharmacokinetic and pharmacodynamic evaluation. J Pharmacol Exp Ther 240: 159–166
36. Scott JC, Ponganis KV, Stanski DR (1985) EEG quantitation of narcotic effect. The comparative pharmacodynamics of fentanyl and alfentanil. Anesthesiology 62: 234–241
37. Scott JC, Cooke JE, Stanski DR (1991) Electroencephalographic quantitation of opioid effect: Comparative pharmacodynamics of fentanyl and sufentanil. Anesthesiology 74: 34–42
38. Sebel PS, Bovill JG, Schellekens APM, Hawker CD (1981) Hormonal responses to high-dose fentanyl anaesthesia. Br J Anaesth 53: 941–947
39. Shafer SL, Varvel JR (1991) Pharmacokinetics, pharmacodynamics, and rational opioid selection. Anesthesiology 74: 53–63
40. Vacanti CA, Silbert BS, Vacanti FX (1991) The effects of thiopental sodium on fentanyl-induced muscle rigidity in a human model. J Clin Anesth 3: 395–398
41. Wood M, Wood AJJ, (1990) Drugs and anesthesia. Pharmacology for anesthesiologists. Williams & Wilkins, Baltimore

Vor- und Nachteile der Anwendung neuerer Muskelrelaxanzien zur Narkoseeinleitung

C. Diefenbach, W. Buzello

Einleitung

Beim Umgang mit Analgetika und Hypnotika sind wir gewohnt, durch fraktionierte Gabe ein möglichst günstiges Verhältnis von Wirkung und Nebenwirkung zu erzielen. Besonders während der Narkoseeinleitung spielt die Titration dieser Medikamente eine wichtige Rolle. Von den Muskelrelaxanzien hingegen wird nach dem Einschlafen des Patienten ein möglichst rascher Wirkeintritt erwartet, um die Zeit der Maskenbeatmung abzukürzen bzw. frühzeitig die Intubation zu ermöglichen. Dies läßt sich nur durch eine Einzelinjektion des Muskelrelaxans in hoher Dosierung erreichen, ohne den Bedarf des einzelnen Patienten auszuloten. Daher ist das Risiko unerwünschter Wirkungen, wie Histaminfreisetzung und Wechselwirkungen mit Rezeptoren des autonomen Nervensystems, während der Einleitungsphase am größten.

Das Abwägen der Vor- und Nachteile verschiedener Muskelrelaxanzien zur Narkoseeinleitung besteht somit in erster Linie aus einem Vergleich der Anschlagszeiten und der unerwünschten Wirkungen. Daneben muß hinsichtlich der hohen und nicht an den individuellen Bedarf angepaßten Dosierung bei der Auswahl des Muskelrelaxans die voraussichtliche Wirkdauer kalkuliert werden, damit nicht die Muskelrelaxierung selbst zu einer unerwünschten Wirkung wird.

Entwicklung von Atracurium/Vecuronium

Die ersten in der klinischen Anästhesie verwendeten Muskelrelaxanzien (d-Tubocurarin, Gallamin, Alcuronium) zeichneten sich durch ein sehr träges Wirkprofil mit Blockadezeiten von 3–4 h Dauer und ausgeprägte histaminliberierende oder ganglienblockierende Eigenschaften aus. Ein bedeutender Fortschritt ergab sich, nachdem Anfang der 60er Jahre die neuromuskulär blockierende Wirkung eines Androstanylderivats von Acetylcholin entdeckt wurde [15]. Diese Substanz führte schließlich zu der Entwicklung von Pancuronium. Damit stand ein Muskelrelaxans zur Verfügung, dessen Wirkdauer ein Drittel kürzer war als bisher gewohnt, das kaum Histamin freisetzt und nur noch moderate vagolytische Eigenschaften besitzt. Geblieben waren hingegen die Abhängigkeit von der renalen Elimination und die Kumulationsneigung.

Vecuronium verfügt als Weiterentwicklung von Pancuronium nur noch über ein in das Steroidgerüst integriertes Acetylcholinfragment und damit nur noch über eine quaternäre Stickstoffgruppe (Abb. 1). Daraus leiten sich die wesentlichen pharmakologischen Unterschiede beider Muskelrelaxanzien ab: Vecuronium ist lipophiler und für Membranen leichter permeabel. Aus diesem Grund wird Vecuronium sehr gut von den Leberzellen aufgenommen, mit der Folge einer wesentlich schnelleren Plasmaelimination und kürzeren Wirkzeit als Pancuronium. Vecuronium zeichnet sich darüber hinaus durch eine hohe Selektivität für die Rezeptoren an den motorischen Endplatten aus, so daß selbst in extremen Dosierungen (ca. 10 · ED_{95}) keine kardiovaskulären Nebeneffekte auftreten [25].

Bei Atracurium liegt als Benzylisochinolinmuskelrelaxans ein gänzlich anderes pharmakologisches Prinzip zugrunde. Als einziges aller bisher zugelassenen nichtdepolarisierenden Muskelrelaxanzien unterliegt diese Substanz einer vollständigen Metabolisierung, die teilweise spontan (Hofmann-Elimination), teilweise enzymatisch (Esterhydrolyse) erfolgt [21]. Die Wirkungsbeendigung von Atracurium ist daher Folge einer Elimination, während sie bei allen anderen nichtdepolarisierenden Muskelrelaxanzien Folge einer Umverteilung ist. Bedingt durch diese besonderen pharmakologischen Eigenschaften ist Atracurium praktisch frei von kumulativen Effekten und zeigt geringere interindividuelle Streubreiten bezüglich der Blockadezeiten als alle anderen nichtdepolarisierenden Muskelrelaxanzien, insbesondere in Gegenwart renaler oder hepatischer Erkrankungen.

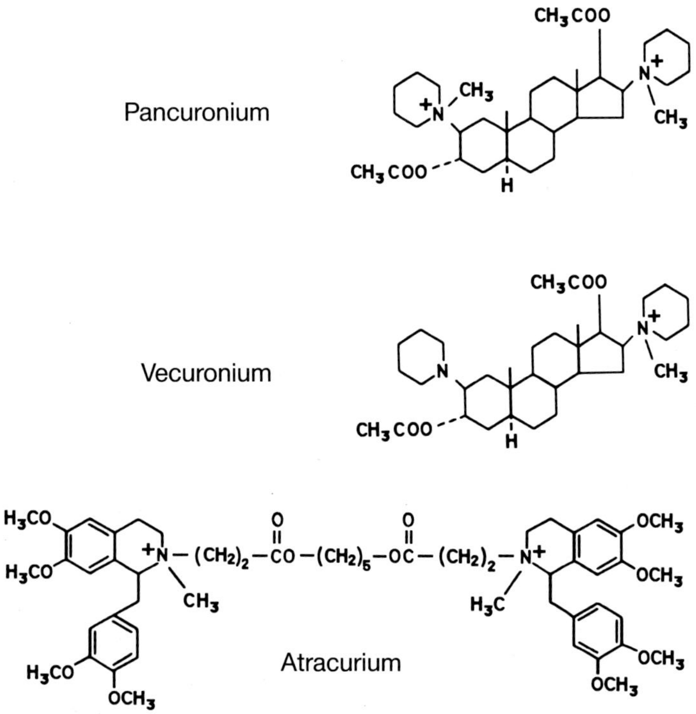

Abb. 1. Strukturformeln von Pancuronium, Vecuronium und Atracurium

Neue Muskelrelaxanzien

Die Neuentwicklung von Muskelrelaxanzien konzentriert sich weiterhin auf die beiden Substanzklassen der Steroide und der Benzylisochinoline.

Steroide

Pipecuronium

Pipecuronium ist ein steroidales Muskelrelaxans, dessen Synthese 1980 von Tuba in Ungarn beschrieben wurde [24]. Im Unterschied zu Pancuronium und Vecuronium enthält Pipecuronium keine Acetylcholinfragmente (Abb. 2). Die neuromuskuläre Potenz von Pipecuronium ist im Vergleich zu Pancuronium etwa 20–30% größer, die ED_{95} wird mit 33–50 µg/kgKG angegeben [7, 26]. Die Blockadezeiten beider Muskelrelaxanzien sind in äquipotenter Dosierung etwa gleich lang [5]. Die Besonderheit der neuen Substanz ist das Fehlen vagolytischer Nebenwirkungen, wie sie vom Pancuronium her bekannt sind. Zahlreiche Untersucher bestätigen diese hämodynamische Stabilität bis zu Dosierungen von 150 µg/kgKG Pipecuronium [23]. Pipecuronium ist seit einigen Jahren in verschiedenen osteuropäischen Ländern im klinischen Gebrauch und seit kurzer Zeit unter dem Namen Arpilon in Deutschland zugelassen.

Rocuronium (Org 9426)

Das zuletzt in die klinische Prüfung aufgenommene Muskelrelaxans trägt die Bezeichnung Rocuronium (Abb. 2). Die neuromuskuläre Potenz beträgt etwa 20% derjenigen von Vecuronium, entsprechend einer ED_{95} von 300 µg/kgKG. Das Wirkprofil ist in äquipotenter Dosierung Vecuronium ähnlich. Die Besonderheit von Rocuronium ist die schnelle Anschlagszeit, die in einer Dosierung von 600 µg/kgKG (ca. $2 \cdot ED_{95}$) etwa 1–1,5 min beträgt [8].

Nebenwirkungen. Obwohl die vagolytische Sicherheitsbreite im Tierexperiment im Vergleich zu den übrigen Muskelrelaxanzien geringer ist [13] (Tabelle 1), sind in bisherigen Untersuchungen bis zu einer Einzeldosis von 600 µg/kgKG

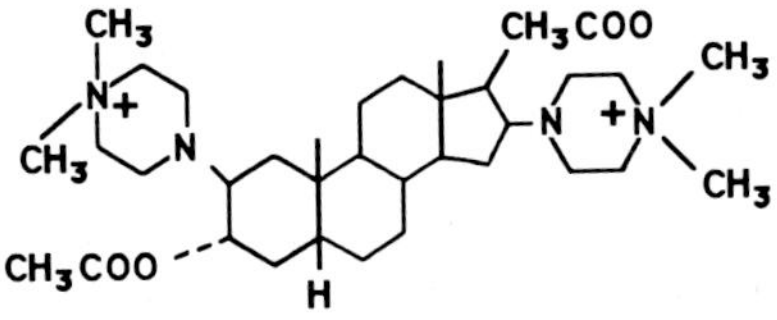

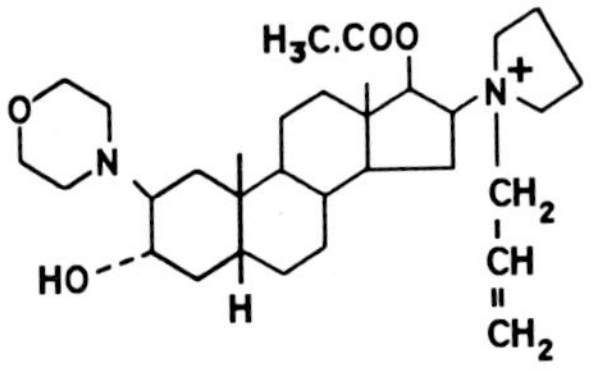

Abb. 2. Strukturformeln der neuen steroiden Muskelrelaxanzien Pipecuronium und Rocuronium

Tabelle 1. Autonome Sicherheitsbreite (Katze) und Histaminfreisetzung (Mensch) von Muskelrelaxanzien

	$ED_{50autonom}/ED_{50nm}$		Verhältnis
	parasympathisch [µg/kgKG]	sympathisch [µg/kgKG]	Histaminfreisetzung[a] ED_{95}
Pancuronium	43	200	?
Rocuronium	7	22	> 4
Atracurium	24	200	2–3
Pipecuronium	26	500	?
Doxacurium	> 50	> 50	3–4
Mivacurium	56	> 140	2–3
Vecuronium	84	500	> 8

[a] Verdoppelung des Ausgangshistaminspiegels.

keine Veränderungen von Blutdruck oder Herzfrequenz beschrieben worden [8].

Benzylisochinoline

Doxacurium

Doxacurium (Abb. 3) ist ein langwirksames nichtdepolarisierendes Muskelrelaxans mit einer ED_{95} von 25–30 µg/kgKG [3]. Nach Injektion von 50 µg/kgKG (ca. $2 \cdot ED_{95}$) beträgt die Anschlagszeit etwa 6 min, mit einer nachfolgenden Wirkdauer (Injektion bis 25% Erholung) von etwa 85 min. Eine Dosis von 80 µg/kgKG (ca. $3 \cdot ED_{95}$) führt innerhalb von 4 min zu zufriedenstellenden Intubationsbedingungen, verdoppelt jedoch die Wirkdauer auf 165 min. Daran schließt sich ein Erholungsindex von 1 h an. Die Elimination von Doxacurium erfolgt in unveränderter Form über die Nieren, die Substanz wird nicht bzw. nur in unbedeutendem Maß metabolisiert.

Nebenwirkungen. Unerwünschte Begleiteffekte von Doxacurium wurden bisher nicht beobachtet. Eine im Einzelfall gemessene Erhöhung des Plasmahistaminspiegels auf 200% des Ausgangswertes blieb ohne klinisches Korrelat [14]. Kreislaufnebenwirkungen aufgrund vagolytischer oder sympatholytischer Effekte sind bisher nicht beschrieben worden.

Mivacurium

Eine Variante des Doxacurium trägt die Bezeichnung Mivacurium (Abb. 3). Obwohl die chemische Struktur beider Muskelrelaxanzien sehr ähnlich ist, unterscheiden sie sich grundlegend in ihren pharmakodynamischen und phar-

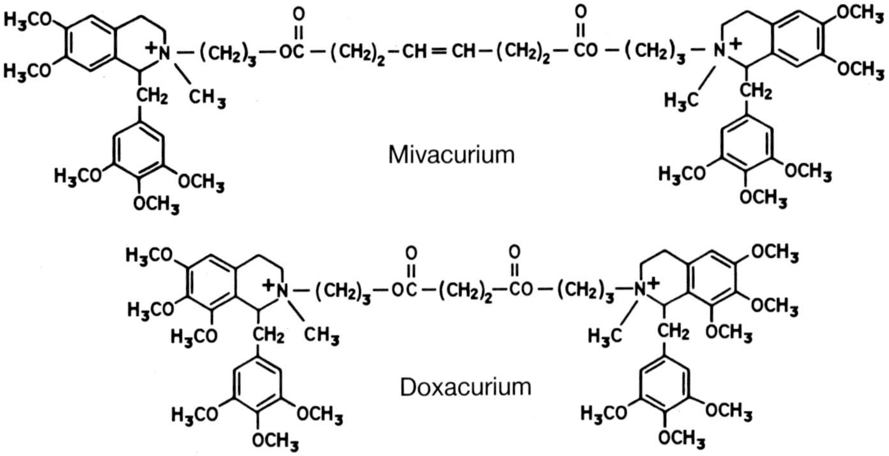

Abb. 3. Strukturformeln der neuen Benzylisochinolinmuskelrelaxanzien Mivacurium und Doxacurium

makokinetischen Eigenschaften. Die neuromuskuläre Potenz von Mivacurium ist geringer, die für einen 95% neuromuskulären Block benötigte Dosis beträgt mit 80 µg/kgKG das 2,5fache der für Doxacurium erforderlichen Menge [9]. Die Anschlagszeit beträgt nach einer Dosis von 150–250 µg/kgKG (2–3 · ED_{95}) etwa 2–2,5 min [10]. Mivacurium hat bisher von allen nichtdepolarisierenden Muskelrelaxanzien die kürzeste Wirkdauer. Sie beträgt für die einfache ED_{95} etwa 10–12 min und ist auf eine rasche Metabolisierung durch die Plasmacholinesterase zurückzuführen (17). Der Erholungsindex einer mivacuriuminduzierten Blockade beträgt unabhängig von der applizierten Gesamtdosis 6–7 min [17]. Aufgrund dieser pharmakologischen Eigenschaften ist Mivacurium besonders für eine kontinuierliche Gabe als Infusion geeignet. Eine Infusionsrate von 6–8 µg/kgKGmin erhält im Anschluß an eine Intubationsdosis eine 90- bis 99-%-Blockade der neuromuskulären Übertragung [19, 1].

Nebenwirkungen. Eine Blockade autonomer Rezeptoren findet tierexperimentellen Studien zufolge erst außerhalb klinischer Dosisbereiche statt [16]. Histaminliberierende Eigenschaften von Mivacurium können in einer Dosierung von 3–4 · ED_{95} zu einem vorübergehenden Abfall des Blutdrucks von 15–20% des Ausgangswerts führen. Dieser Effekt wird durch langsame Injektion deutlich vermindert [1].

Muskelrelaxanzien zur Einleitung

Anschlagszeiten

Die Tabelle 2 zeigt, daß die mittleren Anschlagszeiten einer Intubationsdosis von Mivacurium, Atracurium und Vecuronium etwa gleich sind. Doxacurium

Tabelle 2. Wirkzeiten von Muskelrelaxanzien beim Menschen (DUR_{95} Zeit von Injektion bis Erholung der Muskelkraft auf 95% des Ausgangswerts)

	Intubationsdosis $2 \cdot ED_{95}$ [µg/kgKG]	Anschlagszeit [min]	Wirkdauer DUR_{95}[min]
Mivacurium	150	2–2,5	30
Atracurium	500	2–2,5	50
Vecuronium	100	2–2,5	70
Rocuronium	600	1–1,5	70
Pancuronium	140	3–4	160
Pipecuronium	70	3–4	180
Doxacurium	60	4–5	180

zeichnet sich hingegen durch einen besonders langsamen Wirkeintritt aus, so daß sich die Verwendung bei der Narkoseeinleitung auf Elektiveingriffe beschränkt. Die Anschlagszeit von Rocuronium ist in einer Dosierung von 600 µg/kgKG ($2 \cdot ED_{95}$) mit der von Succinylcholin vergleichbar. Mit Anwendung des Primingprinzips, d. h. der Vorgabe von $1/10$ der ED_{95} 3–5 min vor Injektion der eigentlichen Intubationsdosis, verkürzt sich die Anschlagszeit von Mivacurium, Atracurium, Vecuronium und Pancuronium auf etwa 90 s [12], während bei Rocuronium kein zusätzlicher Effekt beschrieben ist [8].

Autonome Sicherheitsbreite

Die Wechselwirkungen mit den Rezeptoren des autonomen Nervensystems (Tabelle 1) spielen sich bei Atracurium, Vecuronium und den neuen Muskelrelaxanzien außerhalb klinischer Dosierungen ab, so daß sich diesbezüglich keine Vor- oder Nachteile einzelner Substanzen abzeichnen. Pancuronium führt hingegen nach einer Dosis von 90 µg/kgKG (ca. $1,5 \cdot ED_{95}$) zu einer Zunahme des Blutdrucks und der Herzfrequenz um etwa 10% bzw. 20% des Ausgangswertes [20]. Eine endgültige Bewertung der autonomen Nebenwirkungen von Rocuronium ist erst nach der Untersuchung größerer Kollektive möglich.

Histaminfreisetzung

Eine typische Nebenwirkung der Benzylisochinolinmuskelrelaxanzien ist die Histaminfreisetzung [18]. Atracurium und Mivacurium können in Dosisbereichen der 3- bis 4fachen ED_{95} zu einer meßbaren und klinisch apparenten Histaminfreisetzung führen. Auch wenn eine Überschreitung der 2,5fachen ED_{95} als Einleitungsdosis zu keiner weiteren Verkürzung der Anschlagszeit führt, stellt dies unter den Bedingungen der „Ileuseinleitung", bei der in kurzer Zeit eine Vielzahl potentieller Histaminliberatoren verabreicht werden, ein Nachteil gegenüber den steroidalen Muskelrelaxanzien dar. Bei langsamer

Injektion (60-75 s) läßt sich die unspezifische Histaminfreisetzung vermeiden [19]. Über entsprechende Erfahrungen mit Doxacurium liegen bisher keine Daten vor.

Wirkzeiten

Die in der Tabelle 2 aufgelisteten Wirkzeiten ergeben eine Dreiteilung in kurzwirkende (Mivacurium), mittellangwirkende (Atracurium, Vecuronium, Rocuronium) und langwirkende (Doxacurium, Pancuronium, Pipecuronium) Muskelrelaxanzien.

Mivacurium füllt die Lücke zwischen Succinylcholin und den mittellangwirkenden Muskelrelaxanzien Vecuronium, Atracurium und Rocuronium. Die Wirkdauer bleibt auch nach der 3fachen ED_{95} als Intubationsdosis absehbar. Somit ergibt sich eine besondere Eignung für Narkosen im ambulanten Bereich, für kurzdauernde Eingriffe oder für Situationen, in denen eine kurzdauernde Muskelrelaxation wünschenswert ist.

Die neuen langwirksamen Muskelrelaxanzien Doxacurium und Pipecuronium haben zwar keine klinisch relevanten Wirkungen auf den arteriellen Blutdruck und die Herzfrequenz, die einmal gegebene Intubationsdosis der 2fachen ED_{95} kann jedoch im Einzelfall zu einer unkalkulierbar langen neuromuskulären Blockade führen. Eine postoperative Antagonisierung oder Nachbeatmung wird aufgrund der schlechten Steuerbarkeit der Muskelrelaxation häufig erforderlich werden. Außerdem ist zu bedenken, daß die rasche Antagonisierung der Einleitungsdosis eines langwirkenden Muskelrelaxans im Fall von Intubationsproblemen wahrscheinlich nicht möglich ist [2].

Erkrankungen der Eliminationsorgane

Die Elimination der langwirkenden Muskelrelaxanzien erfolgt hauptsächlich über die Nieren (Tabelle 3). So verlängerte sich bei dialysepflichtigen Patienten die mittlere Wirkdauer von 15-25 µg/kgKG (ca. $0,7-1 \cdot ED_{95}$) Doxacurium um 50% gegenüber einer Kontrollgruppe. Diese Zunahme der Wirkdauer erreichte

Tabelle 3. Elimination von Muskelrelaxanzien beim Menschen

	Injizierte Dosis [%]	
	– renal	– biliär
Pancuronium	60-80	10-20
Pipecuronium	40-70	10-20
Doxacurium	60-90	< 10
Vecuronium	10-20	40-60
Rocuronium	20-30	40
Mivacurium	< 25	?
Atracurium	< 5	< 5

jedoch wegen der extrem großen Streubreiten keine statistische Signifikanz [6]. Ähnliches gilt für Pipecuronium, wonach in einer Dosierung von 70 µg/kgKG ($2 \cdot ED_{95}$) eine mittlere Verlängerung der Wirkdauer bei terminaler Niereninsuffizienz um 30% gemessen wurde [4].

Die pharmakologischen Daten von Rocuronium deuten eine vecuroniumähnliche Elimination an, die zu einem großen Teil biliär erfolgt. Bisher liegen bei dialysepflichtigen Patienten nur wenige Erfahrungen vor. Danach wurden keine Veränderungen pharmakokinetischer oder pharmakodynamischer Parameter nach einer Einzelinjektion von 600 µg/kgKG gefunden [22]. Diese Ergebnisse entsprechen tierexperimentellen Befunden, nach denen Rocuronium bei funktionell anephrischen Katzen zu keiner Wirkungsverlängerung führte [11]. Über Mivacurium liegen bei dialysepflichtigen Patienten noch keine ausreichenden Daten vor. Der Metabolismus läßt eine Wirkungsverlängerung erst dann erwarten, wenn die Aktivität der Plasmacholinesterase deutlich vermindert ist.

Zusammenfassung

Die neuen langwirkenden Muskelrelaxanzien Pipecuronium und Doxacurium zeichnen sich durch eine hohe neuromuskuläre Potenz und das Fehlen von kardiovaskulären Nebenwirkungen aus. Die lange und einer großen Streubreite unterworfene Wirkdauer erlaubt jedoch keine zuverlässige Steuerung der Muskelrelaxation im operativen Bereich. Zur Intubation sind diese Substanzen nur bei langdauernden Elektiveingriffen zu verwenden. Niereninsuffizienz und neuromuskuläre Erkrankungen stellen eine Kontraindikation für die Anwendung dieser Muskelrelaxanzien dar. Rocuronium ist als Vecuronium mit sehr kurzer Anschlagszeit zu charakterisieren und für Situationen, in denen ein rascher Wirkeintritt wünschenswert ist, geeignet („Ileuseinleitung"). Mivacurium eignet sich besonders zur Narkoseeinleitung für kürzere operative oder diagnostische Eingriffe. Die Infusion von Mivacurium ermöglicht auch bei längeren Operationen die Erhaltung der Muskelrelaxation ohne die Gefahr der Kumulation. Die rasche Metabolisierung durch die Plasmacholinesterase stellt einen Vorteil bei Patienten mit Nierenfunktionsstörungen oder mit neuromuskulären Erkrankungen dar.

Literatur

1. Ali HH, Savarese JJ, Embree PB, Basta SJ, Stout RG, Bottros LH, Weakly JN (1988) Clinical pharmacology of mivacurium chloride infusion: comparison with vecuronium and atracurium. Br J Anaesth 61: 541–546
2. Baraka A (1977) Irreversible curarisation. Anaesth Intens Care 5: 244–246
3. Basta SJ, Savarese JJ, Ali HH, Embree PB, Schwartz AF, Rudd GD, Wastila WB (1988) Clinical pharmacology of doxacurium chloride. Anesthesiology 69: 478–486
4. Caldwell JE, Canfell PC, Castagnoli KP, Lynam DP, Fahey MR, Fisher DM, Miller RD (1987) The influence of renal failure on the pharmacokinetics and duration of action of pipecuronium bromide. Anesthesiology 67: A612

5. Caldwell JE, Castagnoli KP, Canfell PC, Fahey MR, Lynam DP, Fisher DM, Miller RD (1988) Pipecuronium and Pancuronium: comparison of pharmacokinetics and duration of action. Br J Anaesth 61: 693–697
6. Cook DR, Freeman JA, Lai AA, Robertson KA, Kang Y, Stiller RL, Aggarwal S, Abou-Donia MM, Welch RM (1991) Pharmacokinetics and pharmacodynamics of Doxacurium in normal patients and in those with hepatic or renal failure. Anesth Analg 72: 145–150
7. Foldes FF, Nagashima H, Nguyen HD, Weiss R, Goldiner PL (1986) The human cumulative dose-response of pipecuronium bromide under balanced anesthesia. Anesthesiology 65: A116
8. Foldes FF, Nagashima H, Ngyen HD, Schiller WS, Mason MM, Ohta Y (1991) The neuromuscular effects of ORG 9426 in patients receiving balanced anesthesia. Anesthesiology 75: 191–196
9. From RP, Pearson KS, Choi WW, Abou-Donia M, Sokoll MD (1990) Neuromuscular and cardiovascular effects of mivacurium (BWB1090U) during nitrous oxide-fentanyl-thiopentone and nitrous oxide-halothane anaesthesia. Br J Anaesth 64: 193–198
10. Goldhill DR, Whitehead JP, Emmot RS, Griffith AP, Bracey BJ, Flynn JP (1991) Neuromuscular and clinical effects of mivacurium chloride in healthy adults patients during nitrous oxide-enflurane anaesthesia. Br J Anaesth 67: 289–295
11. Khuenl-Brady K, Castagnoli KP, Canfell C, Caldwell JE, Agoston S, Miller RD (1990) The neuromuscular blocking effects and pharmacokinetics of ORG 9426 and ORG 9616 in the cat. Anesthesiology 72: 669–674
12. Metha MP, Sokol MD, Gergis SD (1988) Accelerated onset of non-depolarizing neuromuscular blocking drugs: pancuronium, atracurium and vecuronium. A comparison with succinylcholine. Eur J Anaesth 5: 15–21
13. Muir AW, Houston J, Green KL, Marshall RJ, Bowman WC, Marshall IG (1989) Effects of a new neuromuscular blocking agent (Org 9426) in anaesthetized cats and pigs and in isolated nerve-muscle preparations. Br J Anaesth 63: 400–410
14. Murray DJ, Metha MP, Choi WW, Forbes RB, Sokoll MP, Gergis SD, Rudd GD, Abou-Donia MM (1988) The neuromuscular blocking and cardiovascular effects of doxacurium chloride in patients receiving nitrous oxide narcotic anesthesia. Anesthesiology 69: 472–477
15. Savage D, Sleigh T, Carlyle I (1980) The emerge of ORGNC45,1-[(2β,3α,5α,16β,17β) -3,17-bis(acetyloxy)-2-(1-piperidinyl)-androstan-16-yl]-1-methylpiperidinium bromide, from the pancuronium series. Br J Anaesth 52: 3S–9S
16. Savarese JJ, Wastila WB, El-Sayad HA, Ali HH, Basta SJ, Embree PB, Weakly JN, Rudd GD (1988) Some aspects of the basic and clinical pharmacology of mivacurium (BW W1090U) and doxacurium (BW A938U): a preliminary report. In: Jones RM, Payne JP (eds) Recent developments in muscle relaxation: Atracurium in perspective. Soc Med Serv Int Congr and Symp Ser 131, London , pp 55–60
17. Savarese JJ, Ali HH, Basta SJ et al. (1988) The clinical neuromuscular pharmacology of mivacurium chloride (BWB1090U) Anesthesiology 68: 723–732
18. Scott RPF, Savarese JJ, Basta SJ, Sunder N, Ali HH, Gargarian M, Gionfriddo M, Batson AG (1985) Atracurium: clinical strategies for preventing histamine release and attenuating the haemodynamic response. Br J Anaesth 57: 550–553
19. Shanks CA, Fragen RJ, Pemberton D, Katz JA, Risner ME (1989) Mivacurium-induced neuromuscular blockade following single bolus doses and with continous infusion during either balanced of enflurane anesthesia. Anesthesiology 71: 362–366
20. Stanley JC, Carson IW, Gibson FM, McMurray TJ, Elliott P, Lyons SM, Mirakhur RK (1991) Comparison of the haemodynamic effects of pipecuronium and pancuronium during fentanyl anaesthesia. Acta Anaesthesiol Scand 35: 262–266
21. Stenlake JB, Waigh RD, Urwin J, Dewar GH, Coker GG (1983) Atracurium: conception and inception. Br J Anaesth 55: 3S–10S
22. Szenohradsky J, Segredo V. Caldwell JE, Sharma M, Gruenke LD, Miller RD (1991) Pharmacokinetics, onset and duration of action of Org 9426 in humans: normal vs absent renal function. Anesth Analg 72: S290

23. Tassonyi E, Neidhart P, Pittet JF, Morel DR, Gemperle M (1988) Cardiovascular effects of pipecuronium and pancuronium in patients undergoing coronary artery bypass grafting. Anesthesiology 69: 793–796
24. Tuba Z (1980) Synthesis of 2β,16β–bis–(4'–dimethyl-1'-piperazino)– 3α,17β–diacetoxy–5α–androstane dibromide and related compounds. Arzneimittelforsch/Drug Res 30: 342–346
25. Tullock WC, Diana P, Cook DR, Wilks DH, Brandon BW, Stiller RL, Beach CA (1990) Neuromuscular and cardiovascular effects of high-dose vecuronium. Anesth Analg 70: 86–90
26. Wierda JMKH, Richardson FJ, Agoston S (1989) Dose-response relation and time course of action of pipecuronium bromide in humans anesthetized with nitrous oxide and isoflurane, halothane, or droperidol and fentanyl. Anesth Analg 68: 208–213

Einfluß der Prämedikation auf die Methoden der totalen intravenösen Anästhesie

W. Tolksdorf

Einleitung

Die Geschichte der Prämedikation spiegelt im wesentlichen die Geschichte der Inhalationsanästhesie wider. Über die Gabe von Anticholinergika vor Äther- und Chloroformnarkosen, der zusätzlichen Prämedikation mit Opioiden zur Dosisreduktion sowie der Supplementierung mit Neuroleptika, v. a. zur Vermeidung der Nebenwirkungen der Opioide, entwickelte sich eine Standardprämedikation, bestehend aus Pharmaka der genannten 3 Gruppen. Die Entwicklung kurzwirkender Hypnotika und Analgetika führte zu einem Wandel in der Anästhesiepraxis, dem die Praxis der Prämedikation zunächst nicht folgte. Erst mit dem Nachweis unerwünschter Nebenwirkungen der herkömmlichen Routineprämedikation vollzog sich ein Wandel zunächst im Bewußtsein der Anästhesisten und dann auch in der Praxis der Prämedikation. Die moderne Anästhesie, wie sie sich heute in Form der balancierten Anästhesie präsentiert, erlaubt die Einteilung in eine präoperative, intraoperative und postoperative Phase, für die jeweils die erwünschten Wirkungen der verwendeten Pharmaka klar definiert werden können (Tabelle 1). So fordern wir in der präoperativen Phase obligat die Gewährleistung eines ausreichenden Nachtschlafs, der situativ bei etwa einem Drittel der Patienten gestört ist und eine Verminderung des präoperativen Stresses, verursacht durch Krankheit, Krankenhaus, Hospitalisation und die bevorstehende Anästhesie und Operation. Fakultativ können antisialoge, vagolytische, antihistaminische und analgetische Wirkungen erwünscht sein. Intraoperativ sollen Hypnose, Analgesie und Muskelrelaxation und postoperativ im wesentlichen Analgesie gewährleistet sein.

Tabelle 1. Pharmakawirkungen in den 3 Anästhesiephasen

Anästhesiephasen	Erwünschte Wirkungen	
Präoperativ	Obligat:	Nachtschlaf, Streßminderung
	Fakultativ:	antisialoge, vagolytische, analgetische, Antihistaminwirkung
Intraoperativ	Hypnose Analgesie Muskelrelaxation	
Postoperativ	Analgesie	

Um die Frage des Einflusses der Prämedikation auf die Methoden der totalen intravenösen Anästhesie (TIVA) zu beantworten, müssen im wesentlichen 2 Aspekte bedacht werden:
1. Welche Pharmaka sind zum Erzielen der erwünschten Prämedikationswirkungen geeignet?
2. Wie interagieren diese Pharmaka mit den bei der totalen intravenösen Anästhesie verwendeten Substanzen?

Mit Hilfe einer Literaturrecherche wurden die verwendeten Methoden zur TIVA sowie die entsprechenden Prämedikationen aus den Jahren 1983–1991 ermittelt. Die verwendeten Kombinationen (Tabelle 2) umfassen Barbiturate, Benzodiazepine, Butyrophenone, Etomidat, Ketamin, Muskelrelaxanzien, Opioide, Phenothiazine und Propofol. Zur Prämedikation wurden Benzodiazepine, Opioid- und Neuroleptikakombinationen, Anticholinergika oder nichts verabreicht. Im folgenden soll auf die Interaktionen der Prämedikation mit den zur TIVA verwendeten Substanzen, auf spezielle Indikationen für die Verwendung von Anticholinergika und schließlich auf grundsätzliche Überlegungen zur Eignung der in Frage kommenden Pharmakagruppen eingegangen werden, um schließlich zu aussagekräftigen Schlußfolgerungen zu kommen.

Tabelle 2. Publikationen zu verschiedenen Pharmakakombinationen zur Prämedikation und zur TIVA (*BZ* Benzodiazepine, *NL* Neuroleptika)

Kombinationen	Publikationen (n)
Barbiturat/Opiat	9
Etomidat/Opiat/(NL)	11
Propofol/Opiat	17
BZ/Opiat	10
BZ/Ketamin	1
Propofol/Ketamin	1
(NL/Opiat/Ketamin	7
Gesamt	56

Interaktionen zwischen Pharmaka zur Prämedikation und den Pharmaka zur TIVA

Bedingt durch das weitgehende Fehlen gezielter Interaktionsstudien beinhalten die auch in den Tabellen gemachten Angaben durchaus subjektive Bewertungen, die jedoch weitgehend mit denen anderer Autoren übereinstimmen [2].

Benzodiazepine

Benzodiazepinagonisten haben ein qualitativ gleiches Wirkungsspektrum, wobei jedoch die Schwerpunkte von Substanz zu Substanz unterschiedlich sein können. Insgesamt können ihre Wirkungen als anxiolytisch, sedativ-hypnotisch, anterograd amnestisch, zentral muskelrelaxierend und antikonvulsiv beschrieben werden. In niedrigen Dosierungen wirken sie v. a. amnestisch, anxiolytisch und insgesamt sowohl auf der emotionalen als auch der physiologischen Seite streßmindernd. In höheren Dosierungen wirken sie sedativ-hypnotisch und muskelrelaxierend. Insgesamt sind die Nebenwirkungen auf das Herz-Kreislauf-System gering und bestehen im wesentlichen aus einem mäßigen Abfall des peripheren Widerstands. Atemdepressive Nebenwirkungen werden bei hohen Dosen und bei niedriger Dosierung auch bei geriatrischen Patienten beobachtet.

Benzodiazepine verstärken die Wirkungen von Barbituraten, Butyrophenonen, Etomidat, Opioiden, Phenothiazinen und Propofol im zentralen Nervensystem. In Kombination mit Ketamin reduzieren sie deutlich das Auftreten psychomimetischer Nebenwirkungen. Ebenso schwächen Benzodiazepine die Herz-Kreislauf-stimulierende Wirkung von Ketamin erheblich ab. Die Herz-Kreislauf-Nebenwirkungen anderer Pharmaka werden nur unwesentlich beeinflußt. In Abhängigkeit von der Art des Benzodiazepins, der Dosis und dem Allgemeinzustand und dem Lebensalter des Patienten können die atemdepressiven Wirkungen der Barbiturate, des Ketamins, der Opioide, Phenothiazine und Propofol erheblich verstärkt werden. Geringer scheint die Beeinflussung der Atmung in Kombination mit Butyrophenonen und Etomidate zu sein. Vorteilhaft ist die Reduktion der durch Etomidate verursachten Myoklonien. Abhängig von dem verwendeten Benzodiazepin können die Aufwachphase von Ketamin und die Dauer der Muskelrelaxation nach der Verwendung von nicht-depolarisierenden Muskelrelaxanzien verlängert sein. Insgesamt müssen die Interaktionen der Benzodiazepine auf der Ebene des zentralen Nervensystems als durchaus erwünscht und positiv beurteilt werden, bei gleichzeitiger geringer Beeinflussung des Herz-Kreislauf-Systems. Die Bedeutung der z. T.

Tabelle 3. Interaktionen zwischen Prämedikation von Benzodiazepinen und TIVA [+ verstärkt die Wirkung wesentlich, (+) verstärkt die Wirkung eher unwesentlich, 0 keine wesentliche Interaktion bekannt, − schwächt die Wirkung wesentlich ab, (−) schwächt die Wirkung eher unwesentlich ab]

Pharmaka der TIVA	ZNS	Herz-Kreislauf-System	Atmung	Sonstige
Barbiturate	+	(+)	+	0
Butyrophenone	+	(+)	(+)	0
Etomidat	+	(+)	(+)	Reduziert Myoklonien
Ketamin	−	−	+	Verlängert die Aufwachphase
Muskelrelaxanzien	0	0	0	Verlängert die Aufwachphase
Opioide	+	(+)	+	0
Phenothiazine	+	(+)	+	0
Propofol	+	(+)	+	?

ausgeprägten Verstärkung von atemdepressiven Nebenwirkungen der zur TIVA verwendeten Substanzen wird dadurch relativiert, daß die Patienten in der Regel ohnehin intubiert und künstlich beatmet werden. Die Prophylaxe etomidat- und ketamininduzierter Nebenwirkungen muß als vorteilhaft angesehen werden (Tabelle 3).

Butyrophenone

Butyrophenone (z. B. Droperidol) führen zu Sedierung und psychischer Indifferenz. Sie wirken antiemetisch, weisen jedoch keine Antihistaminwirkung auf. Die blutdrucksenkende Wirkung beruht im wesentlichen auf einer Senkung des peripheren Widerstands und ist besonders bei Hypovolämie ausgeprägt. Die Nebenwirkungen umfassen im wesentlichen extrapyramidale Symptome sowie im Rahmen der Prämedikation Angstzustände und Panikreaktionen. Insgesamt sind die streßmindernden Eigenschaften im Durchschnitt sogar denen von Plazebo unterlegen, weshalb diese Substanzgruppe v. a. der Vollständigkeit halber besprochen wird.

Butyrophenone verstärken letztlich die zentral dämpfenden Wirkungen aller zur TIVA verwendeten Substanzen. Es gibt Hinweise darauf, daß die psychomotorischen Nebenwirkungen des Ketamins verstärkt werden. Ins Gewicht fallende Interaktionen am Herz-Kreislauf-System sind im wesentlichen bei der Kombination mit Barbituraten und Propofol zu erwarten. Bei der gleichzeitigen Verwendung von Opioiden ist ebenfalls mit Blutdruckabfällen zu rechnen, wobei die Kombination mit Pethidin besondere Vorsicht geboten erscheinen läßt. Die atemdepressiven Nebenwirkungen der Barbiturate, Opioide und Propofol werden verstärkt. Butyrophenone verlängern die Aufwachphase nach Ketaminanästhesien. In Kombination mit Opioiden werden antianalgetische Eigenschaften diskutiert, die jedoch in der Klinik von eher untergeordneter Bedeutung sind (Tabelle 4).

Tabelle 4. Interaktionen zwischen Prämedikation mit Butyrophenonen und TIVA (Zeichenerklärung wie in Tabelle 3)

Pharmaka der TIVA	ZNS	Herz-Kreislauf-System	Atmung	Sonstige
Barbiturate	+	+	+	0
Benzodiazepine	+	(+)	(+)	0
Etomidat	+	(+)	(+)	
Ketamin	Verstärkt psychomotorische Wirkung	(−)	(+)	Verlängert Aufwachphase
Muskelrelaxanzien	0	(+)	0	0
Opioide	+	(+) Pethidin +	+	(Antianalgetisch)
Propofol	+	+	+	?

Phenothiazine

Phenothiazine werden ebenfalls den Neuroleptika zugeordnet, wobei ihre Wirkung auf einem zentralen dopaminantagonistischen Effekt beruht. In der Prämedikation führen sie zur Sedierung, jedoch nicht zur Hypnose oder narkoseähnlichen Zuständen. Sie wirken antiemetisch und antihistaminisch. Die Herz-Kreislauf-Nebenwirkungen entsprechen denen der Butyrophenone, sind jedoch schwächer ausgeprägt.

Sie verstärken die zentral dämpfenden Wirkungen aller zur TIVA verwendeten Substanzen. Inwieweit es in der Kombination mit Ketamin zu einer Verstärkung psychomimetischer oder psychomotorischer Wirkungen, vergleichbar denen der Butyrophenone, kommt, ist nicht bekannt. Die Nebenwirkungen der Barbiturate, Butyprophenone, Opioide und Propofol auf das Herz-Kreislauf-System werden verstärkt, die stimulierende Wirkung des Ketamins abgeschwächt. Ebenso kommt es zu einer Verstärkung der Atemdepression, hervorgerufen durch Barbiturate, Butyrophenone, Opioide und Propofol. In der Kombination mit Ketamin wird ein konvulsiver Effekt diskutiert, wobei bei der Verwendung klinisch üblicher, ausreichender Dosierungen eine Auslösung von Krampfanfällen bislang nicht beobachtet wurde (Tabelle 5).

Opioide

Opioide werden in der Prämedikation v. a. in Kombination mit Neuroleptika verwendet. Eine Indikation besteht v. a. bei präoperativ bestehenden Schmerzzuständen, die auf Opioide ansprechen. Opioide wirken durch Bindung mit Opiatrezeptoren v. a. analgetisch, weisen aber auch substanzabhängig sedierende Komponenten auf. Die wichtigsten Nebenwirkungen sind die zentrale Atemdepression sowie emetische Wirkungen. Sie wirken vagoton, wobei insbesondere Pethidin erhebliche Herz-Kreislauf-Nebenwirkungen aufweist. Nicht vorhersehbar ist, ob es sich um brady- oder tachykarde Herzrhythmusstörungen bzw. Hypo- oder Hypertension handeln wird.

Tabelle 5. Interaktionen zwischen Prämedikation von Phenothiazinen und TIVA (Zeichenerklärung wie in Tabelle 3)

Pharmaka der TIVA	ZNS	Herz-Kreislauf-System	Atmung	Sonstige
Barbiturate	+	+	+	0
Benzodiazepine	+	(+)	(+)	0
Butyrophenone	+	+	+	0
Etomidat	+	(+)	(+)	0
Ketamin	?	−	(+)	Konvulsiv?
Muskelrelaxanzien	0	(+)	0	0
Opioide	+	+	+	0
Propofol	+	+	+	0

Einfluß der Prämedikation auf die Methoden der intravenösen Anästhesie 103

Tabelle 6. Interaktionen zwischen Prämedikation von Opioiden und TIVA (Zeichenerklärung s. S. 100, Tabelle 3)

Pharmaka der TIVA	ZNS	Herz-Kreis-lauf-System	Atmung	Sonstige
Barbiturate	+	+	+	Verlängerte Aufwachphase
Benzodiazepine	+	(+)	+	0
Butyrophenone				
Etomidat	+	(+)	+	Unterdrückt Massenbewegung
Ketamin	+	(−)	(+)	?
Muskelrelaxanzien	0	0	0	0
Opioide	+	+	+	0
Propofol	+	+	+	0

Im allgemeinen verstärken Opiode die zentral dämpfenden Nebenwirkungen von Barbituraten, Benzodiazepinen, Butyrophenonen, Etomidat, Ketamin und Propofol. Die Herz-Kreislauf-Nebenwirkungen von Barbituraten, Butyrophenonen und Propofol werden in relevantem Ausmaß, sicher aber auch substanzabhängig intensiviert. Generell muß mit einer deutlichen Verstärkung der Atemdepression von Barbituraten, Benzodiazepinen, Butyrophenonen, Etomidat und Propofol gerechnet werden. Opioide verlängern die Aufwachphase nach Barbituratnarkosen. Positiv muß die Unterdrückung von Massenbewegungen nach Etomidate interpretiert werden (Tabelle 6).

Antimuskarinartige Anticholinergika

Antimuskarinartige Anticholinergika gehören zu den ersten Substanzen, die überhaupt zur Prämedikation verwendet wurden. Sie sollten Bradykardien, die unter Äthernarkosen auftraten, vorbeugen. Die Indikation für antimuskarinartige Anticholinergika war bis vor etwa 10 Jahren obligat vor der Durchführung einer Anästhesie. Wurde vor einer Anästhesie kein Atropin injiziert, galt dies als Vernachlässigung der Sorgfaltspflicht und war häufig Anlaß zur Verurteilung des Anästhesisten bei Narkosezwischenfällen. Dies hat sich jedoch glücklicherweise geändert. Atropin weist nicht nur positiv, sondern auch negativ zu beurteilende Wirkungen, v. a. im Sinne von Herzrhythmusstörungen, auf [2].

Eine allgemein akzeptierte Lehrmeinung zur Indikation für antimuskarinartige Anticholinergika in der Prämedikation existiert nicht. Die Meinungen variieren zwischen der Empfehlung zur Prämedikation mit Anticholinergika bei Säuglingen, Kindern, Asthmatikern, bei Intubation, Operation im Kopfbereich, Anwendung von Succinylcholin, Anticholinesterasen, Ketamin, Halothan und Opioiden einerseits [1] und der Indikationsstellung dann, wenn antisialoge Wirkungen erwünscht sind und eine ausgeprägte Vagotonie erwartet wird (Tabelle 7). Letztere Indikationen beinhalten jedoch nicht, daß das

Tabelle 7. Indikationen und Kontraindikationen im Routineeinsatz von antimuskarinartigen Anticholinergika z. B. Atropin, Glycopyrrolat, Scopolamin

Indikationen	Kontraindikationen
Säuglinge, Kinder, Asthmatiker, Intubation, Operation im Kopfbereich, Anwendung von Succinylcholin, Anticholinesterasen, Ketamin, Halothan, Opioiden	Antisialogwirkung erwünscht Ausgeprägte Vagotonie

Anticholinergikum bereits im Rahmen der Prämedikation appliziert werden soll, sondern läßt die Möglichkeit offen, entsprechende Anticholinergika unmittelbar vor der Anästhesieeinleitung i. v. oder aber auch nach der Anästhesieeinleitung zu applizieren.

Antisialoge Wirkung

Grundsätzlich können sowohl der Anästhesist als auch der Operateur den Wunsch nach einer antisialogen Maßnahme äußern. Dies ist weitgehend unabhängig vom vorgesehenen Anästhesieverfahren. Aufgrund der sialogen Wirkung von Ketamin kann die Indikation bei Ketaminkombinationsnarkosen eher weiter gefaßt werden, wobei der Vorteil einer sekrethemmenden Wirkung gegen den Nachteil einer Verstärkung der ketamininduzierten Tachykardie abgewogen werden muß. Zu berücksichtigen ist v. a. auch die Applikationsform der zur Verfügung stehenden Anticholinergika. Während Atropin bei frühzeitiger i. m. Gabe eine gute antisialoge Wirkung aufweist, ist diese bei der i. v. Applikation klinisch nicht zufriedenstellend, während mit i. v. Gabe von Glycopyrrolat eine gute Sekrethemmung gelingt. Mit der i. m. und oralen Gabe dieser Substanz liegen bislang keine Erfahrungen vor. Scopolamin wird v. a. in den USA gern zur Prämedikation verwendet und weist i. m. und i. v. einen offenbar ausreichenden antisialogen Effekt auf. Eigene Untersuchungen ergaben ebenfalls eine gute antisialoge Wirkung nach transdermaler Applikation. Insgesamt ist es empfehlenswert, bei einer ohnehin i. m. verabfolgten Prämedikation Atropin ebenfalls i. m. zu verabreichen, wenn eine Sekrethemmung erwünscht ist. Mit der zunehmenden Häufigkeit oraler Prämedikation bietet sich hingegen an, Glycopyrrolat i. v. im Rahmen der Anästhesieeinleitung zu applizieren.

Vagolytische Wirkung

Eine vagolytische Wirkung kann zur Prophylaxe oder Therapie ausgeprägt vagoton wirkender i. v. Pharmaka erwünscht sein. Dies gilt im wesentlichen für die Kombination von Propofol mit einem Opioid. Extreme Blutdruck- und Herzfrequenzabfälle lassen sich jedoch bereits durch entsprechend langsame Injektion der genannten Substanzen und der großzügigen Vorgabe von Flüssigkeit vermeiden. Eine generelle Indikation zur Prämedikation mit Anticholinergika gibt es auch hier nicht. Beim Auftreten ausgeprägter vagotoner Reaktionen kann durchaus auch mit geeigneten Pharmaka reagiert werden. Es liegen in der Literatur Hinweise dafür vor, daß Glycopyrrolat zur Prophylaxe (und möglicherweise auch Therapie) von propofol-opioid-induzierten Hypotensionen und Bradykardien besser geeignet ist als Atropin [1]. Diskutiert wird eine unterschiedliche Wirkung von Atropin und Glycopyrrolat auf unterschiedliche Muskarinrezeptoren. Inwieweit auch Scopolamin bei dieser Indikation eingesetzt werden kann, muß dahingestellt bleiben.

Prämedikationsziele

Die wesentlichste Aufgabe der Prämedikation ist die Gewährleistung eines ausreichenden Nachtschlafes und am Operationstag die Streßminderung auf der emotionalen und physiologischen Verhaltensebene [3]. Aus diesem Grund muß neben den Interaktionen in der Prämedikation verwendeter Pharmaka mit den Methoden der TIVA auch ihre streßmindernde Potenz in die Bewertung miteinbezogen werden. Mit Ausnahme der Anticholinergika wird auf die sog. fakultativen Prämedikationsziele nicht eingegangen.

Präoperativer Nachtschlaf

Zur Gewährleistung eines ausreichenden präoperativen Nachtschlafs empfehlen wir den Patienten das gewohnte Schlafmittel, evtl. in etwas höherer Dosierung. Ist der Patient nicht an Schlafmittel gewöhnt, verwenden wir in der Regel mittellang, evtl. auch langwirkende Benzodiazepine mit schlafinduzierender und -unterhaltender Wirkung (Tabelle 8).

Streßminderung

Eigene Untersuchungen zeigen, daß Benzodiazepine die Streßreaktion auf allen Ebenen am wirksamsten dämpfen [4]. Auch Phenothiazine können eine

Tabelle 8. Benzodiazepine zur Prämedikation

Wirksamkeit	Substanz	Halbwertszeit $t_{1/2}$ [h]	Halbwertszeit $t_{1/2}$ der Metaboliten [h]
Kurz	Midazolam	2	1
Mittellang	Oxazepam	4–15	–
	Lorazepam	12	–
	Temazepam	10	4–15
	Lormetazepam	10	12
Lang	Flunitrazepam	9–31	31
	Chlordiazepoxid	5–30	30–210
	Diazepam	32	30–210

streßmindernde Wirkung aufweisen, wobei ihr Einsatz vorwiegend bei betagten Patienten diskutiert werden sollte, die gehäuft mit paradoxen Reaktionen auf Benzodiazepine reagieren. Auch die Kombination aus Opioiden und Phenothiazinen, besonders Pethidin und Promethazin, weist eine streßmindernde Wirkung auf [5]. Dagegen sind das Butyrophenon Droperidol und seine Kombination mit Fentanyl (Thalamonal) im Hinblick auf die streßmindernde Potenz sogar Plazebo unterlegen [4]. Sie führen nicht selten zu Panik- und Fluchtreaktionen, weshalb ihre Anwendung nicht empfohlen werden kann.

Hinsichtlich der Auswahl der Prämedikation müssen neben pharmakaspezifischen Überlegungen auch organisatorische Faktoren in Betracht gezogen werden. Es erscheint wenig sinnvoll, einen Patienten, der morgens um 8 Uhr tonsillektomiert wird, um 7 Uhr mit einem langwirkenden Benzodiazepin zu prämedizieren. Die lange Wirkungsdauer ist jedoch durchaus erwünscht bei Patienten, die sich längeren operativen Eingriffen mit geplanter Nachbeatmung auf der Intensivstation unterziehen müssen. Die Auswahl der Substanz orientiert sich also auch am Operationsplan, dem Anästhesieplan und anderen organisatorischen Gegebenheiten. Die zur Prämedikation vor TIVA angegebenen Benzodiazepine werden eingeteilt in kurz-, mittellang- und langwirkende Substanzen, die je nach den individuellen Erfordernissen angewendet werden können. Neben den Eliminationshalbwertszeiten sind auch diejenigen eventuell auftretender Metaboliten aufgeführt (s. Tabelle 8). Bei der Auswahl der Substanz sollte im wesentlichen darauf geachtet werden, daß bei Patienten, die nicht nachbeatmet werden, eine Benzodiazepinwirkung in der postoperativen Phase vermieden wird. In dieser Phase stehen analgetische Maßnahmen im Vordergrund. Insbesondere die atemdepressive Wirkung der Opioide wird durch Benzodiazepine deutlich verstärkt, weshalb in der Regel kurz bzw. mittellang wirkenden Substanzen der Vorzug gegeben werden sollte.

Schlußfolgerungen

Unter Berücksichtigung der obligaten Prämedikationswirkungen und in Beantwortung der Frage nach der Indikation für Anticholinergika sowie unter Berücksichtigung der Interaktionen zwischen Prämedikationssubstanzen und Substanzen der TIVA kann festgehalten werden, daß aufgrund der guten streßmindernden Eigenschaften und eher gering einzuschätzenden Nebenwirkungen Benzodiazepine bei Fehlen von Kontraindikationen nahezu uneingeschränkt zur Prämedikation empfohlen werden können. Die Auswahl der geeigneten Substanz orientiert sich im wesentlichen an organisatorischen Gegebenheiten. Sowohl Phenothiazine allein als auch die Kombination aus einem Opiat und einem Phenothiazin weisen schwächere streßmindernde Eigenschaften auf als Benzodiazepine. Hinsichtlich der Interaktionen mit den Pharmaka zur TIVA gibt es deutlich weniger Untersuchungen und gesicherte Erkenntnisse. Ihr Einsatz sollte jedoch immer dann diskutiert werden, wenn Benzodiazepine nicht eingesetzt werden können wie beispielsweise bei bekannten paradoxen Reaktionen. Zur Prämedikation vor Ketaminkombinationsnarkosen mit Phenothiazinen wird zunächst aufgrund möglicher konvulsiver

Wirkungen abgeraten. Von der Prämedikation mit Butyrophenonen bzw. Opiat-/Butyrophenonenkombinationen wird ebenfalls abgeraten, da unter Zugrundelegung der obligaten Prämedikationswirkungen im Rahmen eines modernen Anästhesiekonzepts für diese Substanzen und Kombinationen keine Indikation besteht.

Anticholinergika sind zur Prämedikation nur mit Einschränkungen geeignet und sollten gezielt eingesetzt werden. In Abhängigkeit von der erwünschten Wirkung kann dies jedoch im Rahmen der Anästhesieeinleitung geschehen, weshalb in Zukunft versucht werden sollte, eine begriffliche Trennung der präoperativen Phase, die die Prämedikation einschließt, und der Phase der Anästhesie, die alle Maßnahmen im Rahmen der Anästhesieeinleitung im Operationssaal umfaßt, zu vollziehen.

Literatur

1. Mark A (1989) Skues, preinduction atropine or glycopyrrolate and hemodynamic changes associated with induction and maintenance of anesthesia with propofol and alfentanil. Anesth Analg 69. 386–90
2. Smith NT, Miller RD, Corbascio AN (1985) Arzneimittelwechselwirkungen in der Anästhesie und Intensivtherapie. Fischer, Stuttgart New York
3. Tolksdorf W (1989) Benzodiazepine in der Prämedikation. Anästh Intensivther Notfallmed 2: 127
4. Tolksdorf W, Berlin J, Petrakis N, Rey ER, Schmidt R (1984) Streßreduktion durch i. m. Prämedikation mit sechs Einzelsubstanzen. Anästh Intensivther Notfallmed 19: 1
5. Tolksdorf W, Gerlach C, Hartung M, Hettenbach A (1987) Midazolam und Pethidin/Promethazin zur intramuskulären Prämedikation. Anästhesist 36: 275

Zusammenfassung der Diskussion:
„Die intravenöse Narkoseeinleitung"

Frage:
Gibt es harte Daten, die gegen einen routinemäßigen Einsatz eines der Barbiturate Thiopental oder Methohexital sprechen?

Antwort:
Die Barbiturate stehen insbesondere bei herzkranken Patienten „in Verruf". Es gibt keine klinisch relevanten Untersuchungsdaten, die gegen die Verwendung von Barbituraten generell und ggf. gegen oder für eine der beiden genannten Substanzen bei nicht herzinsuffizienten koronarkranken Patienten sprechen.

Frage:
Bestimmte Barbiturate stehen in dem Ruf, bei Asthma-bronchiale-Patienten einen Status asthmaticus auslösen zu können. Ist dies eher eine Frage der pharmakologischen Eigenschaften der Barbiturate oder ein Problem mangelnder Narkosetiefe?

Antwort:
Auch wenn die Auslösung eines Status asthmaticus ein Problem mangelnder Narkosetiefe sein mag, so ist doch von der Verwendung von Barbituraten beim Asthmatiker abzuraten, da alternative Substanzen ohne diese Nebeneffekte zur Verfügung stehen.

Frage:
Der Workshop beschäftigt sich mit der TIVA und soll daher insbesondere neue Anästhetika berücksichtigen. Kann Etomidat unter diesem Aspekt noch in die Reihe „neuer" Substanzen zur Narkoseeinleitung eingereiht werden?

Antwort:
Etomidat kann unter dem Gesichtspunkt des neuen Lösungsvermittlers (Lipidemulsion anstelle des früher üblichen Propylenglycols) sowie der damit verbundenen niedrigeren Osmolalität und der mittlerweile besser einschätzbaren Bedeutung der Kortisolsynthesehemmung mit Einschränkungen als neue Substanz gewertet werden. Durch die hohe Osmolarität des Etomidat mit Propylenglycol (5000 mosmol/l gegenüber der von 350 mosmol/l des neuen Etomidat mit der Lipidemulsion als Lösungsvermittler) ist u. a. auch die früher beschriebene etomidatbedingte Histaminfreisetzung zu erklären (Doenicke).

Der Einfluß des Etomidats auf die Kortisolsynthese hat nur dann einen klinischen Stellenwert, wenn die Narkose wesentlich länger als 4–5 h dauert (Doenicke). Strittig ist, ob im Anschluß an eine mehrstündige TIVA mit Etomidat Kortisolspiegelkontrollen erforderlich sind.

Frage:
Gibt es aus pharmakodynamischer und pharmakokinetischer Sicht sinnvolle bzw. nicht sinnvolle Kombinationen von Einleitungsmitteln?

Antwort:
Die Kombination von Etomidat und Midazolam ist durchaus sinnvoll, eine solche von Thiopental und Etomidat jedoch nicht.

Frage:
Für die anästhetische Potenz der Inhalationsanästhetika gibt es den Begriff des MAC-Wertes; gibt es etwas Vergleichbares für die Gruppe der i. v.-Anästhetika?

Antwort:
Mit dem Begriff des MAC-Wertes bei den Inhalationsanästhetika wird oft die minimale Infusionsrate für i. v.-Anästhetika verglichen. Die „minimale Plasmakonzentration", die bei der Infusion einer bestimmten Menge eines i. v.-Anästhetikums entsteht (Menge Flüssigkeit + Menge Wirkstoff) und bei der 50 % der Patienten nicht mehr auf einen Reiz reagieren, könnte ein besserer Begriff sein (Dudziak).

Frage:
Ist der Begriff der „kontrollierten Hypervolämie" (Kirchner) – Gabe von ca. 1 000 ml Vollelektrolytlösung vor der Narkoseeinleitung mit Barbituraten als Kompensation der hämodynamischen Wirkungen der Barbiturate – heute noch in dieser Form gerechtfertigt?

Antwort:
Von dem Begriff der „kontrollierten Hypervolämie" sollte man sich wegen seiner Mißverständlichkeit trennen; darunter ist lediglich die Substitution von Defiziten – bedingt durch Flüssigkeitskarenz und ähnliches – zu verstehen. Es handelt sich vielmehr um eine „normale" Volumen-/Flüssigkeitssubstitution.

Frage:
Ist es – unabhängig von der gewählten Substanz – überlegenswert, für die Gabe aller Einleitungspharmaka eine Kurzinfusion über einen bestimmten Zeitraum anstelle der Bolusinjektion zu verabreichen?

Antwort:
Diese Applikationsweise ist – nicht zuletzt zur Verhinderung von unerwünschten Wirkungen, wie z. B. der Histaminfreisetzung – generell empfehlenswert und der Bolusinjektion vorzuziehen.

Frage:
Inwieweit unterscheidet sich eine Narkoseeinleitung mit Etomidat von der mit Propofol?

Antwort:
Vor der Narkoseeinleitung mit Etomidat sollte eine adäquate Prämedikation oder Kombination mit Benzodiazepinen und Opioiden zur Verhinderung unerwünschter Kreislaufstimulation verabreicht werden. Von einigen Teilnehmern wird von der Prämedikation mit Benzodiazepinen vor Propofolnarkosen abgeraten, weil sonst eine relevante Kreislaufdepression zu erwarten sei. Andere Teilnehmer sehen darin keine Gefahr.

Frage:
Nach längerer Anwendung des Propofols (Jantzen) gibt es vereinzelte Fallberichte über zerebrale Krampfanfälle.

Literatur

Committee on Safety of Medicines (1987) Propofol. Curr Prob 20
Committee on Safety of Medicines (1988) Propofol – convulsions, anaphylaxis and delayed recovery from anaesthesia. Curr Prob 26
Herrema IH (1989) A ten second convulsion during propofol injection? Anaesthesia 44: 700
Hodkinson BP (1987) Propofol and the electroencephalogramm. Lancet 26: 1518
Hopkins CS (1988) Recurrent opisthotonus associated with anaesthesia. Anaesthesia 43: 904
Hufnagel A, Elger CE, Nadstawek J, Stoeckel H, Böker DK (1990) Specific response of the epileptic focus to anesthesia with propofol. J Epilepsy 3: 37–45
Shearer ES (1990) Convulsions and propofol. Anaesthesia 45: 255–256
Smith MB, Soar J, Morris PJ, Dodin SJ (1990) Propofol-induced seizure-like behaviour in mice. Br J Anaesth 64: 396P-397P
Strowbridge NF (1989) Postoperative opisthotonus following the use of propofol. J R Army Med Corps 135: 79–80
Wittenstein U, Lyle DJR (1989) Fits after alfentanil and propofol. Anaesthesia 44: 532–533)

Muß man diese auch bei der Narkoseeinleitung mit Propofol erwarten, oder ist das Auftreten von Krampfanfällen nach einmaliger Propofolgabe so selten, daß es zu vernachlässigen ist?

Antwort:
Das Auftreten von Krampfanfällen ist eine Dosierungsfrage. Hier muß man auf basale pharmakologische Wirkmechanismen aller Hypnotika verweisen. Alle Hypnotika hemmen in niedriger Dosierung hemmende neuronale und erst in höherer Dosierung exzitatorische Mechanismen. Wird ein Hypnotikum zu niedrig dosiert, werden nur hemmende Mechanismen ausgeschaltet, und es kann zum Auftreten von Krampfanfällen kommen. Dies gilt für alle Hypnotika. Man sollte sich davor hüten, einer einzelnen Substanz epileptogene Wirkungen zuzuschreiben. (S. auch Zusammenfassung der Diskussion des 2. Teils, S. 219).

Frage:
Wie sind die psychomimetischen Wirkungen des neuen S(+)-Ketamins, das sich gegenwärtig im Stadium der klinischen Prüfung befindet, gegenüber denen des Razemats einzuschätzen?

Antwort:
S(+)-Ketamin scheint sich in bezug auf die psychomimetischen Effekte nach der Mehrzahl der bisher vorliegenden Studien nicht vom Razemat zu unterscheiden. Es ist jedoch auffällig, daß das Razemat in der Nacht nach der Applikation ein Schlafmuster hervorruft, das sehr stark demjenigen psychotischer Patienten mit Schizophrenien ähnelt, während das S(+)-Ketamin kein pathologisches Schlafmuster erzeugt. Die Inzidenz unangenehmer Träume ist bei der Kombination von Ketamin mit Benzodiazepinen ohnehin mit nur etwa 5–10 % als gering einzuschätzen. Ein gravierenderes Problem, das im Zusammenhang mit Ketamin nicht vernachlässigt werden darf und in früheren Jahren vor Einführung der Pulsoxymetrie erheblich unterschätzt worden ist, ist die synergistische atemdepressorische Wirkung von Ketamin und Benzodiazepinen.

Frage:
Kann S(+)-Ketamin bei erhöhtem intrakraniellem Druck verwendet werden?

Antwort:
Hierzu ist derzeit keine Aussage möglich, weil entsprechende Studien fehlen.

Frage:
Bietet Sufentanil aufgrund seiner Pharmakokinetik Vorteile gegenüber Fentanyl oder Alfentanil?

Antwort:
Sufentanil besitzt zwar eine ähnliche Pharmakokinetik wie Fentanyl. Seine Vorteile sind jedoch die deutlich höhere analgetische Potenz und die sehr ausgeprägte sedative Komponente, die in diesem Ausmaß beim Fentanyl nicht vorhanden ist. Einige Diskussionsteilnehmer waren jedoch der Auffassung, daß die Substanz dennoch keine spezifischen Vorteile gegenüber Fentanyl bietet.

Frage:
Können Opioide zur Unterdrückung hämodynamischer Reaktionen während der Narkoseeinleitung durch β-Blocker ersetzt werden?

Antwort:
Einige Studien zeigen, daß die Wirkung der Opioide nicht in vollem Umfang durch Kalziumantagonisten, reine β- oder reine α-Blocker, α–Blocker plus β-Blocker oder Ganglienblocker zu ersetzen sind, weil die hämodynamischen Auswirkungen der Laryngoskopie und Intubation oft nicht vollständig kupiert werden können. Zudem dient die Vorweggabe von Opioiden nicht nur der

Verhinderung des Intubationsstresses, sondern auch gleichzeitig einer „prospektiven" Analgesie im Hinblick auf die sich anschließende Operation. Die hämodynamischen Folgen von Intubation und Laryngoskopie können aber sehr wohl durch z. B. Esmolol unterdrückt werden, wenn z. B. die erforderliche Mindestdosis von 0,2 mg Fentanyl nicht appliziert werden kann. Die Kombination eines kurz wirksamen β-Blockers (Esmolol) mit einem Opioid (z. B. Fentanyl) scheint eine besonders günstige Alternative zu sein. [Miller DR, Martineau RJ (1991) Can J Anaesth 38: 849–858.]

Frage:
Ist es für die Auswahl der Pharmaka zur Narkoseeinleitung von Bedeutung, ob eine Anästhesie ambulant geplant ist, oder ob der Patient im Anschluß an die Operation stationär aufgenommen wird?

Antwort:
Für die Auswahl der Substanzen zur Einleitung ist die Differenzierung in ambulant oder stationär von sekundärer Bedeutung. Auch bei ambulanten Patienten sollte vor der Laryngoskopie ein Opioid zur Vermeidung nozizeptiver Reize verabreicht werden, z. B. Fentanyl 0,1–0,2 mg, oder die äquipotente Dosis, z. B. von Alfentanil 1–2 mg.

Frage:
Welchen Stellenwert nehmen neue Relaxanzien in der TIVA ein?

Antwort:
Ein Problem bei der Anwendung der Relaxanzien ist ihre relativ schlechte Steuerbarkeit – wenn ein Eingriff beispielsweise kürzer dauert als ursprünglich vorgesehen. Die notwendige Flexibilität sollte aber nicht am Muskelrelaxans scheitern. Vecuronium setzt zwar eindeutig weniger Histamin frei als Atracurium, es hemmt aber andererseits den Abbau des Histamins und verstärkt somit möglicherweise schwere, durch andere Substanzen induzierte Histaminreaktionen.

Frage:
Sollten neuere Muskelrelaxanzien eher als Bolus oder als Kurzinfusion appliziert werden?

Antwort:
Ebenso wie bei den i. v.-Anästhetika ist die Kurzinfusion der Bolusapplikation vorzuziehen, weil relevante Nebenwirkungen schwächer ausgeprägt sind oder ganz fehlen.

Frage:
Kann man aus der Zusammenstellung der Substanzen zur Prämedikation

(Beitrag Tolksdorf) für die i. v.-Narkoseeinleitung entnehmen, daß letztlich nur Benzodiazepine hierfür geeignet sind?

Antwort:
Die Benzodiazepine stehen für die Prämedikation sicherlich an erster Stelle, weil sie nachweislich am ehesten streßmindernd und anxiolytisch wirken. Allerdings sind auch die Phenothiazine hierfür gut geeignet. Sie können bei Patienten in höherem Lebensalter sogar den Benzodiazepinen wegen der bekannten paradoxen Wirkungen in dieser Altersgruppe überlegen sein.

Frage:
Ist durch die TIVA erneut die Diskussion über eine routinemäßige Prämedikation mit Anticholinergika aktuell geworden?

Antwort:
Im Prinzip nicht. Eine anticholinerge Prämedikation ist nur dann angezeigt, wenn
1. eine antisialogene Wirkung ausdrücklich erwünscht ist und
2. die TIVA mit einer therapiebedürftigen Vagotonie einhergeht (dies kann z. B. nach Propofol der Fall sein).

Es mag Anästhesiebedingungen geben, in denen Anticholinergika erwünscht sind, es gibt aber kein „Muß" für die prophylaktische Gabe von Anticholinergika – speziell in der Prämedikation. In der Regel ist die bedarfsweise i. v.-Gabe zu bevorzugen.

Aufrechterhaltung der Narkose
auf intravenösem Wege

Ist die Verwendung kurzwirkender Anästhetika zur Langzeitsedierung sinnvoll? Pharmakologischer Aspekt

H. Fuder

Steuerbarkeit der Anästhesie und Pharmakokinetik der Anästhetika

Bei der Entwicklung von Pharmaka zum Einsatz in der Allgemeinanästhesie spielte von Anfang an der Gesichtspunkt der guten Steuerbarkeit eine bedeutsame Rolle. Auf der Suche nach Stoffen mit geeigneten Eigenschaften fand man Verbindungen wie die Inhalationsanästhetika, die sich aufgrund ihrer physikochemischen Größen und der Applikationsform als gut steuerbare Anästhetika erwiesen [16, 17]. Ideale Anästhetika sollten eine rasche und angenehme Einleitung sowie Ausleitung der Anästhesie und rasche Veränderung der Tiefe gewährleisten. Sie sollten darüber hinaus eine Muskelrelaxation erzeugen. Die therapeutische Breite sollte groß sein, und unerwünschte Wirkungen sowie toxische Effekte bei anästhetischen Dosen sollten fehlen.

Ideale Anästhetika existieren nicht. Durch Kombination von mehreren Stoffen ist es allerdings möglich, eine Anästhesie zu erzeugen, die gut steuerbar ist und mit geringen unerwünschten Wirkungen einhergeht. Häufig kombiniert man dabei i. v.-applizierte Arzneimittel mit Inhalationsanästhetika. Neuerdings gelingt es, durch Applikation i. v. verabreichbarer Anästhetika („totale i. v.-Anästhesie") Zustände von Bewußtlosigkeit, Analgesie, Relaxation und Kontrolle viszeraler Reflexe zu erzeugen, die durch eine ähnlich gute Steuerbarkeit charakterisiert sind wie Anästhesien mit Inhalationsanästhetika. Intravenös zu applizierende Stoffe zur Allgemeinanästhesie werden oft nach konventioneller Prämedikation zur Einleitung und Aufrechterhaltung einer Anästhesie eingesetzt und dienen auch zur postoperativen Sedation und Analgesie. Im folgenden sollen unter pharmakologischen Gesichtspunkten wesentliche Stoffe bzw. Stoffgruppen besprochen werden, die isoliert oder kombiniert angewendet werden:

- *Pharmaka und totale intravenöse Anästhesie (TIVA) zur Prämedikation*
  Muskarinrezeptorantagonisten:
   Atropin, Glycopyrroniumbromid,
  Benzodiazepinderivate:
   Midazolam, Lormetazepam, Lorazepam, Temazepam, Diazepam,

- *zur Einleitung und Unterhaltung der TIVA*
  Benzodiazepine: Midazolam,
  Alkylphenole: Propofol,
  Arylcyclohexylamine: S-Ketamin,
  Imidazole: Etomidat,

- Thio- und Barbiturate:
  Thiopental,
  Methohexital,

- *zur Analgesie, Einleitung und Unterhaltung der TIVA*
  Opioide:
  Alfentanil,
  Fentanyl,

- *zur Muskelrelaxation*
  stabilisierende Muskelrelaxanzien:
  Atracurium,
  Vecuronium,
  Pancuronium,
  depolarisierende Muskelrelaxanzien:
  Suxamethonium.

Intravenös applizierte Anästhetika gelangen mit dem Blutstrom zunächst in hoher Konzentration in gut durchblutete Organe, zu denen auch das ZNS zählt. Im allgemeinen handelt es sich bei den Stoffen um lipophile Verbindungen, die sehr rasch die Blut-Hirn-Schranke durchdringen, im ZNS hohe Wirkstoffkonzentrationen erreichen und innerhalb einer oder weniger Kreislaufzeiten eine Bewußtlosigkeit induzieren. Die initial hohe Anästhetikakonzentration in ZNS und anderen gut perfundierten Organen wird anschließend durch Umverteilungsvorgänge (sog. Rückverteilung) erniedrigt. In dieser Phase gelangt Wirkstoff in weniger gut durchblutete Organe wie Muskulatur und Haut, die dann mit Anästhetika abgesättigt werden. Unterschreitet die ZNS-Konzentration eine kritische Schwelle, tritt das Bewußtsein wieder ein. Mit Infusionen einer individuell angepaßten Dosis eines Anästhetikums kann dafür gesorgt werden, daß diese Schwelle nicht unterschritten wird. Während dessen wird Pharmakon permanent umverteilt und gelangt so in Kompartimente, in denen eine Elimination stattfindet. In Abhängigkeit von der Eliminationskapazität des Organismus, der Eliminationsrate (terminale Eliminationshalbwertszeit) und der Infusionsgeschwindigkeit bzw. der zugeführten Menge kann ein Anästhetikum jeweils nur knapp über der Schwellenkonzentration im ZNS bleiben oder aber kumulieren. Für eine totale i. v.-Anästhesie können sich, um eine gute Steuerbarkeit zu gewährleisten und eine Kumulation zu verhindern, nur Anästhetika eignen, die den Bewußtseinsverlust aufrechterhalten bei einer Applikationsrate (Menge pro Zeiteinheit), die die Eliminationsrate nicht langfristig beachtlich überschreitet. Prinzipiell sollte eine Infusion der Applikation regelmäßiger Bolusdosen bei der Aufrechterhaltung einer Anästhesie vorgezogen werden, da damit Konzentrationsspitzen und somit die Gefahr unerwünschter oder toxischer Wirkungen weitgehend vermieden werden können. Eine Dauerinfusion ahmt am ehesten die Kinetik einer Inhalationsanästhesie nach. In vielen Fällen wird jedoch eine Bolusinjektion („loading dose") oder eine „priming infusion" einer Infusion mit der „Erhaltungsdosis" vorausgehen müssen, da nur so ausreichend rasch hohe ZNS-Wirkspiegel und schneller Bewußtseinsverlust erreicht werden. Die Verfügbarkeit von zuverlässigen

Infusionspumpen (u. U. in Verbindung mit computergestützter Steuerung unter Verwendung pharmakokinetischer Größen) ermöglicht eine zuverlässige Dosierung der i. v.-Anästhetika [17].

Benzodiazepinderivate

Benzodiazepine haben weitgehend die Barbiturate aus der Anästhesie verdrängt. Extrem divergierende pharmakokinetische Eigenschaften der Benzodiazepine lassen eine Austauschbarkeit einzelner Vertreter der Stoffgruppe durch andere nur begrenzt zu [8]. Wirkungseintritt, -dauer und -verlust werden zum einen von den physikochemischen Eigenschaften (Geschwindigkeit der Penetration von Membranen, z. B. Blut-Hirn-Schranke) und von der Eliminationsrate bestimmt. Nach oraler Applikation wird z. B. das polare Oxazepam langsamer als das unpolare, lipophile Diazepam oder Midazolam systemisch verfügbar. Bei einmaliger Applikation bestimmt neben der Elimination v. a. die Geschwindigkeit der Rückverteilung aus dem Gehirn in die Peripherie die Wirkdauer. Midazolam und sein aktiver Metabolit α-Hydroxymidazolam werden mit einer Halbwertszeit von 2–4 h nach Glucuronidierung eliminiert. Mittellang wirksame Benzodiazepine wie Oxazepam, Lorazepam und Lormetazepam werden weitgehend als inaktive Glucuronide mit Halbwertszeiten von 10–20 h ausgeschieden. Flunitrazepam unterliegt einem komplexen Stoffwechsel und wird mit Halbwertszeiten von 10–25 h inaktiviert und eliminiert.

Diazepam wird in aktive demethylierte Metabolite mit z. T. langen (z. B. Nordiazepam), z. T. mittellangen Halbwertszeiten (z. B. Oxazepam, Temazepam) umgewandelt und mit biologischen Halbwertszeiten von 30–45 h eliminiert [2, 8]. Langwirkende Benzodiazepine neigen zur Kumulation, sind schlecht steuerbar und eignen sich normalerweise nicht zur TIVA, da mit stark verlängerten postoperativen Nachwirkungen gerechnet werden muß. Injektionen und Dauerinfusionen von Midazolam dagegen werden erfolgreich als eine von mehreren Komponenten (Opioide, Propofol, Ketamin, Stickoxydul, Muskelrelaxanzien) dafür eingesetzt. Bei Patienten mit eingeschränkter Myokardkontraktilität, bei Hypovolämie und höherem Alter sind allerdings häufiger stärkere Blutdruckabfälle und Bradykardien beobachtet worden [10]. Bei ateminsuffizienten Patienten kann eine Hypoventilation oder Atemdepression zentral ausgelöst werden und postoperativ persistieren. Thrombophlebitische Komplikationen, wie sie bei Diazepam und anderen Lösungsvermittler enthaltenden Präparaten nach i. v.-Gabe zu 20–40 % beobachtet werden, spielen bei Midazolam nur eine geringe Rolle (2 %). Eine individuelle Dosistitration erscheint wegen stark variierender Wirksamkeit unumgänglich [3]. Die mittellangwirksamen Benzodiazepinderivate werden (neben Diazepam) v. a. zur Prämedikation eingesetzt. Kurzwirkende Derivate wie Midazolam und besonders Triazolam sollen präoperativ gehäuft Reboundphänomene und verstärkte Angst hervorrufen, wenn sie am Vorabend zur Prämedikation verabreicht werden [4]. Diazepam eignet sich besonders zur Langzeitsedierung unter intensivmedizinischen Bedingungen.

Thio- und Barbiturate

Thiopental und Methohexital sind gut wasserlöslich und relativ stabil in gelöster Form. Eine Lösung von Thiopental 2,5 % (pH > 10) kann allerdings starke Reizungen hervorrufen, wenn sie paravenös appliziert wird. Bewußtseinsverlust tritt nach den üblichen Dosen von Thiopental (3–6 mg/kg KG i. v.) innerhalb von 10–15 s auf, da der Stoff bei einem pk_a-Wert von 7,6 zum Großteil (60 % bei pH 7,4) als diffusible freie Base vorliegt und wegen der hohen Lipophilie rasch ins ZNS eindringt. Methohexital ist etwas weniger lipophil, bei pH 7,4 weniger ionisiert und 2- bis 3mal stärker wirksam als Thiopental. Nach Injektion von Methohexital kann vorübergehend ein Exzitationszustand auftreten (Myoklonus, Schluckauf). Nach 5–10 min ist die ZNS-Konzentration von Thiopental und Methohexital durch Umverteilung in Muskel- und Fettgewebe soweit abgesunken, daß das Bewußtsein wieder auftritt (initiale Halbwertszeit $t_{1/2}$ im Plasma 3 min). Während die Kinetik der Rückverteilung für beide Stoffe ähnlich rasch ist, wird Thiopental ($t_{1/2}$ 10–12 h) bedeutend langsamer eliminiert als Methohexital ($t_{1/2}$ 3–5 h). Volle Rückbildung der ZNS-Depression nach Dosen zur Induktion und besonders nach kontinuierlicher Infusion kann daher bei Methohexital rascher voranschreiten. Bewußtseinsverlust und Amnesie sind typische erwünschte Wirkungen der Barbiturate, aber eine antianalgetische Wirkung kann reflektorisch zu Blutdrucksteigerungen und Tachykardien Anlaß geben. Negative Inotropie, Vasodilatation (beide gefolgt von Blutdruckabfall und Tachykardie) und Atemdepression sind typische unerwünschte Effekte, ebenso die postoperativ anhaltende Sedation. Bei Porphyria variegata und akut intermittierender Porphyrie dürfen beide Stoffe nicht appliziert werden, um die Auslösung lebensbedrohlicher, generalisierter nervaler Demyelinisierung zu vermeiden [6].

Propofol

Propofol [5, 9, 14] ist ein sehr lipophiles Alkylphenolderivat, das in einer Emulsion aus Sojaöl und Eiphosphatid angeboten wird. Die Emulsion soll nicht über 25 °C gelagert, aber auch nicht unter 0 °C abgekühlt werden und vor Gebrauch geschüttelt und nicht mit anderen Stoffen oder Lösungen (außer Detrose 5 %) infundiert werden. Nach Bolusdosen von 2 mg/kg KG (Dosistitration mit 20–40 mg alle 10 s) setzt die hypnotische Wirkung innerhalb 1 min ein. Zur Aufrechterhaltung des Bewußtseinsverlusts bei ca. 85 % der Patienten werden ca. 9 mg/kg KG pro h benötigt. Ein typisches Schema ist die Infusion mit 12, dann 9 mg/kg KG pro h für je 15 min, gefolgt von 6 mg/kg KG pro h [5]. Nach Bolusinjektion wird die ZNS-Propofolkonzentration durch Umverteilung ($t_{1/2}$ 2 min) erniedrigt. Die terminale Eliminationshalbwertszeit beträgt 3–7 h, bei älteren Menschen und längeren Infusionen ist sie noch länger. Propofol wird nach hepatischer Metabolisierung als Glucuronid oder Sulfat v. a. renal eliminiert. Die Einleitung der Anästhesie erfolgt ohne Exzitationsphase. Neben einer typischen transitären Atemdepression oder Apnoe treten v. a. bei älteren Menschen gehäuft Blutdruckabfälle auf, die oft stärker sind als nach Thiopental

[5]. Eine Bradykardie kann als Folge einer zentralen parasympathomimetischen Wirkung v. a. in Kombination mit Opioiden und Suxamethonium auftreten [14]. Der intraokulare Druck wird erniedrigt. Die Aufwachphase setzt rasch nach Ende einer Dauerinfusion ein und ist nach 15–40 min beendet. Die Anästhesie mit Propofol wird von Patienten als angenehm beschrieben, möglicherweise wegen stimmungshebender Eigenschaften. Bei Epileptikern wird zu Vorsicht geraten, da Berichte über postoperative Krampfepisoden vorliegen [1]. Am Ort der Injektion in kleine Venen treten Schmerzen auf, die durch Beimengung oder Vorinjektion kleiner Lidocaindosen verhindert werden können. Gegenüber der Anwendung von Methohexital oder Thiopental zur Anästhesieeinleitung werden die Kosten durch Verwendung von Propofol mindestens verdoppelt [1].

Ketamin

Es handelt sich um das Razemat einer lipophilen Verbindung mit einem asymmetrischen C-Atom, die in Form zweier optischer Enantiomere vorliegt, von denen das S-Isomer stärker anästhetisch wirkt [12]. Die pharmakodynamischen Eigenschaften von Ketamin unterscheiden sich von denen anderer Injektionsanästhetika. Die Wirkung ähnelt der einer Neuroleptanalgesie und ist als dissoziative Anästhesie bezeichnet worden, die durch einen Zustand der Immobilität und Amnesie bei stark analgetischer Wirkkomponente gekennzeichnet ist. Der Verlauf der Plasmakonzentration ist durch eine schnelle initiale Verteilungsphase ($t_{1/2}$ 30 s), eine Rückverteilungsphase ($t_{1/2}$ 5 min) und eine terminale Eliminationsphase von 2–3 h gekennzeichnet. Nach Injektion von 1–3 mg/kg KG dauert die Bewußtlosigkeit etwa 15 min und wird überdauert durch die Analgesie (Dauer 40 min) und Amnesie (1–2 h). Zur Aufrechterhaltung einer Anästhesie sind 0,03 mg/kg KG pro min in Kombination mit einer Propofolinfusion verwendet worden [7]. Bereits früher ist es in Kombination mit Midazolam zur i. v.-Anästhesie angewendet worden. Intraoperative und postoperative Anstiege von Blutdruck und Herzfrequenz als Folge einer Katecholaminausschüttung und weitere Zeichen einer Exzitation und psychotomimetischen Reaktion kommen häufig vor. Diese unerwünschten Wirkungen treten seltener auf, wenn Ketamin mit Benzodiazepinderivaten oder Propofol kombiniert appliziert wird. Pancuronium scheint als Muskelrelaxans wegen seiner atropinartigen unerwünschten Wirkung und der darauf zurückzuführenden Tachykardie weniger zur Kombination mit Ketamin geeignet als Vecuronium [14].

Etomidat

Etomidat [15] ist ein starkes Anästhetikum ohne analgetische Eigenschaften. Es wird zur Einleitung einer Anästhesie in Verbindung mit einem Opioid oder Midazolam und einem Stabilisationsblocker injiziert. In der Dosis 0,3 mg/kg KG wirkt es etwa 5–10 min lang hypnotisch. Die Wirkung endet nach

Rückverteilung des Stoffes aus dem ZNS in die Peripherie (initiale $t_{1/2}$ etwa 3 min). Die terminale Eliminationshalbwertszeit beträgt 4 h. Zur Aufrechterhaltung einer Anästhesie werden etwa 10–40 µg/kg KG pro min benötigt [14]. In Kombination mit einem Benzodiazepin oder Relaxans werden unwillkürliche Muskelbewegungen als Zeichen einer Exzitation unterdrückt, die sonst zu etwa 30 % auftreten. Außer einem geringen Blutdruckabfall wurden keine kardiovaskulären Effekte beobachtet. In der Aufwachphase können sich Übelkeit und Erbrechen einstellen. Mit neueren Zubereitungen werden venöse thromboembolische Erscheinungen nur noch selten beobachtet. Es ist über erhöhte Mortalität als Folge einer Hemmung der Steroidsekretion nach Kurz- und Langzeitanwendung berichtet worden [14].

Opioide

Opioide sind nicht nur starke Analgetika, sondern in hohen Dosen auch potente Anästhetika, die Bewußtseinsverlust hervorrufen und vegetative Reflexe infolge Intubation und chirurgischer Maßnahmen unterdrücken, ohne stark kardiodepressiv zu wirken [16]. Fentanyl (25–100 µg/kg KG) und Sufentanil (7,5–15 µg/kg KG) werden zur Einleitung einer Anästhesie verwendet. Während niedrige Dosen von Fentanyl infolge Rückverteilung aus dem ZNS in periphere Kompartimente relativ rasch ihre analgetische Wirkung verlieren, kommt es nach Applikation höherer, anästhetischer Dosen erst nach Verzögerung zur Rückbildung der Wirkung, da trotz Umverteilung noch genügend hohe ZNS-Wirkspiegel vorhanden sind und dann die Eliminationshalbwertszeit (3–6 h) bestimmend für den Wirkverlust wird. Entscheidend ist dabei nicht die hohe metabolische Kapazität der Leber, sondern der langsame Rücktransport der lipophilen Opioide aus Muskulatur und Fett. Wirkungseintritt und -verlust erfolgen etwas rascher mit Sufentanil als mit Fentanyl, und der Verlust des Bewußtseins scheint etwas zuverlässiger aufzutreten und die postoperative Atemdepression weniger ausgeprägt zu sein. Alfentanil ist auf molarer Basis weniger stark wirksam als Fentanyl. Es liegt wegen eines niedrigen pk_a-Wertes bei pH 7,4 zu 90 % als diffusible freie Base vor und kann rasch die Blut-Hirn-Schranke durchdringen. Infolge rascher Umverteilung und schneller Elimination hält die Wirkung einer Bolusinjektion weniger als 15 min lang an. Die kurze Eliminationshalbwertszeit ist trotz relativ geringer metabolischer Kapazität der Leber möglich wegen eines geringen Verteilungsvolumens und stellt die Basis dafür dar, daß Alfentanil auch zur TIVA als Dauerinfusion appliziert werden kann, ohne daß es zu einer Kumulation kommt. Wie nach Fentanyl und Alfentanil tritt auch nach Gabe von Sufentanil eine Rigidität der Brustmuskulatur auf, und die kardiovaskulären unerwünschten Wirkungen (Bradykardie) sind gering. Postoperativ sind Atemdepression sowie Übelkeit und gelegentliches Erbrechen bedeutsam und können mit Opioidantagonisten reduziert werden.

Muskelrelaxanzien

Pancuronium wird in einer Initialdosis von 0,04–0,1 mg/kg KG appliziert und als bisquaternäre Ammoniumverbindung mit Steroidstruktur z. T. renal eliminiert. Seine Eliminationshalbwertszeit (ca. 2 h bei guter Nierenfunktion, Wirkdauer 20–40 min) hängt (wie die von Alcuronium) von der renalen Clearance ab, die häufig mit dem Alter des Patienten geringer wird. Vecuronium [14, 16] unterscheidet sich von Pancuronium durch das Fehlen einer Methylgruppe am Stickstoff eines Piperidinrings und verfügt über je einen tertiären, aber protonierten, und quaternären Stickstoff und unterscheidet sich in der Pharmakokinetik von Pancuronium. Bei einer Initialdosis von 0,08–0,1 mg/kg KG setzt die Wirkung rascher ein und klingt schneller ab als die von Pancuronium. Vecuronium wird großenteils nach hepatischer Metabolisierung in der Galle ausgeschieden. Atracurium wird in einer Initialdosis von 0,4–0,5 mg/kg KG appliziert und teilweise durch eine von der metabolischen Kapazität des Organismus unabhängige, chemische Reaktion inaktiviert (Hoffmann-Abbau). Es ist bei einer Eliminationshalbwertszeit von 20 min besonders gut steuerbar und für eine Dauerinfusion daher gut geeignet. Atracurium führt nach hohen, rasch injizierten Dosen zu Hautreaktionen und Hypotension.

Synergismus von Pharmaka bei der TIVA

Die Vorteile der Kombination von verschiedenen Anästhetika miteinander und mit Opioiden sowie Muskelrelaxanzien sind auch bei der TIVA nicht von der Hand zu weisen [11]. Nach Gabe von Opioiden werden geringere Dosen von Anästhetika zur Einleitung benötigt. Bei einer kombinierten Applikation von Ketamin und Midazolam wird ein stabileres Kreislaufverhalten beobachtet als nach isolierter Anwendung beider Stoffe. Dies trifft auch auf die Kombination von Propofol mit Ketamin zu [13], wobei unerwünschte Wirkungen der Einzelsubstanzen (Hypotension nach Propofol, psychomimetische Wirkungen von Ketamin) reduziert waren. Gegenseitige Wirkungsverstärkungen einzelner Wirkstoffe mögen z. T. auf einem additiven Effekt, manchmal allerdings auch auf überadditiven, potenzierenden Synergismen (wie im Fall der Kombination von Opioiden mit Benzodiazepinen und Etomidat) beruhen [11]. In manchen Fällen sind solche Interaktionen auf pharmakokinetische Interferenzen zurückzuführen wie zwischen Fentanyl und Etomidat und vielleicht auch zwischen Alfentanil und Propofol [5].

Literatur

1. Anon (1990) i. v.-Anästhetikum Propofol (Disoprivan). Arzneitelegramm 5: 44
2. Anon (1991) Zur Auswahl von Benzodiazepinen in der Anästhesie. Arzneitelegramm 5: 43
3. Anon (1991) Mangelhafte Steuerbarkeit des Injektionshypnotikums Midazolam (Dormicum) war vor Einführung bekannt. Arzneitelegramm 6: 64

4. Anon (1991) Zur Marktrücknahme des Schlafmittels Triazolam (Halcion) in Großbritannien und Finnland. Arzneitelegramm 10: 86
5. Dundee JW, Clarke RSJ (1989) Propofol. Eur J Anaesthesiol 6: 5
6. Goodman Gilman A, Rall TW, Nies AS, Taylor P (eds) (1990) The pharmacological basis of therapeutics, 8. ed. Pergamon Press, Oxford New York
7. Guit JBM, Koning HM, Coster ML, Niemeijer RPE, Mackie DP (1991) Ketamine as analgesic for total intravenous anaesthesia with propofol. Anaesthesiology 46: 24
8. Klotz U (1988) Wirkungen und Nebenwirkungen der Benzodiazepine. Anästh Intensivther Notfallmed 23: 122
9. Langley MS, Heel RC (1988) Propofol. A review of its pharmacodynamic and pharmacokinetic properties and use as an intravenous anaesthetic. Drugs 35: 334
10. Lauven PM (1988) Benzodiazepine und Benzodiazepin-Antagonisten in der Anästhesie und Intensivmedizin. Anästh Intensivther Notfallmed 23: 121
11. McKay AC (1991) Synergism among i. v. anaesthetics. Br J Anaesth 67: 1
12. Reich DL, Silvay G (1989) Ketamine: an update on the first twenty-five years of clinical experience. Can J Anaesth 36: 186
13. Schüttler J, Schüttler M, Kloos S, Nadstawek J, Schwilden H (1991) Optimierte Dosierungsstrategien für die totale intravenöse Anaesthesie mit Propofol und Ketamin. Anaesthesist 40: 199
14. Skues MA, Prys-Roberts C (1989) The pharmacology of propofol. J Clin Anesth 1: 387
15. Wade A, Reynolds JEF (eds) (1989) Martindale: the extra pharmacopoeia, vol 29 A. Pharmaceutical Press, London
16. White PF (1988) Clinical pharmacology of intravenous induction drugs. Int Anesth Clin 26: 98
17. White PF (1989) Clinical uses of intravenous anesthetic and analgesic infusions. Anesth Analg 68: 161

Mit welchen Substanzen ist die totale intravenöse Anästhesie prinzipiell möglich und sinnvoll? Klinischer Aspekt

R. Dudziak

Einleitung

Die Antwort auf die erste Frage, mit welchen Substanzen die TIVA prinzipiell möglich ist, ist die einfachste und wird deshalb kurz sein. Läßt man die deutschsprachige Literatur des letzten Jahrzehnts zum Thema der TIVA Revue passieren, so ist nur eine Feststellung möglich. Sie lautet: die Methode der TIVA ist mit nahezu allen Substanzen, die hypnotisch und/oder analgetisch wirken und im Handel sind, versucht und veröffentlicht worden [2, 4, 5, 14, 17, 24, 25, 27, 29, 32–35]. Damit zeigten die Anästhesisten hierzulande, daß die Durchführung einer TIVA im Prinzip mit allen diesen Medikamenten möglich ist. Dieses Kunststück gelang unseren amerikanischen Kollegen bisher nicht. Bemerkenswerterweise halten sie sich in puncto TIVA mit Ausnahme der Kardioanästhesie immer noch sehr bedeckt.

Die Verknüpfung der Begriffe „möglich" und „sinnvoll" erweist sich schon bei flüchtiger Überlegung als eine harte Vorgabe, weil nicht alles, was möglich ist, zugleich auch sinnvoll sein muß. Daß dies tatsächlich auch in unserem Fach seine Gültigkeit hat, möge der Titel der Veröffentlichung eines Fallberichtes im *Anaesthesist* 1990: „Wach in totaler intravenöser Anästhesie" von Schäfer u. Marsch aus Basel verdeutlichen [24]. Da allein der Titel die Schwäche des Möglichen gegenüber dem Sinnvollen überdeutlich macht, ist es nicht notwendig, sich bei diesem Thema weiter aufzuhalten. Deshalb gehe ich zur 2. Frage über und unternehme den Versuch, zu erklären, welche Form der TIVA sinnvoll erscheinen könnte, und ob es eine solche gibt. Dabei stütze ich mich auf die Erkenntnis, die auch für die Narkoseführung gültig ist, daß nämlich ein bestimmtes Tun dann sinnvoll ist, wenn es sich im Einklang mit der Zielsetzung befindet und das Ziel ohne störende Begleitumstände oder gar Komplikationen erreichen läßt. Die Zielsetzung der TIVA läßt sich nach dem gegenwärtigen Wissensstand klar definieren. Das Ziel eines Narkoseverfahrens, das mit dem Ausschalten des Bewußtseins verbunden ist, sollte es sein, alle Abschnitte des zentralen Nervensystems so zu beeinflussen und auszuschalten, daß keine oder nur geringe afferente Impulsstimulationen durch Streß – hier im wesentlichen den Schmerz – und hormonelle oder metabolische Reaktionen von seiten des autonomen Nervensystems entstehen können. Wir wollen untersuchen, ob es mit Hilfe der TIVA möglich ist, diese Bedingungen zu erfüllen, und welche Mittel dem Anästhesisten für die Objektivierung und die Beurteilung der Güte eines i. v.-Narkoseverfahrens zur Verfügung stehen.

Für die Beurteilung der Qualität eines i. v.-Narkoseverfahrens stehen dem Arzt neben den vielen subjektiven nur wenige gute Beobachtungsparameter, von denen wir gegenwärtig glauben, sie seien objektiv, zur Verfügung. Es sind dies:
1. Das Bestimmen der Konzentration der Medikamente im Blut bzw. Plasma und ihrer Zuordnung zur Narkose- bzw. Schlaftiefe.
2. Das Ableiten und das Auswerten des EEG.
3. Das Messen der humoralen Antwort des Organismus mit Hilfe der Bestimmung von körpereigenen Bioaminen (Katecholamine, verschiedene Mediatoren des Stresses, Hormone usw.) im Plasma oder im Blut.

Konzentrationsbestimmung der Medikamente im Blut bzw. Plasma

Die Beobachtung der Konzentrationsverläufe eines bestimmten Medikamentes im Plasma und ihre Heranziehung zur Beurteilung einer adäquaten Anästhesie (insbesondere i. v.-Anästhesie) war Gegenstand vieler Untersuchungen [10, 16, 27]. Die Pharmakokinetik schien in der Lage zu sein, uns den Schlüssel zur Beantwortung der Frage nach den Möglichkeiten der Beurteilung der ausreichenden Narkose oder Analgesietiefe in die Hand geben zu können. Je mehr klinische Untersuchungen zu diesem Thema vorlagen, desto deutlicher war es, daß sich diese Hoffnung wahrscheinlich nicht erfüllen wird. Abbildung 1 zeigt die Problematik, mit der pharmakokinetische Untersuchungen verbunden sind. Bei 90 Patienten in 3 Gruppen zu je 30 Patienten haben wir die zentralvenöse Konzentration von Thiopental, Hexobarbital und Methohexital in dem Augenblick gemessen, in dem die Patienten auf Aufforderung über einen Kopfhörer nach einer einmaligen i. v.-Injektion dieser Medikamente die Augen wieder öffneten, d. h. ansprechbar wurden. Die Patienten waren am Tag zuvor sehr eingehend über das Verfahren informiert worden.

Die Ergebnisse zeigen überdeutlich 2 Phänomene:
a) Die Aufwachzeit der Patienten war trotz vergleichbarer Dosierung der einzelnen Medikamente sehr verschieden.
b) Die Konzentration des jeweiligen Barbiturats im Blut des ansprechbaren und wachen Patienten streute sehr. Es gab in unserer Studie Patienten, die mit einer sehr niedrigen Blutkonzentration des Anästhetikums erst nach 450 s aufwachten, und solche, die mit einer wesentlich höheren Konzentration des Barbiturats bereits nach 70 s wach waren.

Die Ergebnisse dieser Studie lassen die vorläufige Feststellung zu, daß die Konzentration der Barbiturate im Blut keine Aussage über den Vigilanzzustand des Patienten gestattet. Zu sehr ähnlichen Ergebnissen jedoch in bezug auf die Analgesiequalität kam seinerzeit Lehmann [16], als er eine breite Streuung intraoperativer Minimalblutspiegel von Fentanyl zeigen konnte und deren Aussagekraft als Indikatoren der nachlassenden Analgesie in Frage stellte. Mit einer ausreichenden Gewißheit können wir deshalb sagen, daß die gemessene Plasmakonzentration von Analgetika und i. v.-Anästhetika von der Konzentration, die am Wirkort dieser Medikamente herrscht – und zwar im wesentlichen

Mit welchen Substanzen ist die totale i.v. Anästhesie möglich und sinnvoll? 127

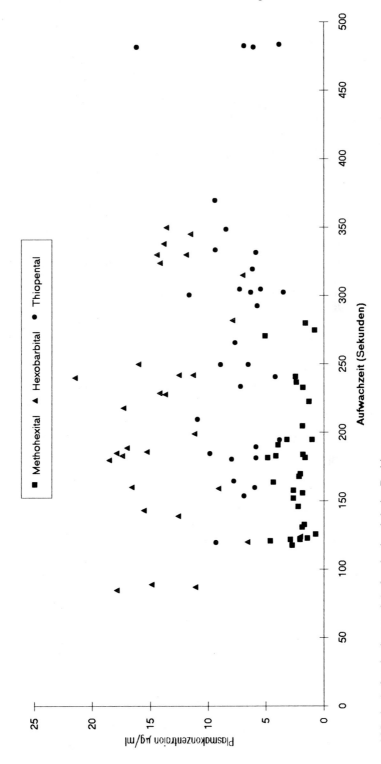

Abb. 1. Aufwachzeiten und Aufwachspiegel dreier Barbiturate

im Bereich des zentralen Nervensystems –, verschieden sein muß. Da wir die Konzentration am Ort der essentiellen Wirkung nicht messen können, sind Aussagen über die Ursache der offensichtlichen Konzentrationgradienten z. Z. eine reine Vermutung.

Ableiten und Auswertung des EEG

Das Ableiten des EEG für die Beurteilung der Qualität und der Tiefe einer Narkose ist ein Verfahren, das seit vielen Jahren praktiziert wird [3, 6, 7, 9, 13, 15, 21, 22, 23, 26, 28, 30, 31, 33]. In der deutschsprachigen Literatur unternahm Kugler 1981 den Versuch, i. v.-Anästhetika (Hypnotika, Neuroleptika, Analgetika usw.) im Hinblick auf deren Affinität zu den einzelnen Abschnitten des Gehirns zu klassifizieren [15]. Tabelle 1 zeigt zusammenfassend die Zuordnung funktioneller Bezirke des ZNS zu den in diesen Bereichen wirkenden Medikamenten. Daraus ist zu ersehen, daß verschiedene, für die Durchführung einer TIVA in Frage kommende Anästhetika oder Analgetika in verschiedenen Arealen des Gehirns ihre Angriffspunkte haben. Sie können – wie es Barbiturate tun – alle wichtigen Abschnitte des ZNS homogen beeinflussen oder, wie z. B. Ketamin, nur das Telenzephalon und die schmerzleitenden Strukturen des Thalamus beeinflussen und andere Strukturen unberührt lassen. Folgerichtig ist einleuchtend, daß bei verschiedenen Formen einer i. v.-Anästhesie, bei denen nicht das gesamte ZNS beeinflußt wird und bestimmte Bezirke des ZNS unberührt bleiben, spezifische EEG-Verhalten verursacht werden. Pichlmayr et al. haben dieses Verhalten 1983 in dem Buch *Das Elektroenzephalogramm in der Anästhesie* ausführlich beschrieben [21].

Tabelle 1. Wirkung von Anästhetika auf einzelne Hirnabschnitte. (Nach [15])

Anästhetika	Wirkstoff(gruppe)
1) Holenzephal wirkende Anästhetika – Telenzephalon – Dienzephalon – Mesenzephalon	Barbiturate (Propofol?)
2) Telenzephal-dienzephal wirkende Anästhetika – Telenzephalon – Dienzephalon, aber: nur schmerzleitende Strukturen des Thalamus	Ketamin
3) Telenzephal wirkende Anästhetika – Telenzephalon, aber: vorwiegend Großhirnrindenaktivität mit rein hypnotischer Wirkung	Hypnomidate
4) Dienzephal-mesenzephal wirkende Anästhetika – Teile des Dienzephalon – Teile des Mesenzephalon Dienzephal-mesenzephal und peripher wirkende Analgetika	Neuroleptika Fentanyl Sufentanyl

Die führenden Kennzeichen der EEG-Wellenmuster in Narkose, – die Kugler mit denen des Komas gleichsetzt, – werden von ihm als periodisch langsame Gruppen und niedrige Strecken beschrieben. Solche Stadien können nur bei Anwendung sehr hoher Dosierungen von i. v.-Anästhetika erreicht werden. Pichlmayr benötigt hierfür (Dominanz der δ- und ϑ-Wellen) einen i. v.-Bolus von 14 mg/kg KG Hexobarbital. Mit 7 mg/kg KG Thiopental erreichen dieses Stadium nur 76% der untersuchten Patienten und mit 1 mg/kg KG Methohexital nur 66,7%.

Die Veröffentlichungen über die Nutzung der EEG-Spektren für die Beurteilung der Narkosetiefe zeigen somit, daß für das Erreichen eines, wie Pilchmayr schreibt, „suffizienten Stadiums der Narkose" schon bei der Einleitung hohe oder sehr hohe Gesamtmengen des Anästhetikums notwendig sind. Diejenigen Autoren, die sich so selektiv mit der Zuordnung der EEG-Spektren der Narkosetiefe beschäftigten, erwähnen selten, daß unter den Bedingungen des suffizienten Stadiums der Narkose das Myokard bei den meisten i. v.-Anästhetika sein Tribut zahlen muß – kenntlich an starken Abfällen des arteriellen Drucks. Das Begehren des Anästhesisten, langsame EEG-Frequenzen zu erreichen, wird deshalb in vielen Fällen vorzeitig durch die negativ-inotrope Wirkung des i. v.-Anästhetikums zunichte gemacht.

Die Problematik der Heranziehung des EEG für die Beurteilung der Narkosetiefe ist bei der Anwendung der i. v.-Narkosemittel zusätzlich darin zu sehen, daß hier – anders als bei den Inhalationsanästhetika – das EEG nicht die Narkosetiefe, sondern die Schlaftiefe registriert. Da bekanntlich der Schlaf fast ausschließlich aus der Komponente Vigilanz mit ihren verschiedenen Stufen besteht, die Narkose jedoch unabdingbar zusätzlich zu der Vigilanz über die Analgesiekomponente verfügen muß, geben uns die Beobachtungen der EEG-Veränderungen bei Anwendung reiner Hypnotika ausschließlich Auskunft über die Schlaftiefe, nicht aber über die Tiefe der Narkose. Daß die EEG-Analyse sich zwar für die Steuerung der Schlaftiefe, nicht aber für die Beurteilung der Qualität einer i. v.-Narkose eignet, zeigten 1989 Suttmann et al. [33] am Beispiel der i. v.-Propofolanästhesie. Diese Arbeit enthält u. a. 2 wichtige Hinweise:

a) Zeichen einer Verflachung der Schlaftiefe im Verlauf einer kontinuierlichen Infusion von Propofol treten im EEG häufig auf. Sie müssen vom Anästhesisten entweder durch die Nachinjektion von Fentanyl oder Propofol und Fentanyl behandelt werden.

b) Der Verbrauch von Fentanyl war bei Suttmann et al. [33] unabhängig von dem erreichten EEG-Stadium und betrug in der Gruppe des sog. flachen Schlafstadiums bei einer Erhaltungsdosis von im Mittel 56,05 µg/min · kg KG Propofol 0,32 mg Fentanyl und bei eine Erhaltungsdosis von 132,0 µg/min · kg KG Propofol 0,3 mg Fentanyl.

Eine Reaktion des Anästhesisten, die erst dann erfolgen kann, wenn eine Streßreaktion des Körpers sich durch die Veränderung des EEG im Sinne der Verflachung des Schlafstadiums bemerkbar gemacht hat, deckt sowohl die Schwächen der Anästhesiemethode als auch der Überwachungsmethode auf. Suttmann et al. machen in der zitierten Veröffentlichung keine Angaben darüber, wie häufig im Durchschnitt Nachinjektionen von Propofol und/oder Fentanyl erfolgten. Den Abbildungen dieser Arbeit (Abb. 2 und 3), die einen Einzelverlauf darstellen, ist zu entnehmen, daß die Nachinjektionen unabhängig davon waren, ob ein sehr flaches oder besonders tiefes Schlafstadium angestrebt wurde. Deren Häufigkeit betrug bei beiden Verfahren 14 bzw. 15 Nachinjektionen in etwa 150 min.

Wollte man unter Zuhilfenahme dieser Veröffentlichung [33] die Frage beantworten, ob sich das Propofol für i. v.-kontinuierliche Anästhesie eignet oder nicht und ob das EEG die Lösung unserer Wünsche bezüglich der Überwachung der Narkosetiefe bedeutet, so wäre dies ohne einige Vorbehalte sicher nicht möglich. Dies gilt, wie kürzlich von Dweyer et al. [6] mitgeteilt wurde, auch für Inhalationsanästhetika entsprechend.

Mit der Einführung rechnergestützter Analysen des EEG und der Möglichkeit der Ermittlung der sog. „spectral edge frequency (SEF)" [9, 22, 23] erhoffte man, eine wesentlich genauere Zuordnung der Schlaftiefe zu den prozentualen Veränderungen der SEF und damit eine bessere Steuerung der Narkose erzielen zu können [7, 13, 28].

Diese Hoffnung hat sich, wie Publikationen von Stansky et al. (1989) [31] und kürzlich von Kearse et al. (1991) [13] zeigten, nicht erfüllt. Zur Zeit wird versucht, mit der bispektralen Analyse des EEG hierzulande z. B. mit CATEEM-Methode diesem Ziel näher zu kommen.

Zusammenfassend muß leider festgestellt werden, daß das EEG die Hoffnungen einer verläßlichen Kontrolle der Narkosetiefe mit keiner seiner heutigen technisch möglichen Varianten erfüllt hat.

Messung der humoralen Antwort des Organismus mit Hilfe der Bestimmung von körpereigenen Bioaminen im Plasma oder Blut

Die metabolische Antwort des Organismus als ein Parameter für die Beurteilung der Streßabschirmung – im wesentlichen der Herabsetzung der Schmerzempfindung – gewann in den 80er Jahren eine zunehmende Bedeutung. Im wesentlichen handelte es sich um die Messung von Katecholaminen, Glukokortikoiden, Wachstumshormonen, Hormonen der Schilddrüse sowie Metaboliten des Kohlenhydrate-, Fett- und Eiweißstoffwechsels, deren Konzentrationsverhalten einer streßfreien oder nicht zufriedenstellenden Schmerzabschirmung des Organismus zugeordnet wurde [1, 17, 19, 20, 29]. Eine Bilanz der Ergebnisse und eine ausgezeichnete Übersicht über die gegenwärtigen Erkenntnisse auf diesem Gebiet findet sich in einem Reviewartikel von Weissman [36]. Die aufwendige Bestimmung mancher Parameter schränkt die Bedeutung der hormonellen Antwort des Organismus auf den Streß ein. Da die Ergebnisse der Untersuchung erst nach Stunden oder Tagen zur Verfügung stehen, lassen sie sich für die Beurteilung der Güte einer Narkosemethode nur ex post verwenden. Insbesondere Philbin et al. [19, 20] haben wir die Erkenntnis zu verdanken, daß die Messung der sog. Streßparameter ebenfalls keine zuverlässige Antwort auf die Frage „How much is enough?" (in der Opioidanästhesie) gestattet. Die Tatsache, daß sie selbst bei sehr hohen Blutkonzentrationen von Opioiden eine

Mit welchen Substanzen ist die totale i.v. Anästhesie möglich und sinnvoll? 131

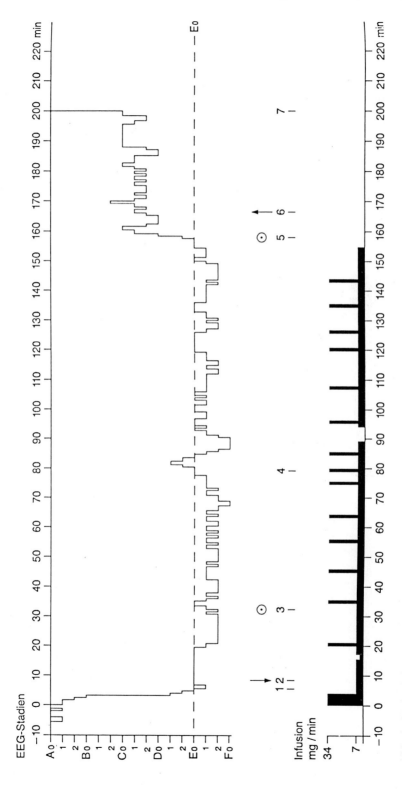

Abb. 2. Verlauf einer Narkose mit 14 Nachinjektionen

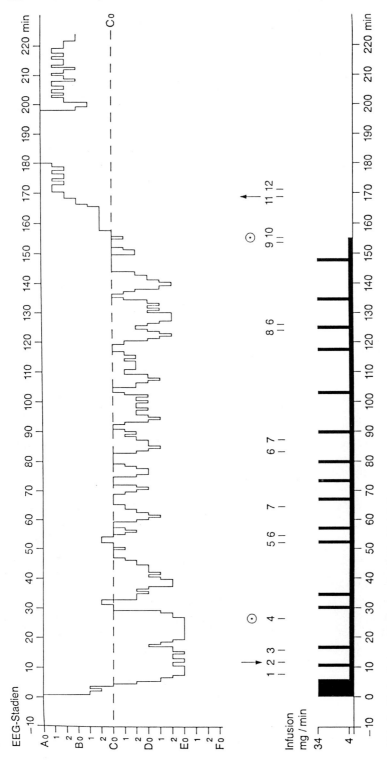

Abb. 3. Verlauf einer Narkose mit 15 Nachinjektionen

hormonelle Streßantwort gefunden haben, veranlaßte die Herausgeber der Zeitschrift *Anesthesiology* zu der berechtigten Frage: „Does opioid anesthesia exist?" [11], womit der Anschluß zu der mir gestellten Frage nach der sinnvollen Methode einer i. v.-Anästhesie zwar geschaffen ist, aber eine zufriedenstellende Antwort immer noch nicht gegeben werden kann.

Die vollzogene Darstellung der einzelnen Objektivierungsmöglichkeiten der Qualität einer TIVA zeigt, daß uns solche Parameter immer noch fehlen. Es kommt als Wesentliches hinzu, daß die im klinischen Gebrauch befindlichen i. v.-Narkosemittel abhängig von der angewandten Dosierung entweder als reine Hypnotika ohne analgetische Komponente oder als Hypnotika und Analgetika zugleich bezeichnet werden können. Dies trifft z. B. für Propofol zu, dessen Konzentration im Blut bei alleiniger Anwendung für die Narkose etwa 9,4 µg/ml betragen muß, während sie in Kombination mit Fentanyl 0,04 µg/kg · min = etwa 0,5 mg Fentanyl in 20 min auf ⅓ reduziert werden kann.

Solche Erkenntnisse werden mit Hilfe sehr aufwendiger Meßmethoden gewonnen, über die wir im Operationssaal nicht oder nur selten verfügen. Rezepte, die uns die Anwendung einer sinnvollen Kombination von Analgetika und Hypnotika empfehlen, sind keine Garanten für das Gelingen einer jeden Anästhesie. Sie bleiben immer nur Richtlinien, die bei dem einen Patienten Reaktionen im Sinne einer zu tiefen, bei dem anderen dagegen einer zu flachen Narkose mit sich bringen können, ohne daß wir dafür eine plausible Erklärung finden werden. So entsteht bei vielen Varianten der TIVA das Bild der sog. alpinen Anästhesie, bei der Blutdruckanstiege den Blutdruckabfällen wie die Bergspitzen den Bergtälern folgen, sofern im Narkoseprotokoll keine Schönheitskorrekturen vorgenommen werden. Da wir über keine fortlaufende objektive Beurteilung der Güte einer TIVA verfügen, ist die Antwort auf die Frage, welche Methode wirklich sinnvoll ist, nicht möglich. Bei einer genügenden Bereitschaft zur Selbstkritik müssen wir zugeben, daß eine ideale Kombination von Medikamenten für die TIVA bisher noch nicht gefunden wurde. Die Abbildung 4 zeigt die häufigsten Kombinationen von i. v.-Anästhetika, die sich in zahlreichen Veröffentlichungen als möglich und nach Meinung der Autoren immer als sinnvoll erwiesen haben.

Es handelt sich um über 45 verschiedene Kombinationen, die bei in die Hunderte von Tausenden gehenden Zahl von Anästhesien zur Anwendung kamen. „De gustibus non est disputandum", sagten schon die Römer, und man sollte ihnen auch nach 2000 Jahren diesbezüglich Recht geben. Wir richten bei den Patienten mit der Kombination von Opioiden und Barbituraten, verschiedenen Analgetika und Benzodiazepinen, Ketaminen und Benzodiazepinen oder Propofol und Analgetika sicher keinen Schaden an und machen damit eine ganz ordentliche Betäubung, eine „ideale" Anästhesie führen wir mit ihnen jedoch nicht durch.

Abschließend soll die Frage „Was ist aus der Neuroleptanalgesie (NLA) geworden?" beantwortet werden. Die NLA ist 1967 noch als das damals „beste Anästhesieverfahren" in der Literatur apostrophiert worden [25]. 12 Jahre später begrub ein führender Anästhesist mit dem Satz „Die NLA ist tot, es lebe die Benzodiazepam-Analgesie" diese Methode [18]. Warum fragt man 12 Jahre nach diesem Urteil plötzlich danach, was aus der Methode geworden ist? Sollte

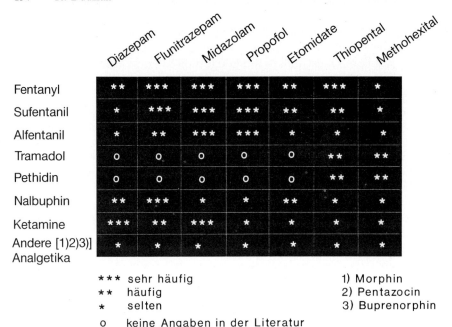

```
***  sehr häufig            1) Morphin
**   häufig                  2) Pentazocin
*    selten                  3) Buprenorphin
o    keine Angaben in der Literatur
```

Abb. 4. Die häufigsten Kombinationen von i. v.-Anästhetika

damit bezweckt werden, daß die Neuroleptanalgesie wieder in Erinnerung gebracht wird?

A) Im Vergleich zu den Kombinationsmethoden des Fentanyls mit Benzodiazepinen und anderen Medikamenten konnten in bezug auf die gemessenen Streßparameter keine Unterschiede zwischen den einzelnen Verfahren gefunden werden.

B) Die Nachteile des Dehydrobenzperidols sind mehr emotional und weniger wissenschaftlich diskutiert worden. Insbesondere die gegenwärtige begeisterte Aufnahme des α_2-Agonisten Clonidin als Supplement der i. v.-Anästhesie läßt an viele vergleichbare Eigenschaften des Dehydrobenzperidols erinnern. An dieser Stelle sei ein Zitat aus der ersten Ausgabe meines Buches 1980 angeführt: „Wer heute die klassische Form der Neuroleptanalgesie – aus welchen Gründen auch immer – nicht anwenden will, jedoch auf den Gebrauch des Fentanyls nicht verzichten möchte, muß vor Narkosebeginn überlegen, mit welchem Medikament die Behandlung der peripheren Wirkung des Fentanyls durchgeführt werden soll."

Die Benzodiazepine haben diese Bedingung nicht erfüllt. Deshalb versucht man, sie mit Fentanyl und Clonidin zu kombinieren. Es ist eine Frage der Zeit, daß man auch das Dehydrobenzperidol mit α_2-Agonisten klinisch versuchen wird. Wer weiß, ob wir dann nicht doch zu den Methoden der Neuroleptanalgesie zurückkehren werden, mit denen in den 60er Jahren viele Patienten sehr erfolgreich anästhesiert wurden.

Literatur

1. Adams HA, Russ W, Börner U, Gips H, Hempelmann G (1987) Der Einfluß von Prämedikation und Fentanylgabe auf die endokrine Streß-Reaktion bei Halothan-Narkosen. Anästh Intensivther Notfallmed 22: 118–123
2. Bergman H (1978) Anwendung und Dosierung von Flunitrazepam im Rahmen der Allgemeinanästhesie. In: Klinische Anästhesiologie und Intensivmedizin, Bd 17. Springer, Berlin Heidelberg New York, S 130
3. Brandt L Cerebrales Monitoring in der Anästhesie. Bibliomed, Melsungen
4. Dähn H, Podlesch I (1988) Benzodiazepin-Ketamin-Kombinationsnarkosen. In: Tolksdorf W (Hrsg) Neue Aspekte zu Ketamin in der Anästhesie, Intensiv- und Notfallmedizin. Anästhesiologie und Intensivmedizin, Bd 198. Springer, Berlin Heidelberg New York Tokyo
5. Dimai W, Gattiker R, Schmid E (1976) Veränderungen der Kreislaufparameter bei der Anästhesie mit hochdosierten Fentanylgaben und Rohypnol in der Herzchirurgie. Anesth Reanim Prat 8: 197
6. Dweyer R, Rampil I, E.I. Eger II, Bennett HL (1991) The EEG does not predict movement in response to surgical incision an 1.0 MAC isoflurane. Anesthesiology 75: A1025
7. Erdmann K (1991) Möglichkeiten der EEG-Analyse mit dem Lifescan. Anaesthesist 40: 570–576
8. Glass P, Dyar O, Jhaveri R, Goodmann D, Goodale D (1991) TIVA-Propofol and combinations of propofol with Fentanyl. Anesthesiology 75: A44
9. Gottardis M, Schlager A, Benzer A, Hackl JM, Furtwängler W, Schmutzhard E (1991) Die „Spectral Edge Frequency". Anästh Intensivmed 32: 142–145
10. Hug CC Jr (1984) Pharmacokinetics of new synthetic narcotic analgesics. In: Estefanous FE (ed) Opioids in anesthesia. Butterworth, Boston, pp 50–60
11. Hug CC Jr (1990) Does opioid „anesthesia" exist? Anesthesiology 73: 1–4
12. Jewett BA, Tarasiuk A, Gibbs L, Kendig JJ (1991) Propofol and Barbiturates: Depression of nociceptive Neurotransmission in spinal cord. Anesthesiology 75: A589
13. Kearse L, Saini V, de Bros F, Chamoun N (1991) Bispectral analysis of EEG may predict anesthetic depth during narcotic induction. Anesthesiology 75: A 175
14. Kreuscher H, Hübner J (1979) Tranquanalgesie. Intravenöses Anästhesieverfahren mit Diazepam und Ketamin. Anesth Reanim Prakt 8: 155
15. Kugler J (1981) Elektroenzephalographie in Klinik und Praxis, 3. Aufl. Thieme, Stuttgart New York
16. Lehmann KA (1983) Fentanyl: Kinetik und Dynamik. Perimed, Erlangen
17. Luger ThJ, Fässler R, Gottardis M, Koller W, Mutz N (1989) Das Verhalten von hGH (Wachstumshormon, Human Growth Hormone) und Somatomedin C nach Narkoseeinleitung mit Propofol im Vergleich zu Diazepam und Thiopental. Anästh Intensivther Notfallmed 24: 226–230
18. Mayrhofer O (1979) „Quo vadis i. v.-Narkose"? Anästhesist 28: 1
19. Philbin DM, Rosow CE, Schneider RC, D'Ambra M, Freis E, Machaj V (1985) Sufentanil: a synthetic narcotic for total intravenous anaesthesia? In: Droh R et al. (eds) Anaesthesia – innovations in management. Springer, Berlin Heidelberg New York, pp 150–153
20. Philbin DM, Rosow CE, Schneider RC, Koski G, D'Ambra MN (1990) Fentanyl and sufentanil anesthesia revisited: how much is enough? Anesthesiology 73: 5–11
21. Pichlmayr I, Lips U, Künkel H (1983) Das Elektroenzephalogramm in der Anästhesie. Springer, Berlin Heidelberg New York
22. Rampil IJ, Matteo RS (1987) Changes in EEG spectral edge frequency correlate with the hemodynamic response to laryngoscopy and intubation. Anesthesiology 67: 139–142
23. Rampil IJ, Holzer JA, Quest DO, Rosenbaum SH, Correl JW (1983) Prognostic value of computerized EEG analysis during carotid endarterectomy. Anesth Analg 62: 186–192
24. Schäfer H-G, Marsch SCU (1990) Wach in totaler intravenöser Anaesthesie. Anaesthesist 39: 617–618
25. Schütz W (1967) 5 Jahre chirurgische Erfahrungen mit der Neuroleptanalgesie. In: Henschel WF (Hrsg) Klinik und Fortschritte. Schattauer, Stuttgart

26. Schwilden H, Stoeckel H (1980) Untersuchungen über verschiedene EEG-Parameter als Indikatoren des Narkosezustandes. Anästh Intensivther Notfallmed 15: 279–286
27. Schüttler J, Kloos S, Schwilden H, Stoeckel H (1988) Totale intravenöse Anästhesie mittels interaktiver Infusionsdosierung von Propofol und Alfentanil. In: Doenicke A, Frey P (Hrsg) Disoprivan. Ein neues intravenöses Hypnotikum zur Einleitung und Aufrechterhaltung der Narkose. Anaesthesiologie und Intensivmedizin, Bd 201, S 3
28. Sebel PS, Maynard DE, Major E, Frank M (1983) The cerebral function analysing monitor (CFAM). A new microprocessorbased device for the on-line analysis of EEG and evoked potentials. Br J Anaesth 55: 1265–1279
29. Seitz W, Lübbe N, Hamkens A, Verner L (1988) Endokrine Reaktionsmuster: Midazolam-Fentanyl-Anästhesie versus Inhalationsanästhesie. Anästh Intensivther Notfallmed 23: 61–68
30. Smith NT, Westover CJ, Quinn M, Benthuysen JL, Silver HD, Sanford TJ Jr (1985) An encephalographic comparison of alfentanil with other narcotics and with thiopental. J Clin Monit 1: 236–244
31. Stansky DR, Vuyk J, Ausems M (1989) Can the EEG be used to monitor anesthetic depth for Alfentanil with N_2O? Anesthesiology 67: A401
32. Stoffregen J (1983) Kombinationsnarkose mit kontrollierter 0,2 % Tramadolinfusion. Anästhesist 32 (Suppl V 3.6): 140
33. Suttmann H, Juhl G, Baur B, Morgenstern W, Doenicke A (1989) Visuelle EEG-Analyse zur Steuerung intravenöser Narkosen mit Propofol. Anästhesist 38: 180–188
34. Tarnow J, Hess W, Schmidt D, Eberlein HJ (1978) Wirkung von Flunitrazepam und Diazepam auf den Kreislauf koronarchirurgischer Patienten bei der Narkoseeinleitung und während der extrakorporalen Zirkulation. Springer, Berlin Heidelberg New York, Klinische Anästhesiologie und Intensivtherapie, Bd 17, S 119
35. Tolksdorf W (Hrsg) (1988) Ketamin: von der Mononarkose zur Kombinationsnarkose. In: Neue Aspekte zu Ketamin in der Anästhesie, Intensiv- und Notfallmedizin. Anaesthesiologie und Intensivmedizin. Springer, Berlin Heidelberg New York, S 27
36. Weissman CH (1990) Anesthesiology 73: 308–327

Applikationsmöglichkeiten der totalen intravenösen Anästhesie

J. Schüttler

Bei der konzeptionellen Erarbeitung von Dosierungsschemata für die Narkoseführung in der totalen intravenösen Anästhesie sind das pharmakodynamische Profil der verwendeten Pharmaka, deren pharmakokinetisches Verhalten und die voraussichtliche Dauer der durchzuführenden Narkose von ausschlaggebender Bedeutung für die Wahl der anzuwendenden Technik. Das pharmakodynamische Profil eines Pharmakons wird charakterisiert durch die sog. Konzentrations-Effekt-Beziehung. Dabei sind sowohl die Steilheit der Konzentrations-Effekt-Kurve, als auch eine evtl. vorhandene Hysterese zu beachten. Das pharmakokinetische Verhalten wird maßgeblich durch die Clearance (Eliminationsvorgänge) und die Verteilungsvolumina (Verteilungsvorgänge) bestimmt. Das Dosierungsregime hat sich darüber hinaus an der Art des operativen Eingriffs sowie an dessen voraussichtlicher Dauer und dem Grad der postoperativen Überwachung zu orientieren. Zusätzlich sollten Risikofaktoren und geänderte Eliminations- und Verteilungsvorgänge (z. B. bei geriatrischen Patienten oder bei Nieren- und Leberinsuffizienz) berücksichtigt werden.

Betrachtet man die klinische Einführung der kurzwirksamen Barbiturate Hexobarbital und Thiopental in den frühen 30er Jahren als Beginn der Ära der intravenösen Anästhetika, so muß man, was Dosierungskonzepte angeht, feststellen, daß bis heute in den meisten Fällen immer noch die Applikation einer oder mehrerer Bolusinjektionen *der* Dosierungs-Standard für die i. v.- Anästhesie ist. Diese Strategie wird bevorzugt angewendet als einmalige Gabe zum Zweck der Narkoseeinleitung mit Hypnotika wie Thiopental, Brevimytal, Etomidat oder Propofol. Repetitive Bolusinjektionen finden heute meistens bei der Kombinationsanästhesie mit volatilen Anästhetika und Opioiden, der sog. balancierte Anästhesie, Anwendung.

Eine initiale Sättigungsdosis von 0,25 mg Fentanyl wird von Repetitionen mit 0,05 mg alle 30 min gefolgt. Der bei dieser Dosierung in der Kombinationsnarkose mit Inhalationsanästhetika eher gleichmäßig ruhige Anästhesieverlauf läßt sich durch pharmakodynamische Gesetzmäßigkeiten erklären. Bei Fentanyl tritt das Maximum der Wirkung erst mit erheblicher Verzögerung auf. Diesen Effekt bezeichnet man als Hysterese. Ebenso folgt der Wirkungsverlust nur sehr gedämpft dem Blutspiegelabfall. Bei Alfentanil dagegen ist ein solcher ausgeprägter Hystereseeffekt nicht zu beobachten [3]. Der Verlauf der Wirkung entspricht fast deckungsgleich dem Blutspiegelverlauf und kann somit starke Schwankungen aufweisen [16]. Für die Dosierung bedeutet das, daß solche hysteresefreien Pharmaka bei entsprechend schneller Pharmakokinetik am sinnvollsten per infusionem verabreicht werden.

Die Anwendung von Infusionspumpen im Rahmen der Narkoseführung hat seit den 70er Jahren zunehmend an Bedeutung gewonnen. Im deutschsprachigen Raum wurde bereits 1969 von Stoffregen über die sog. Infusionsneuroleptanästhesie berichtet [20]. Mittels einer Mischung von Dehydrobenzperidol und Fentanyl in einer 500-ml-Infusionsflasche, wobei 2 unterschiedliche Droperidolkonzentrationen die Unterscheidung in eine „grüne" und „blaue" Infusionsflasche ausmachten, wurden damals Tropfinfusionsnarkosen durchgeführt. Zur technischen Durchführung wurde entweder eine Infusionspumpe mit Tropfenzähler, damals die IVAC 501-Pumpe, oder ein einfaches Infusionsdosierventil, das sog. I.V.-O-meter, benutzt.

Solche Infusionstropfnarkosen, die von uns nach den publizierten Schemata bei Hysterektomieoperationen durchgeführt wurden, ergaben bei Betrachtung des Kreislaufverhaltens eher zu flache Narkoseverläufe. Die mittels Blutspiegelbestimmungen von Fentanyl durchgeführten pharmakokinetischen Berechnungen wiesen im Wirkkompartiment für Fentanyl erst gegen Ende der Narkose eine ausreichende Fentanylmenge auf. Der zu flache Narkoseverlauf konnte ebenfalls durch das simultan durchgeführte EEG-Monitoring demonstriert werden. In gleicher Weise wie beim hämodynamischen Monitoring zeigte sich auch im EEG erst gegen Ende des Anästhesieverfahrens eine nahezu befriedigende Narkosetiefe. Aufgrund der durchgeführten pharmakokinetischen Berechnungen wurde deutlich, daß die Neuroleptanästhesie eben nicht – wie Stoffregen immer behauptete – nur durch die alleinige Anwendung einer Infusionstechnik tatsächlich steuerbar geworden ist, sondern darüber hinaus müssen scheinbar noch weitere Faktoren berücksichtigt werden.

Der entscheidende Nachteil bei der Tropfinfusionsmethode bestand in der Durchführung einer Dosierungsstrategie, die den pharmakokinetischen Gegebenheiten der verwendeten Medikamente nicht adäquat gerecht wurde. Im Gegensatz zu Natriumnitroprussid oder Dopamin vergehen bei Droperidol oder Fentanyl statt weniger Minuten bis zum Erreichen des Steady state aufgrund der längeren Halbwertszeiten eher einige Stunden. Demnach besteht also die Notwendigkeit, bei einer Infusionsdosierung, die für längere Dauer ausgelegt ist, initial eine sog. Sättigungsdosis zu verabreichen, die eine Auffüllung der Gewebe bzw. des peripheren Kompartimentes bewirkt.

Eine Möglichkeit, dies zu erreichen, besteht darin, die initial notwendige Sättigungsdosis oder „loading dose" mittels einer Bolusinjektion zu applizieren. Die dadurch erzielten initialen Spitzenblutspiegel erweisen sich jedoch vielfach als zu hoch und können je nach verwendetem Medikament mit erheblichen Risiken behaftet sein. Verteilt man jedoch die initial notwendige „loading dose" mittels einer Schnellinfusion über etwa 5–10 min, wie dies erstmalig von Wagner 1974 für Theophyllin vorgeschlagen wurde [21], so vermeidet man unnötig hohe Initialblutspiegel und gelangt recht schnell, ohne Unterschreitung des therapeutischen Spiegels, innerhalb kürzester Zeit zu einem Steady state.

Eine solche Technik sieht für Fentanyl folgendermaßen aus (Abb. 1): Eine initiale Schnellinfusion von 75 µg/min liefert über 10 min appliziert eine Gesamtsättigungsdosis von 0,75 mg Fentanyl. Die Erhaltungsinfusion von 5 µg/min garantiert eine Beibehaltung von Steady-state-Verhältnissen über die weitere Dauer der Narkose. Mit der für das Wirkkompartiment von Fentanyl

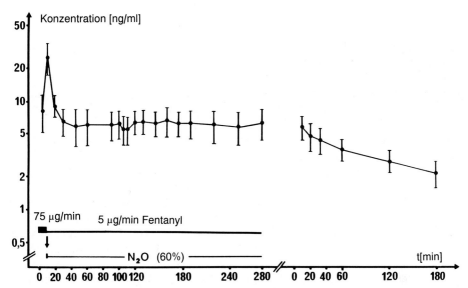

Abb. 1. Einfaches Infusionsschema mit 2 konsekutiven Infusionsraten von Fentanyl zur schnellen Erzielung eines Steady state

ausgelegten Menge von 400 µg erzielt man in Kombination mit 60 % N_2O gute Anästhesiebedingungen für operative Eingriffe wie z. B. Laryngektomien. Daß sich eine Infusionsdosierung für Fentanyl jedoch nicht auf breiter Basis durchgesetzt hat, liegt v. a. daran, daß sich Fentanyl aufgrund seiner besonderen pharmakodynamischen Eigenschaften (s. oben) auch sehr gut mit repetitiven Dosierungsschemata in Form von fraktionierten Bolusinjektionen dosieren läßt.

Gänzlich anders sieht die Situation jedoch bei Alfentanil aus. Bei einer repetitiven Bolusapplikation für einen längeren operativen Eingriff errechnet sich eine initiale Sättigungsdosis von 10 mg Alfentanil, die durch Repetitionsdosen von je 2 mg alle 20 min gefolgt wird [8]. Vom klinischen Verlauf mußte diese Alfentanildosierung, die durch die kurzen Repetitionsintervalle von 20 min an den Rand der klinischen Praktikabilität stößt, eher als unbefriedigend bezeichnet werden. Für den durchgeführten intraabdominellen Eingriff war bei Plasmaspiegelminima von etwa 250 ng Alfentanil/ml eine unzureichende Narkosetiefe anhand von hämodynamischen und EEG-Parametern festzustellen, so daß sich ein äußerst unruhiger Narkoseverlauf ergab. Daraus folgt, daß bei länger dauernden Eingriffen eine optimale Narkoseführung mit Alfentanil nur durch die Anwendung von Infusionstechniken zu gestalten ist [8], wobei wiederum das schon erwähnte Wagner-Schema mit initialer Schnellinfusion von 1 mg/min über 15 min und darauf folgender Erhaltungsinfusion von 0,15 mg/min zur Anwendung kommen kann. Dieses Dosierungskonzept haben wir in der Herzchirurgie auf seine klinische Praktikabilität überprüft und gute Erfahrungen gemacht [2].

Will man jedoch die bei diesem Infusionsschema unabhängig von dem verwendeten Pharmakon auftretenden immer noch unnötig hohen initialen

Blutspiegel gänzlich vermeiden, so muß man sich komplexer Infusionsstrategien bedienen, die dem pharmakokinetischen Profil der verwendeten Pharmaka in subtiler Weise gerecht werden. Die Realisierung dieses Zieles wird durch das von unserer Arbeitsgruppe entwickelte sog. B. E. T.-Infusionsschema erreicht [1, 15].

Dieses B. E. T.-Regime geht von der Überlegung aus, daß zur Erzielung konstanter Plasmaspiegel von Anbeginn 3 Prozesse quantitativ berücksichtigt werden müssen. Als erstes hat man – bei Zugrundelegung eines Zweikompartimentmodells im zentralen Verteilungsraum durch einen Bolus – dafür steht B – die therapeutisch gewünschte Plasmakonzentration herzustellen. Im folgenden müssen dann die Pharmakonmengen substituiert werden, die aus diesem zentralen Kompartment eliminiert werden, – dafür steht E. Drittens ist der Transfer des Pharmakons vom zentralen in das periphere Kompartment zu substituieren – dafür steht dann T. Die praktische Durchführung einer solchen eher komplizierten Dosierungsstrategie ist an ein mikroprozessorgesteuertes Infusionssystem gebunden. Ein solches System wurde von uns Ende der 70er Jahre mit Hilfe eines Kleincomputers realisiert [4, 5, 7, 14, 15]. Der Anästhesist gibt die gewünschte Plasmakonzentration des zu applizierenden Pharmakons ein, und der Rechner realisiert auf pharmakokinetischen Daten fußend das notwendige Infusionsschema. Will man beispielsweise einen konstanten Plasmaspiegel von 500 ng Alfentanil/ml erreichen, so appliziert der Rechner initial einen Bolus von 4,4 mg Alfentanil. Die Erhaltungsinfusion von 170 µg/min zur Kompensation des durch die totale Clearance eliminierten Pharmakonanteils wird bis zum Abstellen der Infusion beibehalten. Hinzu addiert sich innerhalb der ersten 60 min dann noch die Transferinfusion, die mit exponentiell abfallender Infusionsgeschwindigkeit den Verlust aus dem zentralen in das periphere Kompartiment substituiert. Diese Strategie wurde zur Realisierung der TIVA mittels Etomidat und Alfentanil bei Hysterektomien zu Beginn der 80er Jahre erprobt [5, 15]. Beide Pharmaka wurden mittels B. E. T.-Infusion verabreicht, wobei Etomidat zur Narkoseeinleitung und Alfentanil erst beim Hautschnitt gestartet wurde. Die Alfentanilinfusion wurde nach Peritonealverschluß und die Infusion von Etomidat bei der Hautnaht abgestellt. Die klinischen Ergebnisse mit dieser Technik waren zufriedenstellend. Die Gesamtdosis von Alfentanil konnte reduziert werden. Die Aufwachzeiten lagen zwischen 10 und 20 min. Danach konnten die Patienten mit suffizienter Spontanatmung extubiert werden.

Bei der Durchführung solcher auf konstante Blutspiegel ausgelegten Infusionsstrategien hat man jedoch einen gravierenden Nachteil in Kauf zu nehmen. Die eingestellten Konzentrationen haben sich notwendigerweise zur Sicherstellung einer adäquaten Narkosetiefe an den stärksten operativen Schmerzreizen zu orientieren. Dadurch ist für große Abschnitte der Anästhesie, z. B. bei Operationsbeginn mit Hautschnitt, eher eine Überdosierung gegeben. Will man im Hinblick darauf eine Verbesserung der Dosierung und damit auch eine weitere Reduzierung der Gesamtdosis v. a. des verwendeten Opioids erhalten, so muß man eine sog. interaktive oder adaptive Infusionsdosierung durchführen, wie sie in Abbildung 2 für Alfentanil dargestellt ist. Mittels des o. g. mikroprozessorgesteuerten Infusionssystems wurden 9 Patientinnen anästhe-

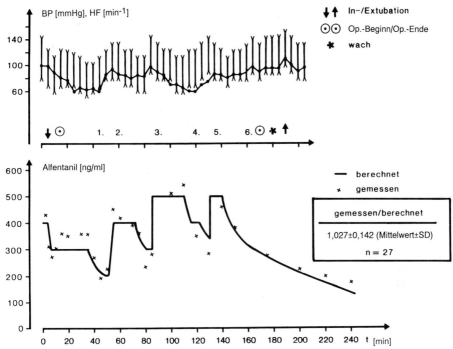

Abb. 2. Interaktives Dosierungsschema für Alfentanil. *1.* Hautschnitt, *2.* Peritoneum auf, *3.* Uterusmobilisation, *4.* Hysterektomie, *5.* Peritoneum zu, *6.* Hautnaht

siert, die sich abdominellen Hysterektomien unterziehen mußten [8]. Der Plasmaalfentanilspiegel wurde – wie im unteren Teilbild repräsentativ gezeigt ist – adaptiv der jeweiligen Schmerzintensität angepaßt. Als biologische Steuergrößen, die den Anästhesisten veranlaßten, den Plasmaalfentanilspiegel zu heben oder abfallen zu lassen, dienten hämodynamische Parameter und die vegetativen Zeichen einer unzureichenden Narkosetiefe (oberer Teil der Abb. 2).

Es konnte bei dieser Untersuchung gezeigt werden, daß mittels mikroprozessorgesteuerter Infusionen, was die Applikationstechnik anbetrifft, nahezu ein Optimum erreicht worden ist. Die Dauer der postoperativen Aufwachphase war befriedigend mit einer relativ kurzen Extubationszeit von nicht mehr als 15 min. Die therapeutischen Plasmaalfentanilkonzentrationen bewegten sich intraoperativ zwischen 250 und 500 ng/ml. Die Präzision der auf mittleren pharmakokinetischen Daten beruhenden Infusionstechnik war sehr gut mit einer hoch signifikanten Übereinstimmung der gemessenen mit den gewünschten Konzentrationen.

Die kumulativen Dosen bei TIVA-Techniken, bei denen das Opioid im Vordergrund steht, können jedoch sehr hoch ausfallen und mit einer Gefährdung des Patienten in der postoperativen Phase verbunden sein. Aus diesem Grund steht bei den heutigen TIVA-Verfahren das Hypnotikum im Vordergrund und wird durch eine „analgetische" Komponente ergänzt, die darauf ausgelegt ist, die nozizeptive Stimulation soweit zu unterdrücken, daß keine unerwünschten vegetativen Reaktionen resultieren.

Die günstigen pharmakokinetischen und pharmakodynamischen Eigenschaften von Propofol lassen diese Substanz als hypnotische Komponente für den Einsatz in der TIVA prädestiniert erscheinen [6, 12]. Die hohe totale Clearance von ca. 2 000 ml/min als Ausdruck der sehr guten Eliminationskapazität und das große Verteilungsvolumen von bis zu 1 000 l führen auch nach längerer Anwendung von einigen Stunden bis zu mehreren Tagen nach Infusionsende zu einem raschen Blutspiegelabfall mit kurzen Aufwachzeiten. Mit den verschiedensten Kombinationen, wie z. B. Propofol-Alfentanil, Propofol-Fentanyl und Propofol-Ketamin [9, 12, 13], wurde eine TIVA erfolgreich realisiert. Dabei wurde festgestellt, daß der therapeutische Propofolblutspiegel in allen untersuchten Anästhesietechniken bei ca. 2,5–3,0 µg/ml liegt. Hinsichtlich der Dosierungsinteraktionen konnte ebenfalls konsistent festgestellt werden, daß die Blutspiegel von Propofol bei nahezu 80 % der Patienten nur 1- bis 2mal pro Stunde geändert werden müssen, wohingegen Alfentanil nahezu gleichmäßig verteilt ca. 2–5 Blutspiegelanpassungen pro Stunde erfährt. Beide Pharmaka wurden mit den oben genannten mikroprozessorgesteuerten Infusionspumpen verabreicht, deren Regelverhalten für Propofol in Abbildung 4 dargestellt ist. Die zugrunde gelegten pharmakokinetischen Kenngrößen waren sog. populationsstatistische Daten, die das Alter, Geschlecht und Körpergewicht der Patienten individuell berücksichtigten, womit eine weitere Optimierung der

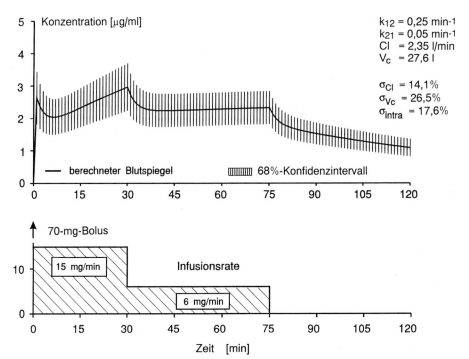

Abb. 3. Pharmakokinetische Variabilität und deren Einfluß auf die Propofolblutspiegel bei Infusionsdosierung

Dosierung erzielt wurde. Mit der Populationskinetik kann auch die Variabilität pharmakokinetisch begründeter Dosierungsschemata relativ genau erfaßt werden. Dies ist am Beispiel des heute am häufigsten benutzten Dosierungsschemas für Propofol dargestellt (Abb. 3). Gezeigt ist der Blutspiegelverlauf mit dem 68%-Konfidenzintervall unter einer Dosierung von 70 mg Propofol als Bolus mit anschließender Sättigungsinfusion von 15 mg/min über 30 min und Erhaltungsinfusion von 6 mg/min. Die pharmakokinetischen Kenndaten und ihre Variabilität, die in einem Bereich von 15 bis 30% liegen („Normalpatienten" im Alter von 15 bis 60 Jahre; Gewicht 50–80 kg), sind ebenfalls angegeben. Eine auf das Körpergewicht bezogene Dosierung ist unter diesen Bedingungen nicht erforderlich. Bei dieser Variabilität fragt man sich, wie interindividuelle Über- oder Unterdosierungen zu vermeiden sind?

Da eine weitere pharmakokinetische Optimierung kaum möglich ist, braucht man einen pharmakodynamischen Parameter, der mit der Dosierung und den resultierenden Blutspiegeln direkt korreliert und somit frühzeitig Korrekturen einer Über- bzw. Unterdosierung erlaubt. Hinsichtlich einer pharmakodynamischen Steuerung der TIVA ist als zukünftige Entwicklung das anästhesieorientierte Monitoring der zerebralen Funktion mittels EEG oder evozierter Potentiale zu berücksichtigen.

Dabei scheint das EEG besonders geeignet zu sein, um die neurophysiologische Narkosetiefe quantitativ zu erfassen und Aufwachreaktionen, die der Patient als solche wahrnimmt, mit hoher Sicherheit zu vermeiden. Darüber hinaus können auch unnötig tiefe Schlafstadien durch das EEG entdeckt werden, was zu einer Reduktion der Pharmakaaplikation führen und somit die Aufwachphase verkürzen kann.

Das Beispiel einer solchen Dosierungsstrategie ist in Abbildung 4 dargestellt. Im unteren Teil erkennt man den Median der EEG-Frequenzverteilung, im mittleren Schema das Steuerverhalten der mikroprozessorgesteuerten Infusionspumpe und im oberen Bild die Menge von Propofol im zentralen Kompartiment, die einen den Blutspiegeln identischen Verlauf aufweist. Ein Abflachen der Narkose in der 50. min erkennt man am Ansteigen des Medians von ca. 2 auf 4 Hz. Dies führte zu einer stufenweisen Anhebung der Propofoldosis, bis eine Vertiefung der neurophysiologisch quantifizierten Anästhesiewirkung bei Medianwerten von ca. 2 Hz erreicht war (Abb. 4). Die Steuerung der TIVA mittels eines EEG-Parameters (Median der EEG-Frequenzverteilung) hat sich mittlerweile auch im klinischen Alltag bewährt. Darüber hinaus ist es gelungen, mittels des EEG-Monitorings in mehreren Untersuchungsserien eine sog. Closed-loop-Steuerung der intravenösen Narkose zu realisieren [17, 18, 19].

Wenn man unter Berücksichtigung der dargelegten neueren Entwicklungen im Bereich der Dosierung intravenöser Anästhetika die 3 Hauptkritikpunkte der TIVA betrachtet:
1. Gefahr der intraoperativen Wachheit,
2. postoperative Gefährdung des Patienten durch Opioidüberhang,
3. mangelnde Steuerbarkeit der Anästhesie im Vergleich zu Inhalationsanästhetika,

so ergibt sich abschließend folgendes Bild:

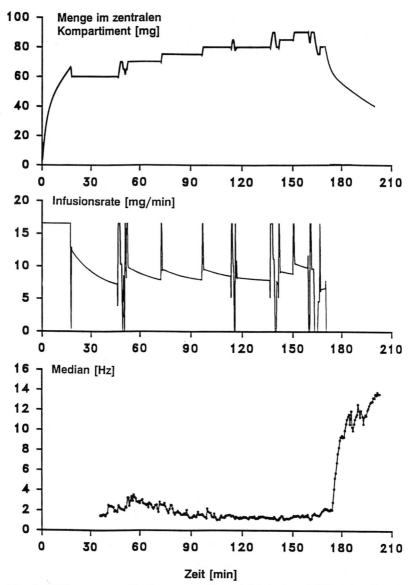

Abb. 4. EEG-gesteuerte Dosierung von Propofol bei einer TIVA mit mikroprozessorgesteuerten Infusionspumpen

Die Gefahr der intraoperativen Wachheit, bei der sich der Patient an Ereignisse, die den operativen Eingriff betreffen, erinnern kann, kann durch ein klinisch praktikables EEG-Monitoring der neurophysiologischen Narkosetiefe nahezu vollkommen vermieden werden. Dieses Vorgehen erlaubt darüber hinaus eine optimierte Steuerung der Anästhesietiefe durch pharmakokinetisch orientierte Dosierungsstrategien mittels mikroprozessorgesteuerter Infusionspumpen.

Die Möglichkeit einer opioidbedingten verlängerten bzw. wiederkehrenden Atemdepression in der frühen postoperativen Phase kann durch optimierte Dosierungstechniken und ein Dosierungskonzept, bei dem das Hypnotikum als tragende Komponente der TIVA betrachtet wird und das Opioid sparsam dem intraoperativen Verlauf angepaßt wird, minimiert werden. Unter diesem Aspekt bietet auch die Verwendung von Ketamin mit Propofol zur TIVA [13] eine sichere Alternative zu Opioiden.

Die klinische Einführung von handlichen und benutzerfreundlichen Infusionspumpen wird in den nächsten Jahren für den Bereich der intravenösen Anästhesie im Vordergrund stehen [10, 11]. Die Dosiersysteme werden dem Anästhesisten durch Verwendung von Mikroprozessoren und Fertigspritzen mit adaptierten Pharmakonlösungen unnötige Kalkulationsarbeit abnehmen. Es wird nur noch ein Drehknopf – ähnlich wie beim Präzisionsverdampfer – zu bedienen sein, um die gewünschte Pharmakonkonzentration im Blut zu erzielen. Diese kompakten Steuergeräte lassen sich in modularer Bauweise sicherlich ohne Schwierigkeiten in ein modernes Narkosegerät integrieren, und in diesem Zusammenhang wird auch das EEG-Monitoring der Narkosetiefe als Steuergröße zunehmend an Bedeutung gewinnen.

Literatur

1. Lauven PM, Stoeckel H, Schwilden H (1982) Ein pharmakokinetisch begründetes Infusionsmodell für Midazolam. Eine Mikroprozessor-gesteuerte Applikationsform zur Erreichung konstanter Plasmaspiegel. Anaesthesist 31: 15–19
2. Murday H, Hack G, Schüttler J, Stoeckel H, Wenning A (1986) Kontinuierliche Applikation von Alfentanil bei koronarchirurgischen Eingriffen – Anaesthesiologische und hämodynamische Aspekte. In: Doenicke A (Hrsg) Alfentanil. Springer, Berlin Heidelberg New York Tokyo, S 236–242
3. Schüttler J, Stoeckel H (1982) Alfentanil (R 39209), ein neues kurzwirkendes Opioid. Pharmakokinetik und erste klinische Erfahrungen. Anaesthesist 31: 10–14
4. Schüttler J, Schwilden H, Stoeckel H, Lauven PM (1983) Computer-assistierte totale intravenöse Anästhesie mit Etomidat und Alfentanil. Anaesthesist [Suppl] 32: 241
5. Schüttler J, Schwilden H, Stoeckel H (1983) Pharmacokinetics as applied to total intravenous anaesthesia. Practical implications. Anaesthesia [Suppl] 38: 53–56
6. Schüttler J, Schwilden H, Stoeckel H (1985) Pharmacokinetic and pharmacodynamic modelling of propofol („diprivan") in volunteers and surgical patients. Postgrad Med J 61 [Suppl 3]: 53–54
7. Schüttler J, Stoeckel H, Schwilden H (1985) Clinical experience with interactive rate control of intravenous anaesthesia. In: Prescott LF, Nimmo WS (eds) Rate control in drug therapy. Churchill Livingstone, New York Edinburgh London Melbourne, pp 732–736
8. Schüttler J, Stoeckel H, Schwilden H, Lauven PM (1986) Pharmakokinetisch begründete Infusionsmodelle für die Narkoseführung mit Alfentanil. In: Doenicke A (Hrsg) Alfentanil. Springer, Berlin Heidelberg New York Tokyo, S 42–51
9. Schüttler J, Kloos S, Schwilden H, Stoeckel H (1988) Total intravenous anaesthesia with propofol and alfentanil by computer assisted infusion. Anaesthesia 43 [Suppl]: 2–7
10. Schüttler J (1988) Methods of intravenous drug administration: relationship to optimal blood drug concentrations. Curr Opin Anaesthesiol 1: 179–181
11. Schüttler J (1989) Advances in infusion techniques. J Drug Dev 2 [Suppl 2]: 29–34
12. Schüttler J (1990) Pharmakokinetik und -dynamik des intravenösen Anästhetikums Propofol. Anaesthesiologie und Intensivmedizin, Bd 202. Springer, Berlin Heidelberg New York Tokyo

13. Schüttler J, Schüttler M, Kloss S, Schwilden H, Nadstawek J (1991) Optimierte Dosierungsstrategien für die totale intravenöse Anaesthesie mit Propofol und Ketamin. Anaesthesist 40: 199–204
14. Schwilden H, Schüttler J, Stoeckel H, Lauven PM (1983) Strategies of infusion for intravenous anaesthesia. In: Tiengo M, Cousins MJ (eds) Pharmacological basis of anesthesiology: Clinical pharmacology of new analgesics and anesthetics. Raven Press, New York, pp 117–125
15. Schwilden H, Schüttler J, Stoeckel H (1983) Pharmacokinetics as applied to total intravenous anaesthesia. Theoretical Considerations. Anaesthesia [Suppl] 38: 51–52
16. Schwilden H, Stoeckel H, Schüttler J, Lauven PM (1985) EEG-Veränderungen bei Narkosen mit Alfentanil. In: Zindler M, Hartung E (Hrsg) Alfentanil – ein neues, ultrakurzwirkendes Opioid. Bericht über das Alfentanil-Symposium am 9. und 10. Dezember 1983 in Düsseldorf. Urban & Schwarzenberg, München Wien Baltimore, S 40–44
17. Schwilden H, Schüttler J, Stoeckel H (1987) Closed-loop feedback control of methohexital anesthesia by quantitative EEG analysis in humans. Anesthesiology 67: 341–347
18. Schwilden H, Stoeckel H, Schüttler J (1989) Closed-loop feedback control of propofol anaesthesia by quantitative EEG analysis in humans. Br J Anaesth 62: 290–296
19. Schwilden H, Stoeckel H (1990) Effective therapeutic infusions produced by closed-loop feed-back control of methohexital administration during total intravenous anesthesia with fentanyl. Anesthesiology 73: 225–229
20. Stoffregen J, Opitz A, Meyer E, Sonntag H (1972) Die NLA-Infusionsnarkose. In Henschel WF (Hrsg) Neuroleptanalgesie. Spezielle Probleme. Einsatz in der nicht-operativen Medizin. Schattauer, Stuttgart, S 243–253
21. Wagner JG (1985) A safe method of rapidly achieving plasma concentration plateaus. Clin Pharmacol Ther 16: 175–179

Stellenwert der totalen intravenösen Anästhesie in der Neurochirurgie

J.-P. Jantzen, F. Fischer

Die Neuroleptanalgesie verdrängte von Mitte der 60er Jahre an die zuvor für neurochirurgische und neuroradiologische Eingriffe bevorzugte Halothannarkose. Die Kombination eines Hypnoanalgetikums mit einem Neuroleptikum erwies sich als geeignet für eine Allgemeinanästhesie ohne die unerwünschten Wirkungen des Halothans auf den zerebralen Blutfluß (CBF) und den intrakraniellen Druck (ICP). Als weitere Vorteile galten die ausgeprägtere Streßprotektion, die kürzere Aufwachphase und das Fehlen einer Myokarddepression. 1977 wurde das Medikamentenspektrum durch Etomidat ergänzt, das zur Einleitung einer Neuroleptanalgesie und intraoperativ zur „Zerebroprotektion" verwendet wurde. Mit zunehmender Verbreitung der intravenösen Anästhesie in der Neurochirurgie zeigten sich auch Nachteile: Bei Eingriffen von ungleichmäßiger Schmerzintensität erwies sich die Steuerbarkeit als mangelhaft mit der Folge unerwünschter Blutdruckschwankungen; nach hohen Fentanyldosen kam es zur postoperativen Atemdepression, die einer Frühextubation entgegenstand; die Verwendung des Etomidats ging aufgrund des Auftretens von Myoklonien und der „Verunsicherung der Anästhesisten durch eine Kortisolstory" [6] zurück. Diese Unzulänglichkeiten und der Mangel an geeigneten Geräten für die kontrollierte Verabreichung führten mit der Einführung des Isoflurans Anfang der 80er Jahre zu einer Renaissance der Inhalationsanästhesie in der Neurochirurgie. Spezifische unerwünschte zerebrale Wirkungen der Inhalationsanästhetika schränken deren Anwendung bei Patienten mit erhöhter intrakranieller Elastance und beeinträchtigter Autoregulation der zerebralen Perfusion jedoch ein [7].

Diese nachteiligen Wirkungen sind:

- Steigerung des zerebralen Blutflusses (CBF),
- Steigerung des intrakraniellen Blutvolumens (CBV),
- Steigerung des intrakraniellen Drucks (ICP),
- Steigerung des zerebralen O_2-Verbrauchs ($CMRO_2$) (N_2O),
- Entkopplung des CBF von der $CMRO_2$,
- Beeinträchtigung der Autoregulation des CBF,
- Diffusion in luftgefüllte Räume (N_2O)
- Hemmung der Liquorabsorption (Halothan),
- Steigerung der Liquorproduktion (Enfluran),
- iktogene Potenz (Enfluran),
- lange Aufwachphase, „postnarkotisches Zittern".

Eine grundsätzliche Änderung des Wirkprofils volatiler Anästhetika ist weder vom Desfluran (Suprane, Fa. Anaquest), noch vom Sevofluran (Sevofran, Fa. Abbott), das in Japan bereits einen Marktanteil von 48 % erlangt hat, zu erwarten.

Die pharmazeutischen und technischen Entwicklungen der letzten Jahre, wie die neuer Hypnotika (Propofol, Etomidat in Sojaöl), kürzer wirksamer beziehungsweise potenterer Analgetika (Alfentanil, Sufentanil) und besser steuerbarer Muskelrelaxanzien (Mivacurium) sowie programmierbarer Spritzenpumpen geben Anlaß zu einer Standortbestimmung der totalen intravenösen Anästhesie (TIVA) für intrakranielle Eingriffe.

Die Eignung einer Medikamentenkombination für die Ziele der Neuroanästhesie ergibt sich aus ihrer Wirkung auf die intrakranielle Dynamik (Pharmakodynamik), der Anflutungs- und Abklinggeschwindigkeit (Pharmakokinetik) und dem Zustand des Patienten in der intra- und postoperativen Phase (Klinik).

Diese Ziele sind:

- Erhöhung der zerebralen Ischämietoleranz (Zerebroprotektion),
- Senkung des zerebralen O_2-Verbrauchs ($CMRO_2$),
- Senkung des zerebralen Blutflusses (CBF),
- Senkung des intrakraniellen Blutvolumens (CBV),
- Senkung des intrakraniellen Drucks (ICP),
- Erhaltung der Autoregulation des CBF,
- Erhaltung der CO_2-Reagibilität der zerebralen Gefäße,
- Erhaltung der evozierten Potentiale,
- kurze Aufwachphase ohne Atemdepression, arterielle Hypertension und postnarkotisches Zittern.

Aufgrund dieser Kriterien muß eine Bewertung der Einzelsubstanzen vorgenommen und die Möglichkeit von Interferenzen bei der Beurteilung definierter Medikamentenkombinationen berücksichtigt werden.

Pharmakologie

Sedativa

Benzodiazepine

Benzodiazepine haben einen festen Platz in der oralen Prämedikation neurochirurgischer Patienten eingenommen. Bei Patienten mit Funktionsstörungen respirationsrelevanter Hirnnerven ist primär anxiolytisch wirkenden Substanzen (Lorazepam, Lormetazepam, Dikaliumclorazepat u. a.) der Vorzug zu geben, weil nach der Verabreichung eines stark sedierenden Benzodiazepins (Flunitrazepam) ein Atemstillstand beschrieben worden ist [25]. Von den injizierbaren Benzodiazepinen hat in der Neuroanästhesie v. a. Midazolam (Dormicum) Bedeutung erlangt. Es senkt den zerebralen O_2-Verbrauch

($CMRO_2$) und den zerebralen Blutfluß (CBF); der Ceilingeffekt reflektiert möglicherweise die Absättigung zentraler Benzodiazepinrezeptoren. Wegen der langen Halbwertszeit, die auch beim „kurzwirkenden" Midazolam über 2 h beträgt, werden Benzodiazepine bei der Narkoseführung in der Neurochirurgie nicht allein, sondern zur Supplementierung einer intravenösen oder einer Inhalationsanästhesie verwendet; dadurch läßt sich eine Stabilisierung des intraoperativen Kreislaufverhaltens erreichen. Wenn Benzodiazepine intraoperativ verabreicht werden, müssen ihre Wirkungen bei der Interpretation des elektroneurophysiologischen Monitorings berücksichtigt werden: Eine Aktivitätszunahme im β-Bereich verschiebt die spektrale Eckfrequenz in den höherfrequenten Bereich und täuscht dadurch eine Abnahme der Anästhesietiefe vor.

Neuroleptika

Dehydrobenzperidol oder Haloperidol werden in Kombination mit Fentanyl und Stickoxydul bei der Neuroleptanalgesie angewendet. In niedriger Dosis senken diese Neuroleptika den CBF, von α-blockierend wirkender Dosis an steigt der CBF. Die relativ lange Wirkungsdauer und das Auftreten extrapyramidaler Begleitsymptome in der postoperativen Phase führten zu einem Rückgang ihrer Anwendung zugunsten der Benzodiazepine („modifizierte Neuroleptanalgesie"). Eine Indikation zur Verabreichung eines Neuroleptikums in antiemetisch wirkender Dosis ist in der frühen postoperativen Phase gegeben, weil der Anstieg des intrakraniellen Drucks infolge Erbrechens besonders bei kraniotomierten Patienten unerwünscht ist.

Hypnotika

Barbiturate

Barbiturate werden seit ihrer Einführung in die Klinik für die Einleitung von Allgemeinanästhesien in der Neurochirurgie angewendet; sie gelten als Standard zur Beurteilung einer medikamentösen Zerebroprotektion. Barbiturate senken dosisabhängig den zerebralen Funktionsstoffwechsel. Er fällt im „Barbituratkoma" auf Null ab, so daß der globale zerebrale O_2-Verbrauch ($CMRO_2$) – dem Strukturerhaltungsstoffwechsel entsprechend – auf 40 % gesenkt wird (Abb. 1). Weil die Kopplung des zerebralen Blutflusses (CBF) an die $CMRO_2$ während Barbituratanästhesie erhalten bleibt, nimmt der CBF ab; infolge der Abnahme des zerebralen Blutvolumens (CBV) sinkt der intrakranielle Druck (ICP). Während Barbituratanästhesie bleibt die Autoregulation der zerebralen Perfusion erhalten, die CO_2-Reagibilität intrazerebraler Gefäße wird gedämpft. Kennzeichnend für die Pharmakodynamik der Barbiturate ist die Myokarddepression, für die Pharmakokinetik die Kumulation, so daß eine Verabreichung per infusionem für intrakranielle Langzeiteingriffe nicht indiziert ist.

Die antikonvulsive Wirkung des Methohexitals ist geringer ausgeprägt als die des Thiopentals; daraus ließe sich eine Bevorzugung des Methohexitals ableiten, wenn während eines intrakraniellen Eingriffs diagnostisch kortikographiert werden soll.

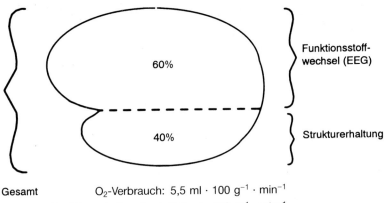

Abb. 1. Verteilung des zerebralen O_2-Verbrauchs ($CMRO_2$) auf den Funktionsstoffwechsel und die Strukturerhaltung. (Aus: Michenfelder JD (1988) Anesthesia and the brain. Churchill Livingstone, New York)

Etomidat

Etomidat senkt den zerebralen O_2-Verbrauch in ähnlichem Ausmaß wie Barbiturate. Myokarddepression und Kumulation sind auch bei kontinuierlicher Verabreichung deutlich geringer. Diese Eigenschaften prädestinierten Etomidat zur Anwendung in der Neuroanästhesie; über den erfolgreichen Einsatz zur Zerebroprotektion während Resektion großer Aneurysmen mit vorübergehender Abklemmung gehirnversorgender Arterien ist berichtet worden [3]. Etomidat bewirkt eine Amplitudenzunahme somatosensorisch evozierter Potentiale (SSEP); dies kann z. B. bei Eingriffen am Rückenmark von Nutzen sein [26]. Eine unerwünschte Wirkung sind Myoklonien, die auftreten, wenn Etomidat zur Narkoseeinleitung ohne Vorgabe von Opioiden oder Benzodiazepinen verabreicht wird.

Die Anwendung des Etomidats hat aufgrund der Diskussion über die Suppression der Kortikoidsynthese nachgelassen. Dies ist in der Neuroanästhesie nicht grundsätzlich gerechtfertigt, weil die Steroidsynthese bei Patienten, die wegen intrakranieller Neoplasmen operiert werden, infolge der präoperativen Dexamethasonbehandlung ohnehin supprimiert ist.

Das in Propylenglykol gelöste Präparat (Hypnomidate) ist hyperosmolar und venenreizend; gemäß Empfehlung des Herstellers soll die Verabreichung auf 40 ml Lösung je Patient und Narkose begrenzt werden (Rote Liste 1992); dies schließt die Nutzung des Hypnomidates als zerebroprotektive Komponente einer TIVA bei längeren intrakraniellen Eingriffen aus. Bei Verwendung von Sojaöl als Lösungsmittel ist das Präparat (Etomidat-Lipuro) isoosmolar und besser venenverträglich; eine Höchstdosis wird vom Hersteller nicht angegeben. In einer neueren Untersuchung wurde Etomidat zur Nakoseeinleitung bei Patienten mit intrakranieller Raumforderung unter elektroenzephalographischer Überwachung verwendet; der ICP fiel um 50% ab, der zerebrale Perfusionsdruck (CPP) blieb auch während der laryngoskopischen Intubation unverändert [18]. Eine zunehmende Anwendung des Etomidats im Rahmen einer TIVA für intrakranielle Eingriffe ist zu erwarten.

Propofol

Die zerebrale Pharmakodynamik des Propofols (Disoprivans) ist durch Abnahme der $CMRO_2$, des CBF und des ICP gekennzeichnet [27]. Die zerebrale Autoregulation und die CO_2-Reagibilität bleiben erhalten [11]. Am Rattenmodell wurde eine zerebroprotektive Wirkung des Propofols im Vergleich zu N_2O gezeigt [13]. Die Verabreichung als Bolus bereitet Injektionsschmerzen, sie führt zum Abfall des zerebralen Perfusionsdrucks und des Herzzeitvolumens; die langsame Verabreichung, am günstigsten mit einer programmierbaren Spritzenpumpe, läßt dies vermeiden.

Uneinheitlich sind die Angaben zur Iktogenität des Propofols. Es wurde sowohl zur Behandlung von Krampfanfällen [16] als auch zur Provokation fokaler Krämpfe [9] erfolgreich eingesetzt. Über die Propofolanästhesie zur Elektrokrampfbehandlung wurde ebenfalls berichtet [24]. In der Produktinformation sind epileptiforme Anfälle und Opisthotonus als Nebenwirkungen aufgeführt (Rote Liste 1992); dem britischen Committee for the Safety of Medicines lagen 1988 63 Berichte über Konvulsionen vor, die mit der Verabreichung des Propofols in Zusammenhang gebracht worden waren [4]; der Arzneimittelkommission der Deutschen Ärzteschaft liegen bisher 2 Berichte über Krampfanfälle und 1 Bericht über extrapyramidale Symptome vor. Im eigenen Arbeitsbereich trat während der Resektion eines Glioblastoms unter Propofol-Alfentanil-Anästhesie ein generalisierter motorischer Krampfanfall auf; motorische Krampfäquivalente wurden seitdem bei 2 weiteren Patienten beobachtet [12]. Die iktogene Wirkung des Propofols wird möglicherweise über spezifische Subtypen des Glutamatrezeptors vermittelt [2]. Dennoch hat die kontinuierliche Verabreichung des Propofols – in der Regel in Kombination mit Alfentanil (Rapifen) – zur Anästhesie bei intrakraniellen Eingriffen große Verbreitung gefunden. Die auch bei Langzeitverabreichung vernachlässigbare Kumulation des Propofols ist besonders dann vorteilhaft, wenn ein Patient nach einem intrakraniellen Eingriff zur neurologischen Beurteilung frühzeitig extubiert werden soll.

Analgetika

Opioide

Für die Anästhesie neurochirurgischer Patienten stehen die reinen Opiatrezeptoragonisten Fentanyl, Alfentanil und Sufentanil zur Verfügung, für die postoperative Analgesie Agonisten (z. B. Piritramid) und partielle Agonisten (z. B. Pentazocin). Wenn die Basisanästhesie Stickoxydul einschließt, wirken Fentanyl, Alfentanil und Sufentanil zerebrovasokonstriktorisch und senken somit den CBF. Die Wirkung auf die $CMRO_2$ ist geringer als die der unspezifisch angreifenden i.v. Anästhetika; ein Ceilingeffekt tritt mit Besetzung der zerebralen Opiatrezeptoren ein.

In einer experimentellen Studie mit Sufentanil am Hundemodell (Relaxierung, Beatmung, keine Basisanästhesie) wurde eine Zunahme des CBF gefunden [17]. Dagegen ergab eine Studie mit Sufentanil an anästhesierten Hunden einen Abfall des CBF, der von Veränderungen des arteriellen Blutdrucks unabhängig war [30].

Wenn Alfentanil Patienten mit erhöhter intrakranieller Elastance verabreicht wird, muß mit einem potentiell bedrohlichen Anstieg des ICP gerechnet werden [19]. Ob dieser Befund Rückschlüsse auf ein gleichgerichtetes Verhalten des ICP bei Verabreichung des Alfentanils per infusionem zuläßt, ist ungewiß. Hinsichtlich der Pharmakokinetik bietet Alfentanil gewisse Vorteile wegen einer kürzeren Halbwertszeit, und weil es während einer TIVA die Pharmakokinetik des Propofols nicht beeinflußt; Fentanyl reduziert das Verteilungsvolumen, die Halbwertszeit und die Clearance des Propofols um ein Drittel [14]. Hinsichtlich der für die Ziele der Neuroanästhesie relevanten pharmakodynamischen Eigenschaften ist davon auszugehen, daß die Unterschiede zwischen Fentanyl, Alfentanil und Sufentanil marginal sind [5].

Ketamin

Bereits bei Einführung in die Klinik war bekannt, daß Ketamin den ICP erhöht und deswegen in der Neuroanästhesie nicht indiziert ist. Diese Auffassung mußte überdacht werden, nachdem tierexperimentell gezeigt worden war, daß Ketamin den ICP nicht steigert, wenn es unter kontrollierten normokapnischen Bedingungen verabreicht wird [23]. Weiter belebt wurde die Diskussion über den Stellenwert des Ketamins in der Neuroanästhesie durch die Entdeckung, daß Ketamin den N-Methyl-D-aspartatrezeptor zu blockieren vermag [31]. Die aufgrund dieser In-vitro-Untersuchungen gehegte Erwartung, Ketamin könnte zerebroprotektiv wirken, ließ sich im Ganztierversuch nicht bestätigen [1]. In ihrer klinischen Bedeutung noch unklar sind am Rattenmodell erhobene Befunde, denen zufolge die Verabreichung von Ketamin zur Vakuolenbildung in mittelgroßen und großen Neuronen der Schichten III und IV des Gyrus cinguli führt [21]. Nach dem gegenwärtigen Wissensstand ist davon auszugehen, daß Ketamin keine klinisch nutzbare zerebroprotektive Potenz besitzt, die $CMRO_2$ sowie den CBF steigert und deswegen in der Neuroanästhesie nicht indiziert ist.

Muskelrelaxanzien

Wenn man *Narkose* mit einer umfassenden zerebralen Deafferenzierung gleichsetzt, sind nichtdepolarisierende Muskelrelaxanzien als intravenöse Narkosemittel anzusehen, weil sie eine zerebrale Stimulierung durch Muskelspindelpotentiale verhindern. Depolarisierende Muskelrelaxanzien stimulieren die Muskelspindeln indirekt durch (succinylcholininduzierte) Faszikulationen, möglicherweise auch direkt [10]. Folglich ist die kompetitive neuromuskuläre

Blockade ohne Auswirkung auf die $CMRO_2$, den CBF und den ICP; dagegen wird nach Verabreichung des Succinylcholins am Hundemodell eine Zunahme des CBF gefunden [15]. Im eigenen Arbeitsbereich ist die Verwendung des Succinylcholins bei intrakraniellen Eingriffen auf die „Blitzintubation" und die Kinderneuroanästhesie beschränkt. Eine neuromuskuläre Blockade über die Anästhesieeinleitung hinaus ist u. E. bei intrakraniellen Eingriffen nicht erforderlich; zur endotrachealen Intubation wird aus Kostengründen Pancuronium verwendet.

Bei der Hofmann-Elimination des mittellangwirkenden Muskelrelaxans Atracurium entsteht die iktogene Substanz Laudanosin. Es ist jedoch unwahrscheinlich, daß die auch während eines längeren intrakraniellen Eingriffs erreichte Konzentration im Plasma klinisch bedeutsam ist. Wenn eine Relaxierung beabsichtigt ist, bietet die kontinuierliche Verabreichung des Atracuriums in Hinblick auf Hämodynamik [8] und Kumulation Vorteile.

Klinik

Die intravenöse Anästhesie ist für intrakranielle Eingriffe eine gleichwertige Alternative zur Inhalationsnarkose. Entscheidungsrelevante Unterschiede, den intraoperativen Verlauf betreffend, ließen sich in prospektiven klinischen Studien nicht sichern [20, 22]. In einer klinischen Studie – von der unklar ist, ob sie primär Van Aken oder Van Hemelrijk zuzurechnen ist [28, 29] – wurde die TIVA (Propofol und Alfentanil) mit einer fentanylsupplementierten Isoflurananästhesie verglichen. Unterschiede fanden sich v. a. in der Aufwachphase, die durch ein schnelleres Wiedererlangen intellektueller und kognitiver

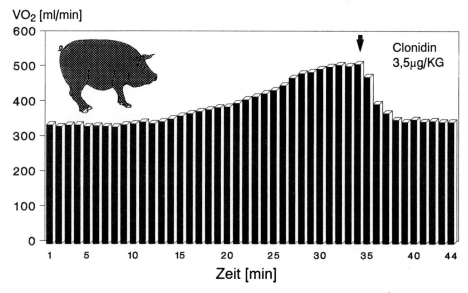

Abb. 2. Auswirkung des „postnarkotischen Zitterns" auf die O_2-Aufnahme ($\dot{V}O_2$; gemessen mit dem PhysioFlex); Behandlung mit Clonidin (Schwein, 27 kg)

Fähigkeiten der Patienten der Alfentanil-Propofol-Gruppe gekennzeichnet war. Im eigenen Arbeitsbereich wurde eine prospektive, randomisierte Studie an Patienten durchgeführt, die wegen einer intrakraniellen Raumforderung oder eines Aneurysmas kraniotomiert und unmittelbar postoperativ extubiert wurden. Es zeigte sich, daß der hinsichtlich des Anästhesieverfahrens in Unkenntnis gelassene Neurochirurg keinen Unterschied zwischen den mit einer fentanyl-

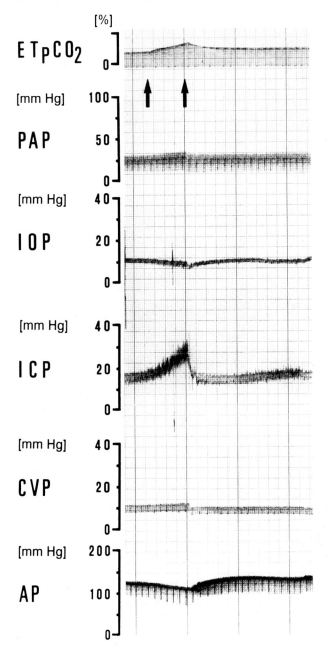

Abb. 3. Auswirkung des „postnarkotischen Zitterns" auf den Stoffwechsel (respiratorische CO_2-Konzentration, $ETpCO_2$), den pulomalarteriellen Druck (*PAP*), Augeninnendruck (*IOP*), intrakraniellen Druck (ICP), zentralen Venendruck (*CVP*) und arteriellen Blutdruck (*AP*). *1. Pfeil:* Beginn des Zitterns, *2. Pfeil:* Verabreichung von Pancuronium (Schweinemodell)

supplementierten Isofluran-Stickoxydul-Anästhesie und den mit einer Alfentanil-Propofol-Stickoxydul-Anästhesie einhergehenden Operationsbedingungen feststellen konnte. Unterschiede ergaben sich in der postoperativen Phase zugunsten der i.v. Anästhesie: Die Zeitspanne von der Hautnaht bis zur Extubation war kürzer, der Anteil orientierter Patienten 5 min nach der Extubation größer. Der Bedarf an Hypotensiva (Urapidil) zur Normalisierung des während der Zeit im Aufwachraum erhöhten Blutdrucks und an Analgetika (Piritramid) zur Analgesie während der ersten 12 postoperativen Stunden auf der Intensivstation war geringer. Von besonderer Bedeutung war die niedrigere Inzidenz des postnarkotischen Zitterns. Diese postoperative Komplikation, deren Inzidenz mit 6 bis 20 % angegeben wird, ist in der Neuroanästhesie von besonderer Bedeutung, weil das Zittern nicht nur mit einer erheblichen Zunahme der O_2-Aufnahme ($\dot{V}O_2$; Abb. 2), sondern auch mit einer drastischen Steigerung des ICP (Abb. 3) einhergeht. Der Patient, der nach einer Kraniotomie frühzeitig extubiert wird, ist durch eine potentielle Beeinträchtigung der zerebralen Autoregulation und der Integrität der Blut-Hirn-Schranke sowie durch eine postnarkotische hypoventilatorische Hypoxämie gefährdet. Eine durch Zittern induzierte Verbrauchshypoxygenierung und ein durch Anstieg des ICP bedinger Abfall des zerebralen Perfusionsdrucks müssen in dieser Phase unbedingt vermieden werden.

Schlußfolgerung

Für intrakranielle Eingriffe ist die TIVA, den intraoperativen Verlauf betreffend, eine gleichwertige – wenn auch etwa 3mal teurere – Alternative zur Inhalationsanästhesie. In der postoperativen Phase zeichnen sich Vorteile der TIVA ab, die entscheidungsrelevant sein können, wenn der Patient zur neurologischen Beurteilung frühzeitig extubiert werden soll. Nach Auffassung des *Arbeitskreises Neuroanästhesie der DGAI* ist einer TIVA dann der Vorzug zu geben, wenn bei einem Patienten ein deutlich erhöhter ICP, eine erhöhte intrakranielle Elastance, eine Beeinträchtigung der Autoregulation und/oder eine Störung der Blut-Hirn-Schranke bekannt sind oder angenommen werden müssen.

Literatur

1. Albin MS, Bunegin L, Rasch J, Gelineau J, Enst P (1989) Ketamine hydrochloride (KH) fails to protect against global hypoxia in the rat. Anesth Analg 68: S8
2. Bansinath M, Shukla VA, Turndorf H (1992) Proconvulsant effect of propofol on the excitatory amino acid agonists induced convulsions. Anesthesiology 77: A 211
3. Batjer HH, Frankfurt AI, Purdy PD, Smith S, Sampson D (1988) Use of etomidate, temporary arterial occlusion and intraoperative angiography in surgical treatment of large and giant aneurysms. J Neurosurg 68: 234–240
4. Committee on Safety of Medicines (1988) Propofol – convulsions, anaphylaxis and delayed recovery from anaesthesia. Curr Prob No. 26
5. Cuillerier DJ, Manninen PH, Gelb AW (1990) Alfentanil, sulfentanil and fentanyl: effects on cerebral perfusion pressure. J Neurosurg Anesth 2: S 8

6. Doenicke A (1984) Verunsichert eine Cortisolstory die Anaesthesisten? Anaesthesist 33: 391–394
7. Grosslight K, Foster R, Colohan AR, Bedford RF (1985) Isoflurane for neuroanesthesia: risk factors for increases in intracranial pressure. Anesthesiology 63: 533–536
8. Hackett GH, Jantzen J-P, Earnshaw G (1989) Cardiovascular effects of vecuronium, atracurium, pancuronium, metocurine and RGH-4201 in dogs. Acta Anaesthesiol Scand 33: 298–303
9. Hufnagel A, Elger CE, Nadstawek J, Stoeckel H (1990) Specific response of the epileptic focus to anesthesia with propofol. J Epilepsy 3: 37–45
10. Jantzen J-P, Eberle B, Gaida B-J, Hennes HJ, Otto S, Schäfer M (1992) Zur Wirkung von Muskelrelaxanzien auf den Massetertonus. Eine experimentelle Studie am MH-disponierten Schweinemodell. Anaesthesist 41: 248–253
11. Jantzen J-P, Hennes HJ, Klein AM, Wallenfang T (1991) Propofol erhält intrakranielle Regelmechanismen am Schweinemodell. Anaesthesist 40 [Suppl 2]: 29
12. Kerz T, Jantzen J-P (1992) Motorischer Krampfanfall unter Propofol-Alfentanil-Anästhesie. Anaesthesist 41: 426–430
13. Kochs E, Hoffman WE, Werner C, Albrecht RF, Schulte am Esch J (1990) The effects of propofol on neurologic outcome from incomplete cerebral ischemia in rats. Anesthesiology 73: A719
14. Langley MS, Heel RC (1988) Propofol. Drugs 35: 334–372
15. Lanier WL, Milde JH, Michenfelder JD (1986) Cerebral stimulation following succinylcholine in dogs. Anesthesiology 64: 551–559
16. Mackenzie DJ, Kapadia F, Grant IS (1990) Propofol infusion for control of status epilepticus. Anaesthesia 45: 1043–1045
17. Milde LN, Milde JH (1987) The cerebral hemodynamic and metabolic effects of sufentanil in dogs. Anesthesiology 67: A570
18. Modica PA, Tempelhoff R (1992) Intracranial pressure during induction of anaesthesia and tracheal intubation with etomidate-induced EEG burst suppression. Can J Anaesth 39: 236–241
19. Moss E (1992) Alfentanil increases intracranial pressure when intracranial compliance is low. Anaesthesia 47: 134–136
20. Nadstawek J, Taniguchi M, Ruta U, Limberg N, Schramm J (1991) Totale intravenöse Anästhesie (TIVA) mit Alfentanil und Propofol versus balancierte Anästhesie mit Isofluran und Fentanyl in der Neurochirurgie. Anaesthesist 40 [Suppl 2]: 43
21. Olney JW, Labruyere J, Price MT (1989) Pathological changes induced in cerebrocortical neurons by phencyclidine and related drugs. Science 244: 1360–1362
22. Pashayan AG, Grundy BL, Mahla ME, Shah BD (1991) Comparison of sufentanil, fentanyl and isoflurane for neuroanesthesia. Anesth Analg 72: S210
23. Pfenninger E, Dick W, Ahnefeld FW (1985) The influence of ketamine on both normal and raised intracranial pressure of artificially ventilated animals. Eur J Anaesthesiol 2: 297–307
24. Rouse EC (1988) Propofol for electroconvulsive therapy. Anaesthesia 45 [Suppl]: 61–64
25. Schäfer M, Jantzen J-P, Wallenfang T (1988) Risiken der Prämedikation mit Benzodiazepinen am Beispiel einer Asphyxie nach Flunitrazepam. Anästh Intensivther Notfallmed 23: 183–186
26. Sloan TB, Ronaj AK, Toleikis JR, Koht A (1988) Improvement of intraoperative somatosensory evoked potentials by etomidate. Anesth Analg 67: 582–585
27. Stephan H, Sonntag H, Schenk HD, Kohlhausen S (1987) Einfluß von Disoprivan[R] (Propofol) auf die Durchblutung und den Sauerstoffverbrauch des Gehirns und die CO_2-Reaktivität der Hirngefäße beim Menschen. Anaesthesist 36: 60–65
28. Van Aken H, Van Hemelrijck J, Merckx L, Möllhoff Th, Mulier J, Lübbesmeyer HJ (1990) Total intravenous anaesthesia with propofol and alfentanil compared with balanced anaesthesia in neurosurgery. Anästh Intensivther Notfallmed 25: 54–58
29. Van Hemelrijck J, Van Akten H, Merckx L, Mulier J (1991) Anesthesia for craniotomy: total intravenous anesthesia with propofol and alfentanil compared to anesthesia with thiopental sodium, isoflurane, fentanyl, and nitrous oxide. J Clin Anesth 3: 131–136

30. Werner C, Hoffman WE, Kochs E, Schulte am Esch J (1992) Der Einfluß von Sufentanil auf die regionale und globale Hirndurchblutung und den zerebralen Sauerstoffverbrauch beim Hund. Anaesthesist 41: 34–37
31. Yamamura T, Harada K, Okamura A, Kemmotsuo (1990) Is the site of ketamine anesthesia the N-methyl-D-aspartate receptor? Anesthesiology 72: 704–710

Stellenwert der totalen intravenösen Anästhesie in der Geburtshilfe

A.M. Klein

Die Allgemeinanästhesie für eine Schnittentbindung kann auf verschiedene Weise durchgeführt werden: nach i.v. Narkoseeinleitung mit einem Hypnotikum bis zur Entbindung des Kindes entweder als Mononarkose mit einem Lachgas-Sauerstoffgemisch und Muskelrelaxanzien oder als Kombinationsanästhesie mit einem Inhalationsanästhetikum. Seit kurzer Zeit wird von einigen Autoren die kontinuierliche Zufuhr des Hypnotikums mit einem Perfusor auf ihre Eignung für die Geburtshilfe überprüft [11, 21, 23, 43, 49]; vereinzelt wird auf die Zufuhr von Stickoxydul verzichtet [21, 23].

Die Entscheidung, ob eine Mononarkose, Kombinationsanästhesie oder totale intravenöse Anästhesie (TIVA) durchgeführt werden kann, wird in erheblichem Maß von der Wahl der zur Narkoseeinleitung verwendeten Medikamente bestimmt.

Indikationen für eine Allgemeinanästhesie:

- akuter Streß des Fetus,
- akute Hypovolämie der Mutter,
- Gerinnungsstörungen,
- unzureichende Regionalanästhesie,
- Ablehnung einer Regionalanästhesie durch die Mutter.

Vorteile der Inhalationsanästhesie:

- geringe Beeinträchtigung des Fetus,
- geringe Inzidenz intraoperativer Wachheitszustände,
- Möglichkeit hoher O_2-Zufuhr,
- Verbesserung der Uterusdurchblutung.

Intravenöse Anästhetika

Thiopental wird seit 1936 zur Schnittentbindung eingesetzt und dient bei den meisten Untersuchungen als Pharmakon der Kontrollgruppe. Es wird vermutlich am häufigsten zur Narkoseeinleitung in der Geburtshilfe verwandt.

Nach Injektion von 4 mg/kg KG Thiopental kommt es zu einem raschen Anstieg der Konzentration im mütterlichen Blut. Thiopental erreicht den Fetus bereits nach Sekunden; nach 3 min nähert sich die Konzentration im fetalen Blut der im mütterlichen, gefolgt von einem exponentiellen Abfall [32]

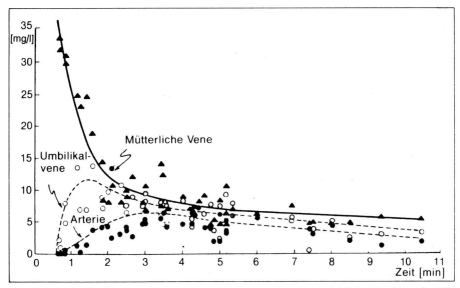

Abb. 1. Mütterliche und kindliche Plasmaspiegel nach einmaliger Injektion von 4 mg/kg KG Thiamylal i.v. (Nach [32])

(Abb. 1). Bei der Entbindung des Kindes findet sich als Ausdruck einer Äquilibrierung der Konzentration des Thiopentals im mütterlichen und fetalen Blut ein umbilikalvenöser/maternalvenöser Quotient (U_V/M_V) von im Mittel 1 [37]. Die Äquilibrierung im Fetus erfolgt zügig und manifestiert sich als umbilikalarterieller/umbilikalvenöser Quotient (U_A/U_V) von 0,87 – bei einer Zeitspanne von 8–22 min zwischen Narkoseeinleitung und Entbindung des Kindes („induction-delivery-interval"; I-D-Intervall). Diese Daten geben keinen Hinweis auf eine Beeinträchtigung des Neugeborenen durch Thiopental.

Nach Verabreichung der gleichen Dosis weisen die Konzentrationen des Thiopentals im Nabelvenenblut eine große interindividuelle Streuung auf [32, 37]. Eine eindeutige Korrelation zwischen der verabreichten Dosis und dem Zustand des Neugeborenen besteht nicht; dennoch wird nach 8 mg/kg KG oft eine, nach 4 mg/kg KG meist keine klinische Beeinträchtigung des Neugeborenen beobachtet [32]. Von den kinetischen Kenngrößen wird durch die Schwangerschaft nur die Eliminationshalbwertszeit ($T_{1/2\beta}$) wesentlich verändert. Sie ist mit im Mittel 26,1 h gegenüber 11,5 h bei der Nichtschwangeren deutlich verlängert. Ursächlich dafür ist das größere Verteilungsvolumen [37]. Die Eliminationshalbwertszeit beim Neonaten beträgt zwischen 11 und 43 h [13] und ist somit eher als ungünstig zu bewerten. Umstritten ist die Barbituratmononarkose wegen der hohen Inzidenz intraoperativer Wachheitszustände („awareness") und der Erinnerung daran („recall").

Ketamin ist eine schwache Base und deutlich weniger lipidlöslich als Thiopental; dennoch kommt es zu einem schnellen diaplazentaren Übertritt.

Nach Injektion von Ketamin werden intraoperative Wachheitszustände und eine Erinnerung daran seltener beschrieben als nach Thiopental [3, 45]. Nach Verabreichung einer Dosis von 1 mg/kg KG sind im Vergleich mit Thiopental die Apgar-Werte gleich hoch [15] oder höher [27] und die Blutgaswerte des Neugeborenen normal [15, 27]. Erst wenn eine Dosis von 1,5 mg/kg KG überschritten wird, werden die Neugeborenen häufig beeinträchtigt [30]. Die Wirkung des Ketamins auf den Uterustonus ist nicht nur von der Dosis, sondern auch vom Schwangerschaftsstadium abhängig. Im 1. und 2. Trimenon erhöht Ketamin den uterinen Ruhetonus und löst Kontraktionen aus, während im 3. Trimenon der uterine Ruhetonus unbeeinflußt bleibt [38]. Die Vorteile des Ketamins kommen bei mütterlicher Hypovolämie und Asthma bronchiale zur Geltung. Ketamin wird häufig zur Mononarkose, d. h. ohne präpartale Gabe eines Inhalationsanästhetikums, angewandt [3, 4, 14, 28, 45]. Nachteile sind psychomimetische Nebenwirkungen, wie Dysphorie und Halluzinationen. Ketamin ist wegen seiner blutdrucksteigernden Wirkung für Patientinnen mit arteriellem Hypertonus weniger geeignet.

Durch *Kombination* der Hypnotika *Thiopental* und *Ketamin* in reduzierter Dosis (Thiopental 2 mg/kg KG, Ketamin 0,5 mg/kg KG) wird versucht, die Vorteile beider Substanzen zu nutzen und gleichzeitig deren Nachteile zu reduzieren. Nichtpublizierte Ergebnisse aus unserer Klinik zeigen keinen Vorteil für den Fetus, weder aufgrund der Blutgaswerte noch der Apgar-Werte und der neurophysiologischen Untersuchungen („neurologic adaptiv capacity score"). Vorteilhaft für die Mütter ist die deutliche Reduktion der psychomimetischen Nebenwirkungen. Diese Ergebnisse stehen in Übereinstimmung mit denen anderer Arbeitsgruppen [45].

Etomidat wird seit 1979 zur Narkoseeinleitung bei der Schnittentbindung angewandt [15]. Es ist ein Imidazolderivat und wird in der Leber von Esterasen hydrolysiert. Etomidat hat sich trotz der Überlegenheit gegenüber Thiopental [15] in der Geburtshilfe nicht durchsetzen können. Als Ursache werden gelegentlich Schmerzen bei der Injektion, unwillkürliche Muskelbewegungen und die Suppression der Kortisolsynthese beim Neugeborenen diskutiert [29]. Die Verminderung des Serumkortisols beim Neugeborenen ist jedoch ohne klinische Relevanz [42]. Einige Autoren, die der Ansicht sind, daß nach Injektion einer Dosis von 0,2–0,3 mg/kg KG intraoperative Wachheitszustände auftreten könnten, verabreichen 0,4 mg/kg KG, ohne daß eine nachteilige Wirkung auf das Neugeborene auftrat. Trotz der ungewöhnlich hohen Einleitungsdosis waren die Etomidatkonzentrationen im Plasma aller Neugeborenen nur halb so hoch wie die im Plasma der Mütter in der Aufwachphase. Der U_V/M_V-Quotient von 0,5 ist niedriger als der des Thiopentals; der U_A/U_V-Quotient von 0,86 läßt vermuten, daß die Aufnahme in das fetale Gewebe abgeschlossen ist [22]. Wegen der kurzen Wirkungsdauer empfiehlt sich die gleichzeitige Gabe eines Inhalationsanästhetikums.

Propofol ist ein schnell und zuverlässig wirkendes intravenöses Einleitungsmittel. Die schnelle, angenehme Narkoseeinleitung und die kurze Aufwachzeit legen eine Anwendung in der geburtshilflichen Anästhesie nahe. Die gute Lipidlöslichkeit ermöglicht eine rasche Passage der Blut-Hirn-Schranke, aber auch einen schnellen plazentaren Übertritt. Vom Bundesgesundheitsamt ist

Propofol noch nicht für die Anwendung bei Schwangeren zugelassen; deshalb befassen sich nur wenige Untersuchungen mit seiner Anwendung zur Schnittentbindung. Nach Verabreichung des Propofols wird üblicherweise ein Inhalationsanästhetikum zugeführt [8, 11, 20, 36, 47], nur gelegentlich wird darauf verzichtet [7]. Neuere Untersuchungen befassen sich zunehmend mit der kontinuierlichen Zufuhr des Propofols mit einem Perfusor [11, 21, 23, 43, 49]; aber selten unter Verzicht auf Stickoxydul [21, 23]. Übereinstimmend stellen alle Autoren, außer der prinzipiellen Eignung des Propofols für die Schnittentbindung, einen schnellen plazentaren Übertritt fest. Als mittlerer U_V/M_V-Quotient werden Werte von 0,7 [11] bis 0,85 [47] angegeben. Es wird überwiegend über hohe Apgar-Werte und normale Blutgaswerte berichtet [11, 36, 49, 47]; im Vergleich mit Thiopental werden aber auch ein verminderter Muskeltonus, niedrigere Apgar-Werte und eine stärkere Beeinträchtigung neurophysiologischer Variablen für die Dauer von 1 h beschrieben [7].

Die kontinuierliche Zufuhr in einer Dosierung von 5–6 mg/kg KG · h bereits vor Entbindung des Neugeborenen scheint ohne dessen Beeinträchtigung möglich zu sein [11, 23]; eine Erhöhung der Dosierung auf 9 mg/kg KG · h führt jedoch zu einer Beeinträchtigung des Neugeborenen, die um so ausgepräg-

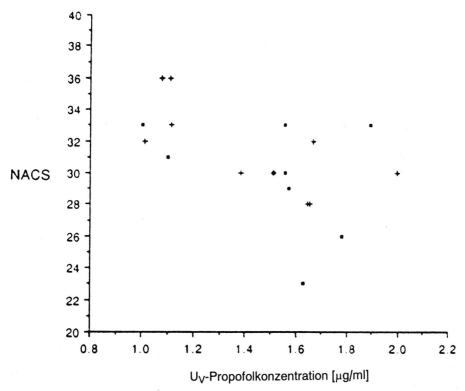

Abb. 2. Die zum Zeitpunkt der Entbindung gemessene umbilikalvenöse (U_V-)Propofolkonzentration nach kontinuierlicher Propofolzufuhr (+ 6 mg/kg KG · h Propofol, ● 9 mg/kg KG · h Propofol), aufgetragen gegen den NACS („neurologic adaptive capacity score") 15 min nach Entbindung. Negative Kendall-rank-Korrelation ($p < 0,05$). (Nach [21])

ter ist, je länger das Intervall zwischen Narkoseeinleitung und Entbindung des Kindes ist (Abb. 2). Die Inzidenz intraoperativer Wachheitszustände (40 % nach Bolusinjektion) läßt sich durch kontinuierliche Zufuhr des Propofols senken [11].

Eine tierexperimentelle Studie zeigt, daß Propofol keinen negativen Einfluß auf den uterinen Blutfluß hat. Allerdings werden in dieser Studie bedrohliche Bradykardien nach Injektion des Propofols und Succinylcholins beschrieben [1].

Nur die Arbeitsgruppe um Abboud [43] fand Propofol dem Thiopental zur Schnittentbindung überlegen. Die Bedeutung des Propofols für die geburtshilfliche Anästhesie wurde von Holdcroft bereits 1989 folgendermaßen eingeschätzt: „No drug has shown to offer sufficient advantages over thiopentone in obstetric anaesthesia to warrent its replacement. However, it is nice to know that there are acceptable alternatives for the very rare occasions when thiopentone is contraindicated" [29].

Benzodiazepine

Diazepam führt nach intramuskulärer Verabreichung einer Dosis von mehr als 30 mg an die Mutter beim Neugeborenen zum „floppy infant syndrome". Im Vordergrund steht ein herabgesetzter Muskeltonus; aber auch Hypothermie, Trinkschwäche und Atemdepression sind kennzeichnend [46]. Vor diesen hohen Dosen wird daher gewarnt. Nach i.v. Verabreichung vom 20 mg zur Schnittentbindung konnten keine ungünstigten Auswirkungen auf das Neugeborene festgestellt werden [24]. Der langsame Wirkungseintritt spricht jedoch gegen die Anwendung des Diazepams zur Narkoseeinleitung bei Schnittentbindung.

Midazolam unterscheidet sich von Diazepam u. a. durch seine Wasserlöslichkeit, kürzere Halbwertszeit, schnellere Narkoseeinleitung und bessere Venenverträglichkeit; diese Eigenschaften waren der Anlaß, Midazolam zur Schnittentbindung zu erproben [2, 5, 9, 40, 48]. Im Vergleich mit Thiopental (4 mg/kg KG) haben einige Untersucher nur in bezug auf die Körpertemperatur und den Muskeltonus signifikante Unterschiede festgestellt und halten Midazolam (0,3 mg/kg KG) zur Schnittentbindung für ebenso geeignet wie Thiopental [2, 40]. Zurückhaltung scheint jedoch angebracht zu sein, weil von anderen Untersuchern vermehrt intubationspflichtige Kinder beobachtet worden sind [5].

Opioide

Mit Fentanyl und Alfentanil liegen nur sehr begrenzte Erfahrungen in der Geburtshilfe vor, obgleich auch bei vaginaler Entbindung eine Analgesie durch i.v. Fentanylgabe als problemlos beschrieben wird [41]. Wegen des Risikos mütterlicher und neonataler Atemdepression sowie der nur kurzen Dauer der Analgesie werden beide Opioide fast ausschließlich zur Narkoseeinleitung bei Patientinnen mit kardiovaskulären Erkrankungen und Eklampsie eingesetzt.

Fentanyl in einer Dosis von 1 µg/kg KG gewährleistet eine gewisse Streßprotektion und führt nicht zu einer Atemdepression beim Neugeborenen [16, 17]. Nach Injektion einer Dosis von 5 µg/kg KG werden jedoch vermehrt atemdepressive Neugeborene beobachtet. Das Risiko einer kindlichen Atemdepression ist geringer, wenn zwischen Fentanylgabe und Entbindung mehr als 6 min vergangen sind ([35], Abb. 3).

Alfentanil schien zunächst wegen seiner günstigen pharmakokinetischen Eigenschaften, wie kurzer Wirkungsdauer, hoher Proteinbindung und niedriger

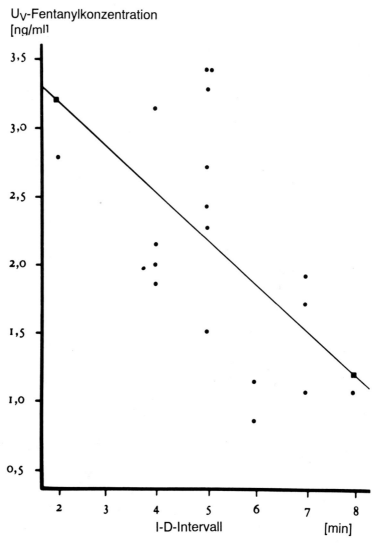

Abb. 3. Korrelation zwischen umbilikalvenöser (U_V-)Fentanylkonzentration und dem I-D-Intervall nach Injektion von 0,005 mg/kg KG Fentanyl. (Nach [35])

Lipidlöslichkeit, für die geburtshilfliche Anästhesie vielversprechend zu sein [12]. Nach Injektion einer Dosis von 10 µg/kg KG werden entweder keine [44] oder nur geringe Wirkungen auf das Neugeborene beobachtet [6, 12]; nach Injektion höherer Dosen kommt es jedoch zur kindlichen Atemdepression, Bradykardie und muskulären Hypotonie [19]. Nach Verabreichung einer Dosis von 30 µg/kg KG kommt es fast immer zu einer schweren respiratorischen Insuffizienz des Neugeborenen, die mit einer Thoraxrigidität verbunden ist, wodurch die Beatmung mit der Maske erschwert ist [33]. Vor der Verabreichung hoher Dosen wird gewarnt [26], weil Alfentanil bei physiologischem pH-Wert überwiegend in nichtionisierter Form vorliegt [17] und durch eine im Fetus reduzierte Proteinbindung das freie Alfentanil erhöht wird [19, 34].

Wenn eine Opioidgabe zur Stabilisierung der mütterlichen Hämodynamik bei Narkoseeinleitung zur Schnittentbindung in Erwägung gezogen wird, ist Fentanyl gegenüber Alfentanil der Vorzug zu geben. Voraussetzung ist in jedem Fall das Vorhandensein aller technischen und personellen Möglichkeiten zur Reanimation des Neugeborenen.

Muskelrelaxanzien

Die depolarisierenden und nichtdepolarisierenden Muskelrelaxanzien führen in klinischen Dosen nicht zu unerwünschten Wirkungen beim Neugeborenen [10, 18]. In neurophysiologischen Untersuchungen können Wirkungen nachgewiesen werden [25]; für die Auswahl des Relaxans sind diese Wirkungen jedoch ohne Belang. Die Wirkungsdauer des Vecuroniums variiert während der gesamten Schwangerschaft deutlich. Bei Patientinnen, die Magnesium zur Tokolyse erhalten, ist die Wirkung sowohl der depolarisierenden als auch der nichtdepolarisierenden Muskelrelaxanzien verstärkt; auf eine Präkurarisierung kann daher vor Gabe von Succinylcholin verzichtet werden.

Schlußfolgerung

Die Erweiterung des Spektrums der i.v. Anästhetika hat in vielen operativen Bereichen zu einer Renaissance der i.v. Anästhesie geführt. Dies gilt nicht für die Anästhesie in der Geburtshilfe. Es wird nur vereinzelt über die kontinuierliche Zufuhr von i.v. Anästhetika berichtet, selten wird auf Stickoxydul verzichtet. Meist werden Kombinationsanästhesien durchgeführt, weil sie für den Fetus die Gefahr einer katecholamininduzierten Reduktion der Uterusdurchblutung senken und für die Mutter die Gefahr intraoperativer Wachheitszustände vermindern.

Die totale intravenöse Anästhesie hat in der geburtshilflichen Anästhesie z. Z. keine klinische Bedeutung.

Literatur

1. Alon E, Rosen MA, Shnider SM, Ball RH, Parer JT (1991) Maternal and fetal effects of propofol anesthesia in the ewe. Anesthesiology 75: A 1077
2. Bach V, Carl P, Ravlo O, Crawford ME, Jensen AG, Mikkelsen BO, Crevoisier C, Heizmann P, Fattinger K (1989) A randomized comparison between midazolam and thiopental for elective cesarean section anesthesia: III. Placental transfer and elimination in neonates. Anesth Analg 68: 238
3. Baraka A, Louis F, Noueihid R, Diab M, Dabbous A, Sibai A (1989) Awareness following different techniques of general anaesthesia for caesarean section. Br J Anaesth 62: 645
4. Bernstein K, Gisselson L, Jacobsson L, Ohrlander S (1985) Influence of two different anaesthetic agents on the newborn and the correlation between foetal oxygenation and induction-delivery time in elective caesarean section. Acta Anaesth Scand 29: 157
5. Bland BA, Lawes EG, Duncan PW, Warnell I, Downing JW (1987) Comparison of midazolam and thiopental for rapid sequence anesthetic induction for elective cesarean section. Anesth Analg 66: 1165
6. Cartwright DP, Dann WL, Hutchinson A (1989) Placental transfer of alfentanil at caesarean section. Eur J Anaesth 6: 103
7. Celleno D, Capogna G, Tomassetti M, Costantino P, Di Feo G, Nisini R (1989) Neurobehavioral effects of propofol on the neonate following elective cesarean section. Br J Anaesth 62: 649
8. Couper JL, Lombard TP (1988) Comparison of propofol (Diprivan) with thiopentone as induction agent for elective cesarean section. Can J Anaesth 35: S 132
9. Crawford ME, Carl P, Bach V, Ravlo O, Mikkelsen BO, Werner M (1989) A randomized comparison between midazolam and thiopental for elective cesarean section anaesthesia. I. Mothers. Anesth Analg 68: 229
10. Dailey PA, Fisher DM, Shnider SM, Baysinger CL, Shinohara Y, Miller RD, Abboud TK, Kim KC (1984) Pharmacokinetics, placental transfer and neonatal effects of vecuronium and pancuronium administered during cesarean section. Anesthesiology 60: 569
11. Dailland P, Cockshott ID, Lirzin JD, Jacquinot P, Jorrot JC, Devery J, Harmey J-L, Conseiller C (1989) Intravenous propofol during cesarean section: placental transfer, concentrations in breast milk, and neonatal effects. A preliminary study. Anesthesiology 71: 827
12. Dann WL, Hutchinson A, Cartwright DP (1987) Maternal and neonatal responses to alfentanil administered before induction of general anaesthesia for caesarean section. Br J Anaesth 59: 1392
13. Datta S, Alper MH (1980) Anesthesia for cesarean section. Anesthesiology 53: 142
14. Dich-Nielsen J, Holasek J (1982) Ketamine as induction agent for cesarean section. Acta Anaesth Scand 26: 139
15. Downing JW, Mahomedy MC, Jeal DE, Allen PJ (1976) Anaesthesia for caesarean section with ketamine. Anaesthesia 31: 883
16. Eisele JH, Wright R, Rogge P (1982) Newborn and maternal fentanyl levels at cesarean section. Anesth Analg 61: 179
17. Eisele JH (1984) The use of short-acting narcotics in obstetric anesthesia and the effects on the newborn. In: Estafanous FG (ed) Opioids in anesthesia. Butterworth, London, p 100
18. Flynn PJ, Frank M, Hughes R (1984) Use of atracurium in caesarean section. Br J Anaesth 56: 599
19. Gepts E, Heytens L, Camu F (1986) Pharmacokinetics and placental transfer of intravenous and epidural alfentanil in parturient women. Anesth Analg 65: 1155
20. Gin T, Gregory MA, Chan K, Oh TE (1990) Maternal and fetal levels of propofol at caesarean section. Anaesth Intens Care 18: 180
21. Gin T, Yau G, Chan K, Gregory MA, Oh TE (1991) Disposition of propofol infusions for caesarean section. Can J Anaesth 38: 31
22. Gregory MA, Davidson DG (1991) Plasma etomidate levels in mother and fetus. Anaesthesia 46: 716

23. Gregory MA, Gin T, Yau G, Leung RK, Chan K, Oh TE (1990) Propofol infusion anaesthesia for caesarean section. Can J Anaesth 37: 514
24. Haram K, Bakke OM (1980) Diazepam as an induction agent for caesarean section: a clinical and pharmacokinetic study of fetal drug exposure. Br J Obstet Gynecol 87: 506
25. Hawkins JL, Johnson TD, Kubicek MA, Skjonsby BS, Morrow DH, Joyce III TH (1990) Vecuronium for rapid-sequence intubation for cesarean section. Anesth Analg 71: 185
26. Heyman HJ (1990) Systemic analgesia in labor. Still a viable option? In: Reisner LS (ed) Obstetric anesthesia. Anesthesiol Clin N Am 8/1: 43
27. Hodgkinson R, Marx GF, Kim SS, Miclat NM (1977) Neonatal neurobehavioral tests following vaginal delivery under ketamine, thiopental and extradural anesthesia. Anesth Analg 56: 548
28. Hodgkinson R, Batt M, Kim SS, Grewal G, Marx GF (1978) Neonatal neurobehavioral tests following cesarean section under general and spinal anesthesia. Am J Obstet Gynecol 132: 670
29. Holdcroft A (1989) Intravenous induction agents for caesarean section. Editorial. Anaesthesia 44: 719
30. Janeczko GF, El-Etr AA, Younes S (1974) Low-dose ketamine anesthesia for obstetrical delivery. Anesth Analg 53: 828
31. Kanto J (1982) Use of benzodiazepines during pregnancy, labour and lactation, with particular reference to pharmacokinetic considerations. Drugs 23: 354
32. Kosaka Y, Takahashi T, Mark LC (1969) Intravenous thiobarbiturate anesthesia for cesarean section. Anesthesiology 31: 489
33. Leuwer M, Meyer-Breiting P, Rosskopf W (1990) Pharmacokinetics and pharmacodynamics of an equipotent fentanyl and alfentanil dose in mother and infant during caesarean section. Br J Anaesth 64: 398P
34. Meistelman C, Levron JC, Barre J, Bonnay M (1990) Plasma protein binding of alfentanil: effects of age, pregnancy and cancer. Br J Anaesth 65: 273P
35. Meyer-Breiting P, Leuwer M (1990) Fentanyl-Gabe zur Narkoseeinleitung bei Sectio caesarea. Pharmakokinetik and Pharmakodynamik bei Mutter und Kind. Anaesthesist 39: 144
36. Moore J, Bill KM, Flynn RJ, McKeating KT, Howard PJ (1989) A comparison between propofol and thiopentone as induction agents in obstetric anaesthesia. Anaesthesia 44: 753
37. Morgan DJ, Blackman GL, Paull JD, Wolf LJ (1981) Pharmacokinetics and plasma binding of thiopental. II: Studies at cesarean section. Anesthesiology 54: 474
38. Oats JN, Vasey DP, Waldron BA (1979) Effects of ketamine on the pregnant uterus. Br J Anaesth 51: 1163
39. Palahniuk RJ, Shnider SM, Eger E III (1974) Pregnancy decreases the requirements for inhaled anesthetic agents. Anesthesiology 41: 82
40. Ravlo O, Carl P, Crawford ME, Bach V, Mikkelsen BO, Nielsen HK (1989) A randomized comparison between midazolam and thiopental for elektive cesarean section anesthesia. II. Neonates. Anesth Analg 68: 234
41. Rayburn W, Rathke A, Leuschen P, Chleborad J, Weidner W (1989) Fentanyl citrate analgesia during labor. Am J Obstet Gynecol 161: 202
42. Reddy BK, Pizer B, Bull PT (1988) Neonatal serum cortisol suppression by etomidate compared with thiopentone, for elective caesarean section. Eur J Anaesth 5: 171
43. Richardson M, Abboud TK, Zhu J, Donovan M, Peres da Silva E, Song M, Gottschling C, Homyak M, Houpt L, Yakal K, Rogers J (1991) Propofol as an induction and maintenance agent for cesarean section: maternal and neonatal effects. Anesthesiology 75: A1078
44. Rout CC, Rocke DA (1990) Effects of alfentanil and fentanyl on induction of anaesthesia in patients with severe pregnancy-induced hypertension. Br J Anaesth 65: 468
45. Schultetus RR, Hill CR, Dharamraj CM, Banner TE, Berman LS (1986) Wakefulness during cesarean section after anesthetic induction with ketamine, thiopental, or ketamine and thiopental combined. Anesth Analg 65: 723
46. Speight, ANP (1977) Floppy-infant syndrom and maternal diazepam and/or nitrazepam. Lancet II: 872

47. Valtonen M, Kanto J, Rosenberg P (1989) Comparison of propofol and thiopentone for induction of anaesthesia for elective caesarean section. Anaesthesia 44: 758
48. Wilson CM, Dundee JW, Moore J, Howard PJ, Collier PS (1987) A comparison of the early pharmacokinetics of midazolam is pregnant and nonpregnant women. Anaesthesia 42: 1057
49. Yau G, Gin T, Ewart MC, Kotur CF, Leung RKW, Oh TE (1991) Propofol for induction of anaesthesia at caesarean section. A comparison with thiopentone/enflurane. Anaesthesia 46: 20

Stellenwert der totalen intravenösen Anästhesie in der Kinderchirurgie

G. Kraus

Traditionell stellt die Inhalationsanästhesie die Methode der Wahl für Kindernarkosen dar. Hierfür gibt es historische Gründe. Noch 1968 schreibt Robert M. Smith [24]:

> Most of the agents employed in adult anesthesia may be used for infants and children, and there are proponents of spinal, epidural, intravenous, intramuscular and rectal routes of administration. From the standpoint of safety and practicality however, the field can be narrowed down considerably.
> The inhalation technique is the most widely used method in pediatric anesthesia. This method is simple, versatile, effective and easily controlled.

Betrachtet man die möglichen Alternativen zur Inhalationsanästhesie, so existierten 1968 außer den Thiobarbituraten und Methohexital lediglich Propanidid, Droperidol und Fentanyl, daneben die Relaxanzien D-Tubocurarin, Gallamin, Succinylcholin und Dekamethonium, und es gab keine Aufwacheinheiten.

Der große Vorteil der Inhalationsanästhetika liegt in der Möglichkeit, das gewünschte Narkosestadium graduell anzusteuern. Das Anästhetikum wird nicht direkt i.v. und damit zentral appliziert, sondern über das vorgeschaltete Atmungssystem fraktioniert in das Herz-Kreislauf-System freigesetzt; die Konzentration des Narkosegases kann dabei direkt on-line gemessen werden.

Dies gewinnt an Bedeutung bei Neugeborenen, Säuglingen und Kleinkindern: Bei Betrachtung der Wirkung von i.v.-applizierten Pharmaka in diesen Altersgruppen existieren im Vergleich zu Erwachsenen
- unterschiedliche, im Einzelfall nicht abzuschätzende Verteilungsräume,
- andere Serumeiweißspiegel und damit veränderte Bindungskapazitäten für Medikamente,
- eine differente Membranpermeabilität,
- erst in Entwicklung begriffene hepatische Metabolisierungskapazitäten und renale Exkretionsleistungen und
- eine unterschiedliche Rezeptorausstattung.

Je jünger die Kinder sind, desto ausgeprägter sind die Unterschiede.

Die einmalig injizierte Dosis kann bereits eine gefährliche Überdosierung darstellen; mögliche Unterdosierungen müssen durch Nachinjektionen ausgeglichen werden. Ist die Wirkung einer Einzelinjektion noch in etwa voraussagbar, so wird der Narkoseverlauf bei Nachinjektionen durch Kumulationseffekte vollends unübersichtlich; eine Feinsteuerung des Narkosestadiums ist aufgrund eingeschränkter klinischer Überwachungsmöglichkeiten dann nicht mehr gegeben.

Je länger wirksam die Substanzen sind, desto nachteiliger sind die i.v.-Narkotika. Erst mit der Entwicklung wesentlich kürzer wirksamer Substanzen und damit einer deutlich geringeren Kumulationsgefahr hat allmählich ein Umdenken eingesetzt: Jetzt konnten die Nachteile der Inhalationsanästhetika durch verstärkten klinischen Einsatz von Injektionsnarkotika umgangen werden.

Klinisch relevante *Nachteile der Inhalationsanästhetika:*

1. Kardiodepressive Wirkung: Der Abfall des peripheren Widerstands mit Blutdrucksenkung, Kontraktilitätsabnahme mit Schlagvolumen- und Herzzeitvolumenabfall, die Erniedrigung des pulmonalen Gefäßwiderstands und die Verminderung des myokardialen O_2-Verbrauchs sind für Halothan, Enfluran und – in vermindertem Maße für Isofluran – gut dokumentiert [14, 18]. Dem Lachgas dagegen wird nur eine geringe kardiodepressive Wirkung zugeschrieben: In Kombination mit den halogenierten Inhalationsnarkotika tritt sogar ein zentral ausgelöster sympathomimetischer Effekt auf [14].
2. Die dampfförmigen Inhalationsnarkotika steigern konzentrationsabhängig die Hirndurchblutung, das zerebrale Blutvolumen und damit den intrakraniellen Druck; die Autoregulation der Hirndurchblutung wird aufgehoben.
3. Durch Enfluran und Isofluran kommt es zu EEG-Veränderungen [20]. Bei Epileptikern sind mit Enfluran unter Hyperventilation Krampfanfälle auszulösen [19].
4. Die Metabolisierung der halogenierten Inhalationsanästhetika kann – v.a. bei Wiederholungsnarkosen mit Halothan – zu Leberschädigungen unterschiedlichen Ausmaßes führen, oder es kann sogar durch eine Antigen-Antikörper-Reaktion eine fulminante Leberzellnekrose induziert werden. Die unterschiedliche Metabolisierung sowie die Beeinflussung der Gesamtleberperfusion bzw. die Perfusion der A. hepatica spielen hierbei eine große Rolle [9, 10].
5. Halogenierte Inhalationsnarkotika können eine maligne Hyperthermie auslösen: Die Inzidenz ist mit 1:15000 im Kindesalter 3mal häufiger als bei Erwachsenen mit 1:50000 Narkosen [5].

Es ergeben sich somit folgende *absolute und relative Indikationen* für den Einsatz einer *totalen intravenösen Anästhesie* (TIVA) im Kindesalter:

1. Eine absolute Indikation stellt die Prävention einer malignen Hyperthermie (MH) bei Kindern mit bekannter familiärer MH-Disposition dar. Patienten mit einer Duchenne- oder Becker-Muskeldystrophie, mit „central core disease" und mit Schwartz-Jampel-Syndrom, einer chondrodystrophen Myotonie haben ein z. T. stark erhöhtes MH-Risiko. Sie müssen deshalb mit sog. triggerfreien Anästhetika narkotisiert werden [2, 4].

Hinweise auf eine MH-Dispostion stellen darüber hinaus angeborene Luxationen, Skoliose, Kyphose, Osteogenesis imperfecta, Klumpfüße, Strabismus, Ptosis und Hernien dar, auch hier ist der Einsatz einer TIVA zu überlegen.
2. Wiederholungsnarkosen: Typische Beispiele sind z. B. Verbandswechsel bei Verbrennungen, die in aller Regel in Ketaminnarkose durchgeführt werden können. Regelmäßige Bougierungen oder Bestrahlungen stellen weitere Indikationen dar, wobei auf die Problematik der letzteren hier exemplarisch eingegangen werden soll:
Diese kleinen Kinder zwischen 1 und 5 Jahren müssen 2 Wochen lang 2 mal tgl. im Abstand von 6 h für jeweils 2–3 min Dauer in einer Plexiglasfixierung bestrahlt werden, was nur in Narkose möglich ist. Um nun sowohl Nüchternheitsgrenzen kurz halten zu können, wie auch der sozialen Komponente in Form von Elternkontakt und größtmöglicher Mobilität während dieser belastenden Therapie Rechnung zu tragen, muß die postnarkotische Aufwachphase und Restsedierung so kurz wie möglich gehalten werden. Propofol ist in diesem Fall das Mittel der Wahl: Postoperativ sind die Kinder sehr rasch wieder wach und toben oft schon 30 min nach der Bestrahlung wieder auf der Kinderstation herum; die Akzeptanz durch Patient, Eltern und Pflegepersonal ist entsprechend hoch.
3. Als relative Indikation gilt die Korrektur oder Palliation angeborener Herzvitien: In aller Regel wird hier eine hochdosierte Opiatnarkose mit Fentanyl, Pancuronium und Rohypnol eingesetzt, v. a. dann auf Inhalationsnarkotika auch in niedriger Dosierung verzichtet, wenn eine ausgeprägte Herzinsuffizienz besteht, wie dies z. B. der Fall bei infantiler Aorten- bzw. Aortenisthmusstenose ist.
4. Bei neurochirurgischen Eingriffen mit erhöhtem intrakraniellem Druck ist auf Inhalationsanästhetika – v. a. in höheren Konzentrationen - zu verzichten, um die Autoregulation der Hirndurchblutung nicht zusätzlich einzuschränken [1]. Bei Epilepsien sollte auf Enfluran und Isofluran generell verzichtet werden. Nach neuesten Untersuchungen werden beide Substanzen bei Ableitung eines direkten Elektrokortikogramms inzwischen als Provokationssubstanzen der Epilepsie eingesetzt [19].
Spezielle intraoperative Monitoringverfahren in der Neurochirurgie wie die Ableitung akustisch oder somatosensorisch evozierter Potentiale bedeuten für den Anästhesisten ebenfalls einen weitgehenden Verzicht auf Inhalationsanästhetika, um die Aussagekraft dieser neurologischen Überwachungsmöglichkeiten nicht zu beeinträchtigen [15, 23, 25].

Welche Substanzen stehen nun für die TIVA im Kindesalter zur Verfügung?
Es sind dies v. a. kurz wirksame Substanzen, die die schlechtere Steuerbarkeit im Gegensatz zu den Inhalationsnarkotika ausgleichen können.
Klassifiziert werden sie einmal bezüglich ihrer Wirkung als überwiegende Narkotika, Analgetika bzw. Muskelrelaxanzien – andererseits nach ihrer Applikationsform – Bolus- vs. Dauerinfusion.
Etomidat ist zwar sehr kurz wirksam, kann jedoch wegen seiner Kortisol-supprimierenden Wirkung lediglich als Einleitungsanästhetikum empfohlen wer-

den [13]. Nachteilig bei dieser Substanz ist der Injektionsschmerz besonders bei den kleinen Venen der Kinder.

Die Anwendung von Propofol ist derzeit erst ab dem 3. Lebensjahr zugelassen. Auch hier kommt es zu Injektionsschmerzen, die durch Zugabe von Lidocain oder die Vorgabe von 0,01 mg/kg KG Alfentanil abgemildert werden können [22, 26]. Propofol ist sowohl als Einzelinjektion wie auch für die Dauerinfusion geeignet, wobei wegen der schnelleren Metabolisierung im Kindesalter insgesamt größere Dosen als bei Erwachsenen notwendig sind: als Einleitungsdosis werden 2,5–3,5 mg/kg KG, für die Dauerinfusion 9 mg/kg KG empfohlen [6, 11, 21, 26, 28]. Ein zusätzlicher Vorteil scheint sich durch die geringere postoperative Erbrechensrate zu ergeben, wie von Watcha et al. bei Strabismusoperationen gezeigt werden konnte [27]. Im Vergleich mit Thiopental/Halothan beobachteten Borgeat et al. bei Propofolinduktion und anschließender Dauerinfusion keinen Laryngospasmus, deutlich weniger Nausea und Erbrechen und einen verminderten Analgetikaverbrauch postoperativ bei kurzen HNO-Eingriffen [3].

Midazolam, Ketamin und Methohexital sollten dagegen in der klinischen Routine als Bolusinjektion, evtl. auch repetitiv, gegeben werden.

Als *Analgetikum* kommt neben der Bolusinjektion von Fentanyl v.a. Alfentanil wegen seiner günstigen pharmakokinetischen Eigenschaften in Betracht [16].

Ist eine *Relaxierung* erforderlich, so wird diese vorzugsweise mit Vecuronium oder Atracurium durchgeführt; auch hier ist die bedarfsadaptierte Repetitionsdosis unter Train-of-four-Monitoring einer kontinuierlichen Dauerinfusion vorzuziehen [7, 8, 12, 17].

Nachteile der TIVA im Kindesalter sind v. a. die aus unterschiedlicher Pharmakokinetik und Pharmakodynamik resultierenden Wirkzeiten, die im Einzelfall viel weniger abzuschätzen sind als bei Erwachsenen. Dementsprechend müssen die Anforderungen an Überwachungsmaßnahmen intra- und postoperativ ausgerichtet sein: Sie bestehen mit Ausnahme von ultrakurzen Eingriffen wie Verbandswechsel in einer kontrollierten Beatmung, einem suffizienten Kreislaufmonitoring und einer ausreichend langen Überwachungsmöglichkeit auf einer Aufwacheinheit.

Nur wenn die Sicherheit des kleinen Patienten durch die TIVA nicht beeinträchtigt wird, wird dieses Verfahren bei den relativen Indikationen im Gegensatz zur Inhalationsanästhesie Bestand haben.

Literatur

1. Aken H Van, Hemelrijck J Van, Merckx L, Mollhoff T, Mulier J, Lubbesmeyer HJ (1990) Total intravenous anesthesia using propofol and alfentanil in comparison with balanced anesthesia in neurosurgery. Anasth Intensivther Notfallmed 25: 54
2. Boltshauser E, Lang W, Gallmann T, Arbenz U (1988) Das Kind mit neuromuskulärer Krankheit – Übersicht. Springer, Berlin Heidelberg New York (Anaesthesiologie und Intensivmedizin, Bd 205)
3. Borgeat A, Popovic V, Meier D, Schwander D (1990) Comparison of propofol and thiopental/halothane for short duration ENT surgical procedures in children. Anesth Analg 71: 511

4. Breucking E (1988) Das Kind mit neuromuskulärer Krankheit – Narkoseprobleme. Springer, Berlin Heidelberg New York (Anaesthesiologie und Intensivmedizin, Bd 205)
5. Britt BA (1972) Recent advances in malignant hyperthermiea. Anesth Analg Curr Res 51: 841
6. Browne BL, Wolf AR, Prys-Roberts C (1990) Dose requirements for propofol in children during total i.v. anaesthesia. Brit J Anaesth 64: 396
7. Fisher DM, Canfall PC, Spellman MJ, Miller RD (1990) Pharmacokinetics and pharmacodynamics of atracurium in infants and children. Anesthesiology 73: 33
8. Grundmann U, Ismaily AJ, Kleinschmidt S, Motsch J (1991) Vergleichende Untersuchungen von Atracurium und Vecuronium für mittellang dauernde operative Eingriffe bei Säuglingen und Kleinkindern. Anästhesiol Intensivmed Notfallmed Schmerzther 26: 25
9. Hobbhahn J, Hansen E, Conzen P, Peter K (1991) Der Einfluß von Inhalationsanästhetika auf die Leber I. Anästhesiol Intensivmed 32: 215
10. Hobbhahn J, Hansen E, Conzen P, Peter K (1991) Der Einfluß von Inhalationsanästhetika auf die Leber II. Anästhesiol Intensivmed 32: 250
11. Jones RDM, Chan K, Andrew LJ (1990) Pharmacokinetics of propofol in children. Br J Anesth 65: 661
12. Kalli I, Meretoja OA (1988) Infusion of atracurium in neonates, infants and children. Br J Anaesth 60: 651
13. Kenyon CJ, McNeil LM, Fraser R (1985) Comparison of the effects of etomidate, thiopentone and propofol on cortisol synthesis. Br J Anaesth 57: 509
14. Lowenstein E, Reiz S (1987) Effects of inhalation anesthetics on systemic hemodynamics and coronary circulation. In: Kaplan JA (ed) Cardiac anesthesia, 2nd edn. Grune & Stratton, New York London, p 3
15. McPherson RW, Mahla M, Johnson R, Traystman RJ (1985) Effects of enflurane, isoflurane, and nitrous oxide on somatosensory evoked potentials during fentanyl anesthesia. Anesthesiology 62: 626
16. Meistelman C, Saint-Maurice C, Lepaul M, Levron JC, Loose JP, Mac Gee K (1987) A comparison of alfentanil pharmacokinetics in children and adults. Anesthesiology 66: 13
17. Meretoja OA (1990) Neuromuscular blocking agents in paeditric patients: influence of age on the response. Anesth Intens Care 18: 440
18. Murray D, Vandewalker G, Matherne P, Mahoney LT (1987) Pulsed doppler and two-dimensional echocardiography: comparison of halothane and isoflurane on cardiac function in infants and small children. Anesthesiology 67: 211
19. Neubauer U, Stefan H, Schlegel M, Wölfel L, Georgieff M (1991) Effects of isoflurane and enflurane on electrocorticography in epilepsy surgery. Epilepsia 32 (Suppl 1): 53
20. Neundörfer B, Klose R (1975) EEG-Veränderungen bei Kindern während Enflurane-Anästhesie. Prakt Anästh 10: 271
21. Patel DK, Keeling PA, Newman GB, Radford P (1988) Induction dose of propofol in children. Anaesthesia 43: 949
22. Piotrowski R, Petrow N (1990) Anesthesia induction in children: propofol in comparison with thiopental following premedication with midazolam. Anaesthesist 39: 398
23. Sebel PS, Flynn PJ, Ingram DA (1984) Effect of nitrous oxide on visual, auditory and somatosensory evoked potentials. Br J Anaesth 56: 1403
24. Smith RM (1968) Anesthesia for infants and children, 3rd edn. Mosby, S Louis, p 124
25. Thornton C, Catley DM, Jordan C, Lehane JR, Royston D, Jones G (1983) Enflurane anaesthesia causes graded changes in the brainstem and early cortical auditory evoked response in man. Br J Anaesth 55: 479
26. Valtonen M, Iisalo E, Kanto J, Rosenberg P (1989) Propofol as an induction agent in children: pain on injection and pharmacokinetics. Acta Anaesthesiol Scand 33: 152
27. Watcha MF, Simeon RM, White PF, Stevens J (1991) Effect of propofol on the incidence of postoperative vomiting after strabismus surgery in pediatric outpatients. Anesthesiology 75: 204
28. Westrin P (1991) The induction dose of propofol in infants 1–6 months of age and in children 10–16 years of age. Anesthesiology 74: 455

Stellenwert der totalen intravenösen Anästhesie in der Kardiochirurgie

L. Brandt

Die intravenösen Anästhesieverfahren finden in der Kardioanästhesie schon seit vielen Jahren breite Anwendung, noch ehe es den Begriff der totalen intravenösen Anästhesie (TIVA) gab. Erinnert sei an die hochdosierten Opiatnarkosen, die seit den 70er Jahren zuerst in Europa (Gattiker) und dann auch in den Vereinigten Staaten praktiziert wurden. Heute kann die Kombination i.v. und inhalativ verabreichter Anästhetika im Sinne einer „balanced anaesthesia" als das Verfahren der Wahl in der Kardiochirurgie und bei kardiovaskulären Risikopatienten in anderen chirurgischen Disziplinen angesehen werden.

Besonderheiten bei kardiochirurgischen Eingriffen

Operationen am Herzen (in der Mehrzahl handelt es sich dabei um aortokoronare Bypassoperationen) bringen eine Reihe anästhesiologisch relevanter Besonderheiten mit sich:

- Nahezu alle Patienten haben eine eingeschränkte Pumpleistung des Herzens (eingeschränkte Koronarreserve und Kompensationsbreite).
- Ebenfalls nahezu alle Patienten stehen unter einer chronischen Medikation mit kardiovaskulär wirksamen Medikamenten, deren interaktive Wirkungen mit Anästhetika nicht bis ins letzte Detail bekannt sind.
- Die Technik der extrakorporalen Zirkulation setzt eine mehr oder weniger ausgeprägte Hämodilution voraus. Aufgrund der dadurch reduzierten Plasmaproteinbindungskapazität kommt es zu einem Anstieg der wirksamen Medikamentenfraktion z. B. von Diazepam, Propofol, Sufentanil.
- Die während der extrakorporalen Zirkulation auftretende Hypothermie führt zu einer Reduzierung der Medikamentenclearance infolge Zunahme intrahepatischer Shunts und Abnahme der Enzymaktivitäten.
- Nach kardiochirurgischen Eingriffen werden die Patienten obligat nachbeatmet.

Auswahl des Anästhesieverfahrens

Bei der Auswahl des Anästhesieverfahrens für kardiochirurgische Eingriffe müssen vordringlich die folgenden 3 Fragen beantwortet werden:

- Mit welchem Anästhetikum bzw. mit welchen Anästhetikakombinationen läßt sich eine perioperative Myokardischämie, d. h. eine Imbalanz zwischen myokardialem O_2-Angebot und -Verbrauch, am ehesten vermeiden?
- Womit läßt sich die Balance zwischen ausreichender Narkosetiefe und noch tolerierbarer Myokarddepression am sichersten finden?
- Womit kann man die postoperativ notwendige Analgosedierung am besten fortsetzen?

Intraoperative Myokardischämien

Das Auftreten intraoperativer Myokardischämien ist eng mit der Inzidenz eines postoperativen Herzinfarkts verbunden, obwohl ein Großteil (50–90%) dieser Ereignisse ohne erkennbaren Anlaß auftritt und sich der Diagnostik entzieht. Welche Rolle dabei die Anästhetika spielen, ist umstritten. Es gibt jedoch eine Reihe von gesicherten Erkenntnissen zur Beeinflussung von Myokardkontraktilität, Koronarzirkulation und Herzrhythmus durch Anästhetika.

Den z. T. ungünstigen Eigenschaften der Inhalationsanästhetika stehen eine Reihe von Vorteilen der i.v.-Anästhetika speziell bei deren Verwendung in der Kardioanästhesie gegenüber:

- vergleichsweise geringe negative Inotropie (v. a. Opiate),
- negative Chronotropie (v. a. Opiate),
- größere therapeutische Breite,
- problemlose Applikation während der extrakorporalen Zirkulation,
- problemlose Applikation in der postoperativen Phase,
- selektive Steuerung von Analgesie und Schlaftiefe.

Intraoperative Wachheit („awareness", „recall")

Während kardiochirurgischer Operationen ist die Gefahr intraoperativer Wachheitsphasen wesentlich häufiger als bei Narkosen in anderen chirurgischen Disziplinen vorhanden. Dies hängt damit zusammen, daß eine ausreichende Narkosetiefe häufig mit einer nicht mehr tolerierbaren Myokarddepression erkauft werden müßte. Zwei Problemphasen sind hier v. a. zu nennen:

- die Phase der Sternotomie, die einen exzessiven chirurgischen Stimulus darstellt,
- die Phase des Wiederaufwärmens des Patienten am kardiopulmonalen Bypass, in der die Narkose häufig „vergessen" wird.

Sternotomie und anschließende Spreizung des Sternums mit dem Thoraxsperrer stellen offenbar einen derart starken Schmerzreiz dar, daß eine sympathoadrenerge Reaktion und ein eventuelles kurzfristiges Erwachen aus der Narkose nur mit hohen Opiatdosierungen unterdrückt werden können. Eine drohende anästhetikainduzierte Myokarddepression und eine Abflachung der Narkose können nur durch entsprechendes Monitoring erkannt und rechtzeitig behandelt werden. Als Verfahren zur Überwachung der Narkosetiefe bieten sich das Elektroenzephalogramm (EEG, sehr unspezifisch), die evozierten Potentiale (EP, sehr aufwendig) und das Kontraktionsverhalten des unteren Ösophagussphinkters (LEC, nicht aussagekräftig) an. Überwachungsverfahren der Wahl einer ausreichenden Myokardfunktion und -versorgung sind die fortlaufende EKG-ST-Segmentanalyse, die Überwachung der gemischtvenösen O_2-Sättigung und die Beurteilung der arteriovenösen O_2-Gehaltsdifferenz.

Auch während der Wiederaufwärmung des Patienten aus dem hypothermen kardiopulmonalen Bypass ist die engmaschige Überwachung von Narkosetiefe und Myokardfunktion die beste Möglichkeit, eine Balance zwischen ausreichender Narkosetiefe und gefährlicher Myokarddepression zu finden.

Postoperative Nachbeatmung

Die postoperative Nachbeatmung nach herzchirurgischen Eingriffen gehört an nahezu allen Zentren zur Standardtherapie. Eine Frühextubation, d. h. Extubation innerhalb der ersten 8 h nach Beendigung der Operation, sollte nach Möglichkeit vermieden werden. Deshalb besteht kein Grund, die Wahl des Anästhetikums zugunsten eines frühen Extubationszeitpunkts zu treffen. Vielmehr erscheint es logistisch sinnvoll, den Patienten bis zum Wiedererreichen der Homöostase in der postoperativen Phase mit den gleichen Substanzen zu sedieren und zu analgesieren, die er auch intraoperativ zur Aufrechterhaltung der Narkose erhalten hat. Dies ist ohne größeren technischen Aufwand nur mit intravenösen Substanzen möglich.

Substanzen zur TIVA bei kardiochirurgischen Eingriffen

Zur Durchführung einer TIVA kommen prinzipiell alle i.v. zentral wirkenden Analgetika und Hypnotika/Sedativa in Betracht. Da die allgemeinen hämodynamischen Wirkungen der Einzelsubstanzen an anderer Stelle abgehandelt werden, sollen hier nur die speziell für kardiochirurgische Eingriffe relevanten Besonderheiten der Einzelsubstanzen erwähnt werden.

Sedativa/Hypnotika

Barbiturate

Trotz ihrer ausgeprägten negativen Inotropie erleben die Barbiturate in den letzten Jahren eine gewisse Renaissance in ihrer Anwendung während herzchirurgischer Eingriffe. Die Inzidenz postoperativer psychischer und neurologischer Dysfunktionen nach Operationen am offenen Herzen ist sehr hoch und wird mit 15–40 % angegeben. Ursachen sind fokale zerebrale Mikroinfarkte, die durch Luft- und korpuskuläre Embolien entstehen. Nussmeir et al. konnten 1986 zeigen, daß bei hochdosierter Thiopentalgabe während der extrakorporalen Zirkulation (mittlere Dosis 39,5 mg/kg KG) eine signifikante Reduktion postoperativer zerebraler Dysfunktionen erreicht werden konnte. Eine Bestätigung dieser Befunde steht noch aus. Erwähnt werden muß allerdings auch, daß der Katecholaminbedarf nach extrakorporaler Zirkulation bei diesen Patienten deutlich höher lag als bei den nicht mit Barbituraten behandelten Patienten.

Etomidat

Etomidat gewährleistet eine sehr stabile Hämodynamik, ist allerdings nur als Einleitungshypnotikum geeignet. Wagner et al. zeigten 1984, daß bereits nach einmaliger, sicher jedoch nach wiederholter Applikation von Etomidat eine Suppression der Nebennierenrindenaktivität zu beobachten war. Etomidat ist deshalb zur Durchführung einer TIVA bzw. zur postoperativen Analgosedierung nicht geeignet.

Midazolam

Das wasserlösliche Benzodiazepin Midazolam hat eine Eliminationshalbwertszeit von 185 min. Wegen seiner geringen hämodynamischen Nebenwirkungen ist es zusammen mit Etomidat das ideale Einleitungshypnotikum für kardiovaskuläre Risikopatienten und eignet sich auch hervorragend für die Aufrechterhaltung der Narkose. Allerdings ist zu bedenken, daß die Kombination von Midazolam und Opiaten deutliche myokarddepressive Eigenschaften aufweist, die sich jedoch durch vorsichtige Titration beider Substanzen gut steuern lassen.

Propofol

Das jüngste i.v.-Einleitungshypnotikum Propofol ist gleichzeitig das für kardiovaskuläre Risikopatienten am schlechtesten geeignete. Auch bei vorsichtiger Dosierung von < 1,5 mg/kg KG können schwere Hypotensionen auftreten. Auch zur Unterhaltung einer TIVA ist Propofol nicht das Hypnotikum der Wahl. Neben seinem im Vergleich zu anderen i.v.-Hypnotika sehr hohen Preis ist sein Effekt einer kurzen Wirkdauer in der Kardiochirurgie eher von Nachteil.

Ketamin

Obwohl Ketamin am isolierten Herzen einen deutlich negativ-inotropen Effekt aufweist, zeigt es am intakten Organismus angewandt deutlich positiv-inotrope und positiv-chronotrope Wirkungen. Ursache dafür ist eine zentral vermittelte Sympathikusstimulation, die die direkt negativ-inotropen Effekte überwiegt. Der daraus resultierende erhöhte myokardiale O_2-Verbrauch kann bei Patienten mit koronarer Herzkrankheit fatale Folgen haben. Eine Anwendung des Ketamins im Rahmen einer TIVA für herzchirurgische Operationen ist deshalb nur in Ausnahmefällen sinnvoll (z. B. Herzbeuteltamponade, Pericarditis constrictiva).

Analgetika, Opiate

Fentanyl

Die sog. „high dose fentanyl anaesthesia" wurde u. .a. 1978 von Stanley u. Webster propagiert. Dabei kam Fentanyl als einziges Anästhetikum in einer Dosierung von 60–160 µg/kg KG zum Einsatz. Im Gegensatz zum Morphin, das wegen seiner histaminliberierenden Eigenschaften deutliche hämodynamische Reaktionen verursacht, ist Fentanyl auch in höchster Dosierung hämodynamisch indifferent (hämodynamischer Ceilingeffekt). Es besitzt lediglich deutlich negativ-chronotrope Eigenschaften und hat einen ausgeprägten rhythmusstabilisierenden Effekt – beides hämodynamische Nebenwirkungen, die beim kardiovaskulären Risikopatienten erwünscht sind. Wegen seines geringen hypnotischen Effektes sollte Fentanyl jedoch auch in hoher Dosierung zur Vermeidung des intraoperativen Erwachens mit einem Hypnotikum/Sedativum kombiniert werden. Vor allem die Kombination mit einem Benzodiazepin erweist sich, auch in Hinblick auf die Verringerung der fentanylinduzierten Thoraxrigidität, als sehr sinnvoll. Auch höchste Dosierungen von Fentanyl können eine sog. Breakthrough-Hypertension oder -Tachykardie, wie sie z. B. bei Sternotomie auftreten kann, nicht absolut sicher unterdrücken.

Alfentanil

Mit einer analgetischen Potenz, die gegenüber dem Fentanyl 10mal schwächer ausgeprägt ist, kann mit Alfentanil insgesamt auch eine schlechtere hämodynamische Stabilität als mit Fentanyl erreicht werden. Gegenüber Fentanyl hat es deshalb in der Anwendung bei herzchirurgischen Eingriffen deutliche Nachteile.

Sufentanil

Sufentanil ist 5- bis 10mal stärker analgetisch wirksam als Fentanyl. Gleichzeitig hat es einen wesentlich deutlicheren hypnotischen Effekt als Fentanyl. Dies ist möglicherweise der Grund für seine gegenüber dem Fentanyl bessere hämodynamische Stabilität. Seine Anwendung in der kardiochirurgischen Anästhesie ist deshalb besonders zu empfehlen.

Muskelrelaxanzien

Pancuronium

Pancuronium war lange Zeit wegen seiner offensichtlich fehlenden Histaminliberation und seines indirekten sympathomimetischen Effektes das Muskelrelaxans der Wahl bei kardiovaskulären Risikopatienten. Da sein positiv-chronotroper Effekt (vernachlässigbar bei Kombination mit Fentanyl) das Gleichgewicht zwischen myokardialem O_2-Angebot und O_2-Verbrauch jedoch negativ beeinflussen kann, werden heute auch andere nichtdepolarisierende Relaxanzien verwendet, bei denen man keine indirekten sympathomimetischen Effekte beobachtet.

Vecuronium

Vecuronium hat keine bzw. im Vergleich zu Pancuronium nur sehr gering ausgeprägte sympathomimetische Eigeneffekte und ist deshalb weitgehend kreislaufneutral. Allerdings treten in Kombination mit v. a. hochdosierten Opiaten häufig behandlungsbedürftige Bradykardien auf.

Atracurium

Nach Atracuriumgabe kommt es zu einer dosisabhängigen Histaminfreisetzung, die für die hämodynamischen Nebenwirkungen verantwortlich ist, die gelegentlich nach Atracuriumgabe gesehen werden. Für kardiovaskuläre Risikopatienten ist es deshalb nicht das Relaxans der ersten Wahl.

Die moderne Anästhesie erlaubt es dem Anästhesisten, die Komponenten der klassischen Anästhesietrias Analgesie, Hypnose und Muskelrelaxierung selektiv und unabhängig voneinander zu steuern. Kontinuierliche Infusionsverfahren machen eine optimale Titration der Einzelsubstanzen möglich, die das Risiko von unerwünschten Nebenwirkungen und Überdosierungen deutlich reduzieren. Dennoch muß auch bei der TIVA mit unerwünschten hämodynamischen Reaktionen gerechnet werden. Eine adäquate und engmaschige klinische und instrumentelle Überwachung ist deshalb unabdingbare Voraussetzung für ihre Durchführung.

Schlußfolgerungen

Für die Narkose bei kardiochirurgischen Patienten stellt die TIVA ein Verfahren dar, das gegenüber dem Konzept der konventionellen Kombinationsnarkose, die auch die Verwendung von Lachgas und volatilen Anästhetika vorsieht, gewisse Vorteile bieten könnte, so z. B.:
- eine vergleichsweise geringere Beeinflussung des Herz-Kreislauf-Systems, v. a. durch die Opiate,
- die Möglichkeit einer selektiven Steuerung von Analgesie und Hypnose,
- die kontinuierliche und einfache Applikation der Pharmaka über alle Phasen des perioperativen Geschehens,
- ein möglicherweise positiver Einfluß auf potentielle Komplikationen, die im Rahmen der extrakorporalen Zirkulation auftreten können.

Ob diese Argumente jedoch ausreichend sind, um auf den Einsatz gasförmiger Anästhetika in der kardiochirurgischen Anästhesie ganz verzichten zu können, erscheint zweifelhaft und bedarf weiterer klinischer und experimenteller Prüfung.

Literatur

1. Bovill JG (1991) Opioid anaesthesia. In: Kay B (ed) Total intravenous anaesthesia. Elsevier, Amsterdam, pp 81–102
2. Camu F, Kay B (1991) Why total intravenous anaesthesia (TIVA)? In: Kay B (ed) Total intravenous anaesthesia. Elsevier, Amsterdam, pp 1–14
3. Edmonds HL, Paloheimo MPJ (1991) Intra-operative monitoring of awareness. In: Kay B (ed) Total intravenous anaesthesia. Elsevier, Amsterdam, pp 187–203
4. Karliczek GF, Renz D, Kraus B, Jepsen M, Michel HP, Höche A, Tober D (1990) Erfahrungen mit der TIVA in der Kardiochirurgie. TIVA-Symp. Bremen
5. Karliczek GF, Renz D, Kraus B, Jepsen M, Michel HP, Höche A, Tober D (1991) Totale intravenöse Anästhesie in der Kardiochirurgie – welches Hypnotikum? Analgesieforu, Bremen
6. Kay B (ed) (1991) Total intravenous anaesthesia. Monographs in anaesthesiology, vol 21. Elsevier, Amsterdam
7. Kay B (ed) (1991) Opioid supplements in total intravenous anaesthesia (TIVA). In: Total intravenous anaesthesia. Elsevier, Amsterdam, pp 103–124
8. Kay B (ed) (1991) Ketamine. In: Total intravenous anaesthesia. Elsevier, Amsterdam, pp 125–135
9. Manara AR, Monk CR, Bolsin S, Prys-Roberts C (1990) Propofol-Alfentanil infusions for anaesthesia during CABG. J Cardiothorac Anaesth 4 (Suppl): 107
10. Manara AR, Monk CR, Bolsin SN, Prys-Roberts C (1991) Total i.v. anaesthesia with Propofol and Alfentanil for coronary artery bypass grafting. Br J Anaesth 66: 716–8
11. Nussmeier NA, Arlund C, Slogoff S (1986) Neuropsychiatric complications after cardiopulmonary bypass: cerebral protection by a barbiturate. Anesthesiology 64: 165–170
12. Pollard BJ (1991) Relaxants for total intravenous anaesthesia. In: Kay B (ed) Total intravenous anaesthesia. Elsevier, Amsterdam, pp 137–150
13. Rucquoi M, Camu F (1991) Haemodynamic effects of continuous infusion anaesthesia and sedation. In: Kay B (ed) Total intravenous anaesthesia. Elsevier, Amsterdam, pp. 151–173
14. Russell GN, Wright EL, Fox MA, Douglas EJ, Cockshott ID (1989) Propofol-Fentanyl anaesthesia for coronary artery surgery and cardiopulmonary bypass. Anaesthesia 44: 205–8
15. Saur P, Kettler D, Sonntag H (1991) Hämodynamische Parameter zur Abschätzung des myokardialen Sauerstoffverbrauchs in der Anästhesie. Anaesthesist 40: 7–13
16. Schüttler J (1992) Der Stellenwert der totalen intravenösen Anästhesie bei kardialen Risikopatienten in der operativen Medizin. In: Hobbhahn J, Conzen P, Taeger K, Peter K (Hrsg) Der kardiale Risikopatient in der operativen Medizin. Anaesthesiol Intensivmed 222: 143–153
17. Sear JW (1991) Continuous infusions of hypnotic agents for maintenance of anaesthesia. In: Kay B (ed) Total intravenous anaesthesia. Elsevier, Amsterdam, pp 15–55
18. Stanley TH, Webster LR (1978) Anesthetic requirements and cardiovascular effects of fentanyl-oxygen and fentanyl-diazepam-oxygen anesthesia in man. Anesth Analg 57: 411–416
19. Weir DL, Laycock GJA, Alston RP (1990) EEG burst suppression induced by Propofol during hypothermic cardiopulmonary bypass. In: Eur Assoc Cardiothorac Anaesthesiol, pp 4–8
20. Wagner RL, White PF, Kan PB, Rosenthal MH, Feldman D (1984) Inhibition of adrenal steroidgenesis by the anesthetic etomidate. N Engl J Med 310: 1415–1421

Stellenwert der totalen intravenösen Anästhesie bei ambulanten Narkosen*

W. Heinrichs

Bei ambulanten Anästhesien ist die rasche Wiedererlangung der Vigilanz ein zentrales Ziel und determinierend für die Auswahl des Narkoseverfahrens. Üblicherweise wird eine bedingte Straßen(verkehrs)fähigkeit (in Begleitung eines Erwachsenen) nach einer Allgemeinanästhesie mit Barbiturateinleitung und Aufrechterhaltung durch Inhalationsanästhetika nach 2–4 h erreicht. Die Durchführung einer Anästhesie nach Einleitung mit Thiopental oder Methohexital und Weiterführung mit Enfluran oder Isofluran sowie Lachgas und Sauerstoff darf aufgrund der weiten Verbreitung und guten Steuerbarkeit in der ambulanten Anästhesie als „Goldstandard" angesehen werden. Fragt man nach dem Stellenwert der totalen intravenösen Anästhesie (TIVA) bei ambulanten Narkosen, so scheiden die klassischen in der Klinik gebräuchlichen Verfahren (z. B. Neuroleptanästhesie) aufgrund der langen Wirkdauer der verwendeten Medikamente von vornherein aus. Durch die Verfügbarkeit von Propofol einerseits und Alfentanil andererseits, die aufgrund ihrer pharmakokinetischen Daten kaum oder gar nicht zur Kumulation neigen und Halbwertszeiten in der Größenordnung von 10–30 min aufweisen, bekam die TIVA für ambulante Anästhesien zunächst im angelsächsischen Raum wieder eine Bedeutung. Erste Studien zeigen nach Einleitung mit Propofol im Vergleich mit Barbituraten eine schnellere Erholung und eine bessere Befindlichkeit [2, 3]. Die Aufwachzeiten waren nach TIVA durchweg kürzer als nach einer Inhalationsanästhesie.

Um den Stellenwert der TIVA in der ambulanten Anästhesie zu überprüfen, wurden (in Zusammenarbeit mit dem ambulanten Operationszentrum Hoffmann/Goedecke in Mainz) insgesamt 320 Patienten in bezug auf das Kreislauf- und Aufwachverhalten sowie die postoperative Vigilanz nach TIVA bzw. Inhalationsanästhesie mit Isofluran untersucht.

Praktische Erfahrungen

Wenn man bei 120 Maskenanästhesien für 15minütige Eingriffe und 80 Intubationsanästhesien für Eingriffe bis zu 50 min Dauer je zur Hälfte TIVA mit Propofol/Alfentanil oder eine Inhalationsanästhesie mit Propofoleinleitung und Aufrechterhaltung mit Isofluran, Lachgas, Sauerstoff verwendet, so ergeben sich folgende Befunde:

---

* Diese Studie wurde im ambulanten Operationszentrum Hoffmann/Goedecke in Mainz durchgeführt. Den beteiligten Ärzten und Pflegekräften gebührt unser Dank.

- Propofol mittels kontinuierlicher Zufuhr nach dem Schema von Schüttler,
- Alfentanil 25 µg/kg KG zur Einleitung und bei Bedarf wiederholt,
- Isofluran, Lachgas und Sauerstoff 1,3 MAC Isofluran; Verhältnis $N_2O:O_2 = 2:1$, keine Prämedikation,
- Reaktionszeittest, Känguruhtest, „deletion of p test", „ball-bearing test", „picture card test", Koordinationstest (Romberg, Finger-Nase etc.).

Das Verhalten des Kreislaufs war bei allen Patienten in beiden Gruppen gleich. Signifikante Unterschiede fanden sich nicht.

Im Aufwachverhalten bestanden in beiden Hauptgruppen signifikante Unterschiede zwischen der TIVA und der Inhalationsanästhesie (Abb. 1a,b). Teil-

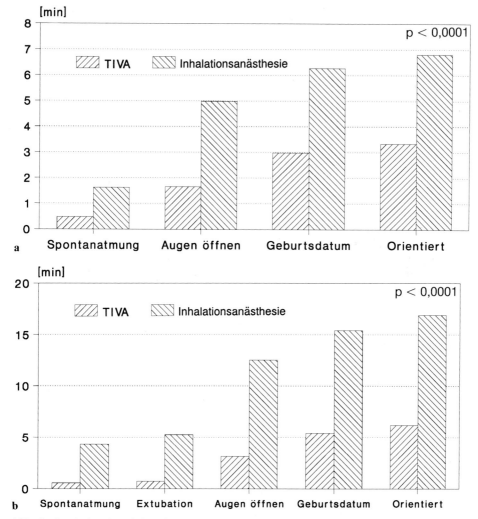

Abb. 1a,b. Aufwachverhalten in den 2 Hauptgruppen in min (Medianwerte); a Maskenanästhesie, b Intubationsanästhesie. Die zeitlichen Unterschiede sind in allen Fällen hochsignifikant

weise waren die Zeiten in der TIVA-Gruppe nur halb so lang wie in der Inhalationsgruppe.

Testausfälle gab es v. a. in der Gruppe Intubationsanästhesie. Hier konnten zum Meßzeitpunkt 30 min nach Anästhesieende in der Inhalationsanästhesiegruppe 12 von 36 Patienten die Tests nicht durchführen, während es in der TIVA-Gruppe nur 4 waren (p < 0,05). Zum Zeitpunkt 60 min waren es noch 2 Patienten in der Inhalationsanästhesiegruppe. In den anderen Gruppen traten Testausfälle nur in Einzelfällen auf.

Die Vigilanzuntersuchungen wurden von den Patienten mit Maskenanästhesie in beiden Gruppen gleich durchgeführt (Abb. 2). Die Reaktionszeit ist zunächst verlängert. Nach 2 h erreicht sie wieder das Ausgangsniveau. Vergleichbare Ergebnisse konnten bei den anderen Tests gefunden werden.

In der Gruppe Inhalationsanästhesie fanden wir bei den Patienten, die in der Lage waren, zu allen Meßzeitpunkten die Tests durchzuführen, ebenfalls keine Unterschiede zwischen den beiden Gruppen. Rechnet man die sog. Testausfälle hinzu, so ergibt sich für alle Tests ein signifikanter Unterschied zum Meßzeitpunkt 30 min (p < 0,05).

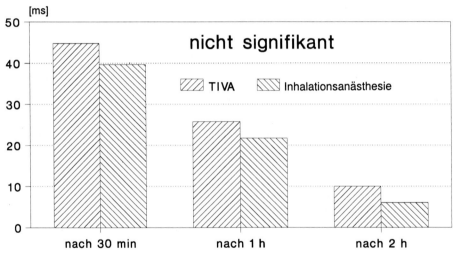

Abb. 2. Reaktionszeittest in der Maskenanästhesiegruppe. Die Zeiten (Medianwerte) werden in Relation zu den individuellen Ausgangswerten dargestellt. Verlängerung der Reaktionszeit in beiden Gruppen postoperativ gleich

Schlußfolgerungen aus diesen Befunden

Die TIVA mit Propofol und Alfentanil besitzt in der ambulanten Anästhesie einen Stellenwert. In Übereinstimmung mit der Literatur fanden wir durchweg kürzere Aufwachzeiten in den TIVA-Gruppen. Nach längeren Eingriffen in Intubationsanästhesie wiesen die Patienten 30–45 min nach Anästhesie bessere Vigilanzwerte auf als die der Inhalationsgruppe. Dies bedeutet, daß eine frühere Verlegung der Patienten aus dem Aufwachraum in den Wartebereich der

Praxis erfolgen kann. Diese Ergebnisse stimmen bezüglich der Erwachsenen sehr gut mit Literaturangaben überein [1–5]. Milligan et al. benutzten ein zu unseren Studien weitgehend identisches Design und fanden eine schnellere Erholung in der Initialphase, jedoch keine Unterschiede nach 60 min [4].

Boysen et al. [1] beobachteten nach kurzen Anästhesien 15, 30 und 60 min nach Ende der Anästhesie mit Hilfe eines Reaktionszeittests und eines Münzenzähltests bessere Vigilanzwerte nach Propofol im Vergleich zu Thiopental und Etomidat.

Schaer u. Prochacka [5] wiesen in der Gesamtbeurteilung der Nebenwirkungen nach Propofol im Vergleich zu Thiopental signifikant weniger Übelkeit, Erbrechen, Kopfschmerzen und Schwindel nach kurzen Anästhesien nach. Gerade diese Vorteile kommen ambulanten Patienten, die nicht durch ausgedehnte Eingriffe beeinträchtigt sind, zugute.

Wir haben bewußt Untersuchungen zur Frage vermieden, wann ein Patient nach dem einen oder anderen Anästhesieverfahren wieder „voll geschäftsfähig" oder „aktiv verkehrssicher" ist. Vielmehr sollte u. E. generell ein Patient nach einer Anästhesie für mindestens 24 h keine wichtigen Entscheidungen treffen und nicht aktiv am Straßenverkehr teilnehmen, auch nicht nach TIVA.

Die TIVA erweist sich so als das Anästhesieverfahren in der ambulanten Anästhesie, das der Inhalationsanästhesie mit Isofluran ebenbürtig, in Einzelpunkten sogar überlegen ist.

Literatur

1. Boysen K, Sanches R, Krintel JJ, Hansen M, Haar PM, Dryberg V (1989) Induction and recovery characteristics of propofol, thiopental and etomidate. Act Anaesth Scand 33: 689–692
2. Doze A van, Shafer A, White PF (1987) Recovery characteristics following propofol anesthesia: a comparison with thiopental-isoflurane. Anesthesiology 67: A398
3. Doze A van, Westphal LM, White PF (1989) Comparison of propofol with methohexital for outpatient anesthesia. Anesth Analg 65: 1189–1195
4. Milligan KR, O Toole DP, How JP, Cooper JC, Dundee JW (1987) Recovery from outpatient anaesthesia: a comparison of incremental propofol and propofol-isoflurane. Br J Anaesth 59: 1111–1114
5. Schaer H, Prochacka K (1990) Erholung, Amnesie und Befindlichkeit nach Propofol im Vergleich mit Thiopental. Anaesthesist 39: 306–312
6. Thamm PM (1990) Narkosen mit Propofolinfusion oder Isofluraninhalation: intraoperatives Kreislauf- und postoperatives Aufwachverhalten. Med. Dissertation, Universität Aachen

Stellenwert der totalen intravenösen Anästhesie bei Leber- und Niereninsuffizienz

G. Nöldge, B. Pannen, K. Geiger

Ziel der Narkoseführung bei Patienten mit Leber- und Niereninsuffizienz ist die Auswahl eines Narkoseverfahrens, welches
1. trotz vorhandener Organinsuffizienz eine für den Patienten sichere intra- und postoperative Phase gewährleistet und
2. die vorbestehende Organinsuffizienz nicht aggraviert.

Welchen Stellenwert nimmt bei der Auswahl eines geeigneten Narkoseverfahrens die totale intravenöse Anästhesie (TIVA) ein?

Unabdingbare Voraussetzung für die kritische Beantwortung dieser Frage ist die Kenntnis
a) der *Pathophysiologie des Krankheitsbildes* der Leber- oder Niereninsuffizienz,
b) der *pharmakologischen Eigenschaften* bzw. der Eliminationswege der für eine TIVA in Frage kommenden Substanzen,
c) der bei Leber- und Niereninsuffizienz *veränderten Pharmakokinetik* und Pharmakodynamik dieser Substanzen,
d) der *Auswirkungen der Substanzen auf die Organdurchblutung bzw. -funktion.*

Auf der Basis dieser Kenntnisse ist es möglich, eine für das jeweilige Krankheitsbild geeignete TIVA-Substanzkombination zusammenzustellen und den Stellenwert dieser speziellen TIVA im Vergleich zu alternativen Narkoseverfahren zu bestimmen.

Pathophysiologie der chronischen Leberinsuffizienz

Folgende, durch Funktionseinschränkung der Leber induzierte Störungen (Tabelle 1) sind bei der Planung einer TIVA besonders zu berücksichtigen:

Hypo- oder Dysproteinämie: Eine hieraus resultierende, verminderte Proteinbindung der Arzneimittel kann zu einer Reduktion des initialen Verteilungsvolumens und damit zu einer Steigerung der Wirkintensität der Substanzen führen.

Serumcholinesterasemangel: Es muß mit einer verlängerten Wirkung der Substanzen gerechnet werden, deren Wirkungsende von der hydrolytischen Spaltung durch dieses Enzym abhängt.

Tabelle 1. Pathophysiologische Veränderungen bei chronischer Leberinssuffizienz. (Nach [5, 20, 58])

Leberfunktionsstörung	Organferne Störungen
Hypoalbuminämie	Pulmonal
Dysproteinämie	Hypoxämie Hypokapnie
Serum-CHE-Mangel	Kardiovaskulär
Gerinnungsfaktoren ↓	HZV ↑ SVR ↑
Hyperbilirubinämie	Blutvolumen ↑
Glukoseimbalanz	Kardiomyopathie
Harnstoffsynthese ↓ NH$_3$ ↑	Renal
Arzneimittelmetabolismus ↓	RBF ↓ GFR ↓
Klärfunktion ↓	Adiuretin ↑ Aldosteron ↑
– Laktat	Zerebral
– Endotoxin	Falsche Neurotransmitter
– Gerinnungsbruchstücke	Blut-Hirn-Schranke ↓
	Zerebrale Empfindlichkeit ↑
	– Benzodiazepine
	– Opioide
	Portale Hypertension
	Immundefizienz

Gestörter oder herabgesetzter Arzneimittelmetabolismus: Die Inaktivierung von Substanzen, die mit Hilfe des mikrosomalen Enzymsystems der Leber verstoffwechselt werden, wird verzögert sein.

Organferne Störungen zeigen sich im pulmonalen, kardiovaskulären, renalen, zerebralen und Immunsystem. Nennenswerte, häufig anzutreffende Veränderungen sind eine Hypoxämie, ein gesteigertes Herzzeitvolumen (HZV) mit erniedrigten peripheren Widerständen, ein insgesamt erhöhtes Blutvolumen mit dadurch möglicher Veränderung des Arzneimittelverteilungsvolumens und eine hohe zerebrale Empfindlichkeit auf Benzodiazepine und Opioide, möglicherweise als Folge einer herabgesetzten Permeabilität der Blut-Hirn-Schranke.

Pathophysiologie der chronischen Niereninsuffizienz

Das Ausmaß der klinischen Symptome bei chronischer Niereninsuffizienz (Tabelle 2) wird im wesentlichen durch den Anteil noch funktionsfähiger Nephrone bestimmt. Wie dargestellt, findet man im Stadium der eingeschränkten renalen Reserve (bis 40% intakte Nephrone) lediglich eine erniedrigte glomeruläre Filtrationsrate, keine klinischen Symptome und keine pathologisch veränderten Laborwerte.

Funktionieren nur noch 10–40% aller vorhandenen Nephrone, ist keine renale Reserve mehr vorhanden, die glomeruläre Filtrationsrate ist mit 12–50 ml/min erheblich eingeschränkt. Die Patienten leiden an Nykturie, laborchemisch ist eine Erhöhung der Serumkreatinin- und -harnstoffwerte nachzuweisen. Bereits bei diesem Grad der renalen Insuffizienz ist mit

Tabelle 2. Pathophysiologische Veränderungen bei chronischer Niereninsuffizienz. (Nach [44, 58])

Intakte Nephrone	GFR [ml/min]	Symptome	Labor
Eingeschränkte renale Reserve bis 40%	50–80	Keine	Keine
Keine renale Reserve 10–40%	12–50	Nykturie	$Crea_s$ ↑ Hst_s ↑
Urämie 5%	< 12	Urämisches Syndrom metabolische Azidose Thrombozytendysfunktion Hypoalbuminämie Anämie Herzinsuffizienz neurologische Symptome – Enzephalopathie – Parästhesie – Hypotension Blut-Hirn-Schranke ↓ gastrointestinale Symptome Immundefizienz	$Crea_s$ ↑ Hst_s ↑

Eliminationsstörungen von Substanzen zu rechnen, deren Ausscheidung von einer intakten Nierenfunktion abhängen.

Schwerste Veränderungen finden sich im Stadium der Urämie, in dem nur noch 5% aller vorhandenen Nephrone intakt sind. Die glomeruläre Filtrationsrate ist mit weniger als 12 ml/min maximal eingeschränkt. Die Patienten bieten das Vollbild des urämischen Syndroms mit metabolischer Azidose, Hypoalbuminämie, Anämie, Herzinsuffizienz und neurologischen Symptomen im zentralen, peripheren sowie vegetativen Nervensystem. Auch diese Patienten weisen eine gesteigerte Permeabilität der Blut-Hirn-Schranke auf.

Allgemeine Pharmakologie der Substanzen

Aus der Reihe der Hypnotika wurden Propofol, Etomidat, Midazolam und Ketamin, aus der Reihe der Opioide Fentanyl, Alfentanil und Sufentanil, sowie von den Muskelrelaxanzien Pancuronium, Vecuronium, Atracurium, Mivacurium und Org 9426 ausgewählt (Tabelle 3).

Hypnotika

Propofol ist zu einem hohen Anteil an Plasmaproteine gebunden und wird rasch in der Leber zu pharmakologisch inaktiven Metaboliten glukuronidiert, die überwiegend renal eliminiert werden. Als unveränderte Wirksubstanz werden nur 1% renal bzw. 2% über die Galle ausgeschieden. Da die Clearance von

Tabelle 3. Allgemeine Pharmakologie der Hypnotika, Opioide und Muskelrelaxanzien

	Proteinbindung [%]	Metabolismus	Elimination	
			renal [%]	biliär [%]
Propofol	98	Leber	98 M 1 S	2 M 2 S
Etomidat	75	Leber	85 M 2 S	13 M
Midazolam	96	Leber	70 M ? M! <1 S	20 M
Ketamin	12	Leber	95 M 0,5 S	< 5 M
Fentanyl	85	Leber	70 M 7 S	8 M
Alfentanil	90	Leber	70 M <1 S	
Sufentanil	93	Leber	75 M 2 S	20 M
Pancuronium 3-OH-Pancuronium	87	Leber (15–40%)	5 M 60 S ? M!	35 M 10 S
Vecuronium 3-OH-Vecuronium	30	Leber (40%)	15 M 15 S 80 M!	30 M 50 S
Atracurium Laudanosin	82	Hofmann-Elimination Esterspaltung Leber (80%)	5 M 20	50 M
Mivacurium		Plasmacholinesterase (80%) Leber (10%)	10 S	
ORG 9426	–		25 S	70 S

(*S* unveränderte Wirksubstanz, *M* pharmakologisch inaktiver Metabolit, *M!* pharmakologisch aktiver Metabolit) (Nach [38, 57])

Propofol den hepatischen Blutfluß übersteigt, wird eine zusätzliche extrahepatische Elimination vermutet.

Etomidat wird mit Hilfe des mikrosomalen Enzymsystems in der Leber metabolisiert. Ein kleiner Teil wird als aktive Substanz über die Nieren ausgeschieden. Es entstehen inaktive Metaboliten, die renal (85%) und biliär (13%) eliminiert werden. Auch bei dieser Substanz läßt die hohe Proteinbindung veränderte pharmakologische Effekte bei Dys- oder Hypoproteinämien erwarten.

Das ebenfalls zu einem hohen prozentualen Anteil an Plasmaproteine gebundene *Midazolam* wird durch das mikrosomale Enzymsystem der Leber metabolisiert. Es entstehen größtenteils inaktive Metaboliten, die zu 70 % über die Nieren und zu 20 % über die Galle ausgeschieden werden. Bei der Metabolisierung entsteht ein gering aktiver 1-OH-Metabolit, dessen Elimination zu einem quantitativ nicht eindeutig definierten Anteil renal ausgeschieden wird. Weniger als 1 % der Substanz werden unverändert renal eliminiert.

Ketamin mit einer sehr niedrigen Eiweißbindung wird vom mikrosomalen Enzymsystem der Leber demethyliert und hydroxyliert. So weit bekannt, besitzen die Metaboliten keine nennenswerte pharmakologische Aktivität und werden nach Glukuronidierung überwiegend renal eliminiert. Ein zu vernachlässigender Anteil der aktiven Substanz wird unverändert über die Nieren ausgeschieden.

Opioide

Die Plasma-Eiweiß-Bindung aller in Tabelle 3 aufgeführten Opioide ist hoch. *Fentanyl, Alfentanil* und *Sulfentanil* werden in der Leber zu inaktiven Metaboliten abgebaut, die zum größten Teil renal, bei Sufentanil zu 20 % auch biliär eliminiert werden. Während die Ausscheidung der unveränderten Wirksubstanz von Alfentanil und Sufentanil quantitativ zu vernachlässigen ist, erscheinen annähernd 10 % einer Fentanyldosis als unveränderte Substanz im Urin.

Muskelrelaxanzien

Pancuronium wird je nach Literaturangabe [37, 57] zwischen 40 und 80 % als unveränderte Substanz renal ausgeschieden, ein Teil erscheint als unveränderte Substanz in der Galle, 15–40 % werden in der Leber durch Deacetylierung inaktiviert. Das hierbei entstehende 3-OH-Pancuronium besitzt eine eigene neuromuskulär blockierende Wirksamkeit, die etwa 50 % der Wirksamkeit von Pancuronium beträgt. Die Elimination dieses aktiven Metaboliten erfolgt auf renalem Weg.

Vecuronium ist nur sehr wenig an Protein gebunden, wird in hohem Maß unverändert biliär eliminiert, zum kleinen Teil renal als unveränderte Substanz ausgeschieden und zu etwa 40 % in der Leber metabolisiert. Neben neuromuskulär unwirksamen Metaboliten entsteht hierbei 3-OH-Vecuronium, das im Vergleich zur Originalsubstanz halb so stark neuromuskulär blockierend wirkt und zu 80 % renal eliminiert wird.

Atracurium zerfällt spontan im Plasma durch die Hofmann-Reaktion und wird esterhydrolytisch gespalten. Die entstehenden, neuromuskulär inaktiven Metaboliten werden überwiegend biliär und renal eliminiert. Die Ausscheidung des Metaboliten Laudanosin, der wegen potentieller strychninartiger Wirkung

Aufsehen erregt hat, erfolgt zu 80% durch Metabolisierung in der Leber und zu 20% durch renale Exkretion der unveränderten Substanz.

Das neue, derzeit noch nicht zugelassene, kurz wirksame Muskelrelaxans *Mivacurium* wird zu 80% von der Plasmacholinesterase gespalten, zu einem kleinen Teil in der Leber metabolisiert und zu einem quantitativ vergleichbaren Anteil als unveränderte Substanz über die Nieren ausgeschieden. Das ebenfalls noch nicht zugelassene, neue steroidale Muskelrelaxans Organon 9426 (*Rocuronium*), das sich nach bisherigen Untersuchungen durch eine rasche Anschlagzeit auszeichnet, unterliegt keinem Metabolismus. Es wird überwiegend als aktive Substanz biliär bzw. renal eliminiert.

Pharmakokinetik und Pharmakodynamik der Substanzen bei Leber- und Niereninsuffizienz

Leberinsuffizienz

Bei Patienten mit chronischer Leberinsuffizienz (Tabelle 4) ist mit einer Verlängerung der klinischen Wirkdauer aller aufgeführten Hypnotika, mit

Tabelle 4. Pharmakologie der Hypnotika, Opioide und Muskelrelaxanzien bei Leberinsuffizienz [Vss Verteilungsvolumen im "steady state", () Befund zu erwarten, nicht durch direkte Messung verifiziert, − durch Messung belegt keine Veränderung]

	Clearance	Vss	Wirkdauer	Literatur
Propofol	−	vergrößert	verlängert	[53]
Etomidat	−	vergrößert	(verlängert)	[63]
Midazolam	vermindert	−	verlängert	[36, 62]
Ketamin			−	[8]
Fentanyl	−	−	(−)	[22]
Alfentanil	vermindert	−	(verlängert)	[18]
Sufentanil	−	−	(−)	[7]
Pancuronium	vermindert	vergrößert	verlängert	[15, 55, 67]
Vecuronium	vermindert	−	verlängert	[1, 24, 32]
Atracurium	−	−	−	[9, 40, 66]
Laudanosin	vermindert	vergrößert	verlängert	[41]
Mivacurium			verlängert	[47]
ORG 9426	(vermindert)		(verlängert)	

Ausnahme der des Ketamins zu rechnen. Nach Untersuchungen von Servin et al. [53] an Patienten mit Leberzirrhose ist die verlängerte Wirkdauer des *Propofols* bei unveränderter Clearance auf ein vergrößertes Verteilungsvolumen im „steady state" zurückzuführen. Aufgrund der daraus resultierenden niedrigeren Konzentration wird bei unveränderter Clearance weniger Substanz pro Zeiteinheit eliminiert, was zu einer verlängerten Wirkdauer führt. Auf den gleichen Mechanismus wird nach Untersuchungen an Patienten mit Leberzirrhose die verlängerte Eliminationshalbwertszeit mit zu erwartender Verlängerung der klinischen Wirkdauer von *Etomidat* zurückgeführt [63]. Im Gegensatz dazu resultiert die verlängerte Wirkdauer von *Midazolam* bei Patienten mit Leberzirrhose aus einer Verminderung der Clearance bei unverändertem Verteilungsvolumen [36, 62]. Tierexperimentelle Befunde von Cohen u. Trevor [8] weisen darauf hin, daß bei eingeschränkter hepatischer Metabolisierungsleistung die Dauer der Hypnose durch *Ketamin* nicht verändert ist.

Obwohl alle Opioide in der Leber metabolisiert werden, muß nach den hier zitierten Arbeiten nur bei *Alfentanil* aufgrund einer verminderten Clearance der Substanz mit einer verlängerten Wirkdauer gerechnet werden [18]. Alle pharmakokinetischen Parameter von *Fentanyl* und *Sufentanil* waren bei Patienten mit histologisch gesicherter Leberzirrhose im Vergleich zu Gesunden unverändert, so daß keine verlängerte Wirkdauer der Substanzen zu erwarten ist [7, 22].

Die Wirkdauer aller Muskelrelaxanzien, mit Ausnahme der von Atracurium, ist bei Leberinsuffizienz verlängert. Bei Patienten mit Leberzirrhose [15, 26, 32] und auch bei Patienten mit schwerer Cholestase [33, 55, 67] wurde eine verminderte Plasmaclearance für *Pancuronium* und *Vecuronium* nachgewiesen. Die klinische Wirkdauer von *Atracurium* bleibt nach den Arbeiten von Parker u. Hunter [40], Cook et al. [9] und Ward u. Neill [66] bei Patienten mit Leberzirrhose im Vergleich zu Gesunden unverändert. Es muß jedoch nach Untersuchungen von Pittet et al. [41] mit einer verlängerten Wirkdauer des Metaboliten Laudanosin gerechnet werden. Nach Angaben von Savarese [47] ist die Wirkdauer von *Mivacurium* bei Leberversagen um das 2- bis 3fache verlängert. Es gibt noch keine Untersuchungsbefunde über die Wirkung von ORG 9426 bei Leberinsuffizienz; aufgrund der bekannten Eliminiationswege beim Gesunden mit überwiegend biliärer Ausscheidung der unveränderten Wirksubstanz ist jedoch anzunehmen, daß eine Verlängerung der Muskelrelaxation bei Leberinsuffizienz eintritt.

Niereninsuffizienz

Untersuchungen von Morcos u. Payne [39] und Reiter et al. [45] zeigen an Patienten, daß sowohl die pharmakokinetischen Daten von *Propofol* wie auch die klinische Wirkdauer dieser Substanz bei terminaler Niereninsuffizienz unbeeinträchtigt sind (Tabelle 5). Untersuchungen über die Pharmakokinetik und -dynamik von *Etomidat* fehlen bisher. Die Wirkung von *Midazolam* ist bei Patienten mit terminalem Nierenversagen verlängert [65]. In Anbetracht der von Vinik nachgewiesenen gesteigerten Clearance von Midazolam überrascht

Tabelle 5. Pharmakologie der Hypnotika, Opioide und Muskelrelaxanzien bei Niereninsuffizienz [*Vss* Verteilungsvolumen im "steady state", () Befund zu erwarten, nicht durch Messung verifiziert, − durch Messung belegt keine Veränderung]

	Clearance	Vss	Wirkdauer	Literatur
Propofol	−	−	−	[39, 45]
Etomidat				
Midazolam	erhöht	vergrößert	(verlängert)	[65]
Ketamin			−	[34]
Fentanyl	(−)	(−)	(−)	[4]
Alfentanil	−	vergrößert	(verlängert)	[6, 52]
Sufentanil				
Pancuronium	vermindert	vergrößert	(verlängert)	[37]
Vecuronium	vermindert	−	verlängert	[35]
3-OH-Vecuronium	(vermindert)		(verlängert)	
Atracurium	−	−	−	[16, 25, 66]
Laudanosin	vermindert		verlängert	[17]
Mivacurium	vermindert		(verlängert)	[47]
ORG 9426	(−)	(−)	−	[59]

dieser Befund zunächst. Das Verteilungsvolumen war jedoch unproportional mehr erhöht als die Clearance, so daß insgesamt eine verlängerte Wirkdauer nachzuweisen war. Die Wirkdauer von *Ketamin* bleibt bei niereninsuffizienten Patienten unverändert [34].

Untersuchungsergebnisse an terminal niereninsuffizienten Patienten deuten auf eine veränderte Proteinbindung von *Fentanyl* hin [4]. Unter Berücksichtigung der übrigen pharmakokinetischen Daten ist jedoch nach dieser Untersuchung nicht mit einer klinisch relevanten Veränderung der Wirkdauer zu rechnen. Sear et al. [52] und Chauvin et al. [6] fanden bei unveränderter Clearance ein vergrößertes Verteilungsvolumen für *Alfentanil*. In diesen Arbeiten wurde die klinische Wirkdauer nicht gemessen; aufgrund der veränderten pharmakokinetischen Parameter ist eine Verlängerung der Wirkdauer der Substanz wahrscheinlich, insbesondere bei Applikation hoher Gesamtdosen. Es gibt bisher keine kontrollierte Studie über den Einfluß der Niereninsuffizienz auf die Pharmakokinetik oder -dynamik von *Sufentanil*. Die Wirkung aller Muskelrelaxanzien, mit Ausnahme der von Atracurium, ist bei Patienten mit terminaler Niereninsuffizienz verlängert. Die verlängerte Wirkdauer von

Vecuronium ist nach den Untersuchungen von Lynam et al. [35] Resultat einer verminderten Clearance bei unverändertem Verteilungsvolumen. Darüberhinaus kann spekuliert werden, daß die vorwiegend renale Elimination des aktiven Metaboliten 3-OH-Vecuronium eingeschränkt ist und zusätzlich zu einer verlängerten Muskelrelaxation beiträgt. Alle pharmakokinetischen Parameter einschließlich der Wirkdauer von *Atracurium* sind nach den Untersuchungen von Fahey et al. aus der Arbeitsgruppe von Miller [16] und Hunter et al. [25] unverändert. Dem Vorteil der guten Steuerbarkeit von Atracurium steht die verminderte Clearance von Laudanosin bei Patienten mit Niereninsuffizienz [17] entgegen. Nach Saverese [47] ist die Wirkdauer von *Mivacurium* bei Niereninsuffizienz verlängert. Nach einer erst kürzlich publizierten Untersuchung aus der Arbeitsgruppe von Miller zeigt das neue steroidale Muskelrelaxans ORG 9426 (Rocuronium) eine unveränderte Wirkung bei terminal niereninsuffizienten Patienten im Vergleich zu gesunden Kontrollpatienten [59].

Auswirkungen der Substanzen auf die Organdurchblutung bzw. -funktion

Leber

Von Lange et al. wurde an Patienten ein verminderter Leber-Plasma-Flow unter *Propofol* nachgewiesen ([30], Tabelle 6). Veränderungen im Sinne einer Gewebedestruktion mit Serumenzymerhöhungen durch Propofol blieben aus [46, 56] oder traten im Vergleich zu anderen Narkosetechniken im gleichen Ausmaß auf [27, 51]. Nach Untersuchungen von Thomson et al. führt *Etomidat* zu einer Reduktion der Leberdurchblutung [60]. *Midazolam* induziert eine biphasische hämodynamische Antwort im Splanchnikusbereich [21]. Nach einem initialen Anstieg der portalvenösen Durchblutung folgt später ein ca. 20%iger Abfall. Die Leberfunktion bleibt durch Midazolam unbeeinträchtigt [27]. Nach Untersuchungen von Thomson et al. [61] und Dhasmana et al. [12] ist der Leberblutfluß unter *Ketamin* im wesentlichen unverändert oder sogar leicht gesteigert; die Leberfunktion wird nach Untersuchungen von Sear u. McGiran [50] beeinträchtigt, erkennbar an einer Verminderung der Glukoneoseserate. Darüber hinaus kam es bei Patientinnen nach gynäkologischen Operationen unter Ketamininfusionen zu Leberenzymerhöhungen [13]. Während unter *Fentanyl* sowohl der Blutfluß als auch die Funktion der Leber unverändert bleiben [2, 19, 54] sinkt der leberarterielle Blutfluß unter *Alfentanil* ab [28]. Veränderungen der Durchblutung oder Funktion der Leber unter *Sufentanil* wurden nicht untersucht. Varma et al. [64] und Saxena et al. [48] zeigten, daß *Pancuronium* und *Vecuronium* die Leberdurchblutung unbeeinträchtigt lassen. Es kann spekuliert werden, daß es nach hohen Dosen von *Atracurium* und *Mivacurium* in Zusammenhang mit einem Abfall des Blutdrucks zu einem passageren Abfall der Leberdurchblutung kommen kann, da eine Autoregulation im Stromgebiet der A. hepatica im Nüchternzustand praktisch nicht existiert (s. Tabelle 6).

Tabelle 6. Einfluß von Hypnotika, Opioiden und Muskelrelaxanzien auf die Organdurchblutung und -funktion [() Befund zu erwarten, nicht durch direkte Messung verifiziert, − durch Messung belegt keine Veränderung, ↑ nimmt zu, ↓ nimmt ab]

	Leber Blutfluß	Leber Funktion	Nieren Blutfluß	Nieren Funktion	Literatur
Propofol	↓	−	(↓)	−	[27, 30, 39, 46, 51, 56]
Etomidat	↓				[60]
Midazolam	↑↓	−	(↓)	↓	[21, 27, 31]
Ketamin	−↑	↓	↑		[12, 13, 42, 49, 50, 61]
Fentanyl	−	−	↓	↓	[2, 3, 11, 14, 19, 24, 29, 43, 54]
Alfentanil	↓		↓	−	[10, 28]
Sufentanil				−	[10]
Pancuronium	−		−		[23, 48, 64]
Vecuronium	−		−		[23, 48]
Atracurium	(↓)				
Mivacurium	(↓)				
ORG 9426					

Niere

Aufgrund der Reduktion des Herzzeitvolumens unter *Propofol* kann ein konsekutiver Abfall des renalen Blutflusses angenommen werden. Untersuchungen, die diese Annahme belegen, fehlen jedoch bisher. Nach Morcos [39] gibt es keine Hinweise dafür, daß Propofol die Nierenfunktion negativ beeinflußt (s. Tabelle 6). Bei Gesunden senkt *Midazolam* nach Untersuchungen von Lebowitz et al. den renalen Blutfluß und die glomeruläre Filtrationsrate [31]. Eine Steigerung des renalen Blutflusses unter *Ketamin* wurde an einem Hundemodell nachgewiesen [42]. Aus den Ergebnissen zahlreicher Studien geht hervor, daß *Fentanyl* zu einer Verminderung des Blutflusses und der Funktion der Nieren führen kann [3, 11, 24, 29, 43]. Unter *Alfentanil* kam es in einer experimentellen Studie zu einem Abfall der renalen Durchblutung [28], in einer Untersuchung an Patienten kam es jedoch weder unter Alfentanil noch unter *Sufentanil* zu Veränderungen der Nierenfunktion [10]. Die Nierendurchblutung wird durch *Pancuronium* oder *Vecuronium* nicht verändert ([23, 48, 64], s. Tabelle 6).

Auswahl einer geeigneten Substanzkombination bei Leberinsuffizienz

Auf der Basis der dargelegten Pharmakologie und der Auswirkungen der Substanzen auf die Organdurchblutung und -funktion erscheint folgende Substanzkombination für eine TIVA bei Patienten mit Leberinsuffizienz geeignet:

Ketamin	Fentanyl	Atracurium
	Sufentanil	Vecuronium.

Aufgrund der unkontrollierbar verlängerten Wirkdauer aller Hypnotika beschränkt sich die Auswahl aus der Gruppe der Hypnotika auf Ketamin, das die Durchblutung der Leber nicht verändert, die Funktion nur mäßig beeinträchtigt und selbst keiner wesentlich veränderten Pharmakokinetik und Pharmakodynamik unterliegt. Fentanyl und Sufentanil haben keine veränderte Pharmakokinetik und -dynamik und keinen negativen Einfluß auf die Organdurchblutung und -funktion. Von den gebräuchlichen Muskelrelaxanzien bietet sich Atracurium an, das sich als gut steuerbar erweist. Die mögliche Akkumulation von Laudanosin bei Langzeitverabreichung von Atracurium muß hierbei jedoch in Betracht gezogen werden. Vecuronium ist geeignet, da es die Leberdurchblutung nicht negativ beeinflußt. Bei Dosen > 0,2 mg/kg KG, die in der Regel bei einer TIVA appliziert werden, muß jedoch mit einer verlängerten Muskelrelaxation gerechnet werden.

Stellenwert einer TIVA bei Leberinsuffizienz

Aus unserer Sicht ist der Stellenwert einer TIVA bei Patienten mit Leberinsuffizienz, selbst bei Verwendung einer günstigen Substanzkombination, als niedrig anzusehen. Die Nachteile liegen in der unvorhersehbaren Wirkdauer und Wirkintensität v. a. der Hypnotika. Hierzu addiert sich die erhöhte zerebrale Empfindlichkeit auf Hypnotika und Opioide, die ein verzögertes Erwachen und eine verstärkte postoperative Atemdepression bei per se hypoxämiegefährdeten Patienten erwarten läßt. Eine frühzeitige Beendigung der die Lebersauerstoffversorgung beeinträchtigenden maschinellen Beatmung ist anzustrebendes Ziel der Narkoseführung. Deshalb ist u. E. die balancierte Anästhesie mit Applikation von bis zu 1/2-MAC-Isofluran zur Erzeugung der Hypnose und mit 50 % N_2O das günstigere, besser steuerbare Narkoseverfahren bei Patienten mit Leberinsuffizienz. Hierbei kann die Analgesie durch Titration kleiner Dosen von Opioiden oder Ketamin vertieft werden. Die empfohlenen Muskelrelaxanzien sollten wegen der größeren individuellen Streubreite unter neuromuskulärem Monitoring verabreicht werden.

Auswahl einer geeigneten Substanzkombination bei Niereninsuffizienz

Bei Patienten mit terminaler Niereninsuffizienz bietet sich für eine TIVA folgende Substanzkombination an:

Propofol   Fentanyl   Atracurium
Ketamin   Alfentanil   Vecuronium.

Die Einführung von Propofol stellt bei Patienten mit Niereninsuffizienz eine Bereicherung dar, denn sowohl die unveränderte Pharmakokinetik und -dynamik der Substanz als auch deren fehlende Beeinträchtigung der Nierenfunktion lassen sie als geeignetes Hypnotikum erscheinen. Die Hypnose durch Propofol kann durch Analgesie mit Fentanyl, Alfentanil oder auch Ketamin unterstützt werden. Die Muskelrelaxation mit Atracurium ist auch bei niereninsuffizienten Patienten ohne Gefahr der Nachrelaxation zu erzielen. An die verzögerte Elimination von Laudanosin bei Langzeitapplikation von Atracurium in hohen Dosen muß gedacht werden.

Stellenwert einer TIVA bei Niereninsuffizienz

Der Stellenwert einer TIVA bei Patienten mit Niereninsuffizienz ist als hoch anzusehen, u. E. als gleich hoch wie der einer balancierten Anästhesie. Bei guter Steuerbarkeit liegen die Vorteile einer TIVA in einem unbeeinträchtigten renalen Blutfluß und in der fehlenden Nephrotoxizität.

Literatur

1. Arden JR, Lynam DP, Castagnoli KP, Canfell PC, Cannon JC, Miller RD (1988) Vecuronium and alcoholic liver disease: a pharmacokinetic and pharmacodynamic analysis. Anesthesiology 68: 771
2. Baden JM, Kundomal YR, Luttropp ME, Maze M, Kosek JC (1985) Effects of volatile anesthetics or fentanyl on hepatic function in cirrhotic rats. Anesth Analg 64: 1183
3. Bidwai AV, Liu WS, Stanley TH, Bidwai V, Loeser EA, Shaw CL (1976) The effects of large doses of fentanyl and fentanyl with nitrous oxide on renal function in the dog. Can Anaesth Soc J 23 (3): 296
4. Bower S (1981) Plasma protein binding of fentanyl: the effect of hyperlipoproteinaemia and chronid renal failure. J Pharm Pharmacol 34: 102
5. Brown BR (ed) (1988) Anesthesia in hepatic and biliary tract disease. Davis, Philadelphia
6. Chauvin M, Lebrault C, Levron JC, Duvaldestin P (1987) Pharmacokinetics of alfentanil in chronic renal failure. Anesth Analg 66: 53
7. Chauvin M, Ferrier C, Haberer JP, Spielvogel C, Lebrault C, Levron JC, Duvaldestin P (1989) Sufentanil pharmacokinetics in patients with cirrhosis. Anesth Analg 68: 1
8. Cohen ML, Trevor AJ (1974) On the cerebral accumulation of ketamin and the relationship between metabolism of the drug and its pharmacological effects. J Pharmacol Exp Ther 189(2): 351
9. Cook DR, Brandom BW, Stiller RL, Woelfel S, Lai A, Slater J (1984) Pharmacokinetics of atracurium in normal and liver failure patients. Anesthesiology 61 (Suppl 3A): A433

10. de Lange S, Boscoe MJ, Stanley TH, de Bruijin MJ, Philbin DM, Coggins CH (1982) Antidiuretic and growth hormone responses during coronary artery surgery with sufentanil-oxygen and alfentanil-oxygen anesthesia in man. Anesth Analg 61: 434
11. Deutsch S, Bastron RD, Pierce EC, Vandam LD (1969) The effects of anesthesia with thiopentone, nitrous oxide and neuromuscular blocking drugs on renal function in normal man. Br J Anaesth 41: 807
12. Dhasmana KM, Saxena PR, Prakash D,Van Der Zee HT (1984) A study on the influence of ketamine on systemic and regional haemodynamics in conscious rabbits. Arch Int Pharmacodyn Ther 269: 323
13. Dundee JW, Fee JPH, Moore J, McIlroy PDA,Wilson DB (1980) Changes in serum enzyme levels following ketamine infusions. Anaesthesia 35: 12
14. Duthie DJR, Nimmo WS (1987) Adverse effects of opiod analgesic drugs. Br J Anaesth 59: 61
15. Duvaldestin P, Agoston S, Henzel D, Kersten UW, Desmonts JM (1978) Pancuronium pharmacokinetics in patients with liver cirrhosis. Br J Anaesth 50: 1131
16. Fahey MR, Rupp SM, Fisher DM, Miller RD, Sharma M, Canfell C, Castagnoli K, Hennis PJ (1984) The pharmacokinetics and pharmacodynamics of atracurium in patients with and without renal failure. Anesthesiology 61: 699
17. Fahey MR, Rupp SM, Canfell C, Fisher DM, Miller RD, Sharma M, Castagnoli K, Hennis PJ (1985) Effect of renal failure on laudanosine excretion in man. Br J Anaesth 57: 1049
18. Ferrier C, Marty J, Bouffard Y, Haberer JP, Levron JC, Duvaldestin P (1985) Alfentanil pharmacokinetics in patients with cirrhosis. Anesthesiology 62: 480
19. Gelman S (1987) General anesthesia and hepatic circulation. Can J Physiol Pharmacol 65: 1762
20. Gelman S (1989) Anesthesia and the liver. In: Barash PG, Cullen BF, Stoelting RK (eds) Clinical anesthesia. Lippincott, Philadelphia, p 1133
21. Gelman S, Reves JG, Harris D (1983) Circulatory responses to midazolam anesthesia: emphasis on canine splanchnic circulation. Anesth Analg 62: 135
22. Haberer JP, Schoeffler P, Coudec E, Duvaldestin P (1982) Fentanyl pharmacokinetics in anaesthetized patients with cirrhosis. Br J Anaesth 54: 1267
23. Hunter JM (1987) Adverse effects of neuromuscular blocking drugs. Br J Anaesth 59: 46
24. Hunter JM, Jones RS, Utting JE (1980) Effect of anaesthesia with nitrous oxide in oxygen and fentanyl on renal function in the artificially ventilated dog. Br J Anaesth 52: 343
25. Hunter JM, Jones RS, Utting JE (1984) Comparison of vecuronium, atracurium and tubocurarine in normal patients and in patients with no renal function. Br J Anaesth 56: 941
26. Hunter JM, Parker CJR, Bell CF, Jones RS, Utting JE (1985) The use of different doses of vecuronium in patients with liver dysfunction. Br J Anaesth 57: 758
27. Kawar P, Briggs LP, Bahar M, McIlroy PDA, Dundee JW, Merrett JD, Nesbitt GS (1982) Liver enzyme studies with disoprofol (ICI 35,868) and midazolam. Anaesthesia 37(3): 305
28. Kien ND, Reitan JA, White DA, Wu CH, Eisele JH (1986) Hemodynamic responses to alfentanil in halothane-anesthetized dogs. Anesth Analg 65: 765
29. Kono K, Philbin DM, Coggins CH, Moss J, Rosow CE, Schneider RC, Slater EE (1981) Renal function and stress response during halothane or fentanyl anesthesia. Anesth Analg 60: 552
30. Lange H, Stephan H, Rieke H, Kellermann M, Sonntag H, Bircher J (1990) Hepatic and extrahepatic disposition of propofol in patients undergoing coronary bypass surgery. Br J Anaesth 64(5): 563
31. Lebowitz PW, Cote ME, Daniels AL, Bonventre J (1982) Comparative renal effects of midazolam and thiopental. Anesthesiology 57(3): A35
32. Lebrault C, Bergere JL, D'Hollander AA, Gomeni R, Henzel D, Duvaldestin P (1985) Pharmacokinetics and pharmacodynamics of vecuronium (ORG NC45) in patients with cirrhosis. Anesthesiology 62: 601

33. Lebrault C, Duvaldestin P, Henzel D, Chauvin M, Guesnon P (1986) Pharmacokinetics and pharmacodynamics of vecuronium in patients with cholestasis. Br J Anaesth 58: 983
34. Letaget J, Bouletreau P, Gilles YD (1972) Ketamine et insuffisance renale. Anesth Analg (Paris) 29: 261
35. Lynam DP, Cronnelly R, Castagnoli KP, Canfell PC, Caldwell J, Arden J, Miller RD (1988) The pharmacokinetics and pharmacodynamics of vecuronium in patients anesthetized with isoflurane with normal renal function or with renal failure. Anesthesiology 69: 227
36. MacGilchrist AJ, Birnie GG, Cook A, Murray T, Watkinson G, Brodie MJ (1986) Pharmacokinetics and pharmacodynamics of intravenous midazolam in patients with severe alcoholic cirrhosis. Gut 27: 190
37. McLeod K, Watson MJ, Rawlins MD (1976) Pharmacokinetics of Pancuronium in Patients with normal and impaired renal function. BR J Anaesth 48: 341
38. Miller RD (ed) (1990) Anesthesia, 3rd edn. Livingstone, New York
39. Morcos WE, Payne JP (1985) The induction of anaesthesia with propofol (Diprivan) compared in normal and renal failure patients. Postgrad Med J 61 (Suppl 3): 62
40. Parker CJR, Hunter JM (1989) Pharmacokinetics of atracurium and laudanosine in patients with hepatic cirrhosis. Br J Anaesth 62: 177
41. Pittet JF, Tassonyi E, Schopfer C, Morel DR, Mentha G, Fathi M, Le Coultre C, Steinig DA, Benakis A (1990) Plasma concentrations of laudanosine, but not of atracurium, are increased during the anhepatic phase of orthotopic liver transplantation in pigs. Anesthesiology 72(1): 145
42. Priano LL (1982) Comparative renal vascular effects of thiopental, diazepam, ketamine and halothane. Anesthesiology V57(3): A34
43. Priano LL (1983) Effects of high-dose fentanyl on renal haemodynamics in conscious dogs. Can Anaesth Soc J 30: 10
44. Prough DS, Foreman AS (1989) Anesthesia and the renal system. In: Barash PG, Cullen BF, Stoelting RK (eds) Clinical anesthesia. Lippincott, Philadelphia, p 1079
45. Reiter V, Fay R, Pire JC, Lambiale D, Rendoing J (1989) Propofol à débit continu au cours des transplantations rénales chez l'adulte. Cah Anesth 37: 23
46. Robinson FP, Patterson CC (1985) Changes in liver function tests after propofol (Diprivan). Postgrad Med J 61: 160
47. Saverese JJ (1990) The newer muscle relaxants. ASA Annu Refresher Course Lect 521: 1
48. Saxena PR, Dhasmana KM, Prakash O (1983) A comparison of systemic and regional hemodynamic effects of d-tubocurarine, pancuronium, and vecuronium. Anesthesiology 59: 102
49. Sear JW (1987) Toxicity of i.v. anaesthetics. Br J Anaesth 59(1): 24
50. Sear JW, McGivan JD (1979) Cytotoxicity of i.v. anaesthetic agents on the isolated hepatocyte. Br J Anaesth 51: 733
51. Sear JW, Prys-Roberts C, Dye A (1983) Hepatic function after anaesthesia for major vascular reconstructive surgery. Br J Anaesth 55: 603
52. Sear JW, Bower S, Potter D (1986) Disposition of alfentanil in patients with chronic renal failure. Br J Anaesth 58: 812P
53. Servin F, Cockshot ID, Farinotti R, Haberer JP, Winckler C, Desmonts JM (1990) Pharmacokinetics of propofol infusions in patients with cirrhosis. Br J Anaesth 65(2): 177
54. Shingu K, Eger EI, Johnson BH, Van Dyke RA, Lurz FW, Harper MH, Cheng A (1983) Hepatic injury induced by anesthetic agents in rats. Anesth Analg 62: 140
55. Somogyi AA, Shanks CA, Triggs EJ (1977) Disposition kinetics of pancuronium bromide in patients with total biliary obstruction. Br J Anaesth 49: 1103
56. Stark RD, Binks SM, Dutka VN, O'Connor KM, Arnstein MJA, Glen JB (1985) A review of the safety and tolerance of propofol ('Diprivan'). Postgrad Med J 61 (Suppl 3): 152
57. Stoelting RK (ed) Pharmacology and physiology in anesthetic practice. Lippincott, Philadelphia
58. Stoelting RK, Dierdorf SF, McCammon RL (eds) (1988) Anesthesia and co-existing disease. Livingstone, New York

59. Szenohradsky J, Segredo V, Caldwell JE, Sharma M, Gruenke LD, Miller RD (1991) Pharmacokinetics, onset, and duration of action of ORG 9426 in humans: normal vs. absent renal function. Anesth Analg 72: S290
60. Thomson IA, Fitch W, Hughes RL, Campbell D, Watson R (1986) Effects of certain i.v. anaesthetics on liver blood flow and hepatic oxygen consumption in the greyhound. Br J Anaesth 58: 69
61. Thomson IA, Fitch W, Campbell D, Watson R (1988) Effects of ketamine on liver blood flow and hepatic oxygen consumption. Studies in the anaesthetized greyhound. Acta Anasethesiol Scand 32(1): 10
62. Trouvin JH, Farinotti R, Haberer JP, Servin F, Chauvin M, Duvaldestin P (1988) Pharmacokinetics of midazolam in anaesthetized cirrhotic patients. Br J Anaesth 60: 762
63. Van Beem H, Manger FW, Van Boxtel C, Van Bentem N (1983) Etomidate anaesthesia in patients with cirrhosis of the liver: pharmacokinetic data. Anaesthesia 38 (Suppl): 61
64. Varma YS, Sharma PL, Minocha KB (1977) Comparative evaluation of cerebral and hepatic blood flow under d-tubocurarine and pancuronium in dogs. Indian J Med Res 66: 317
65. Vinik HR, Reves JG, Greenblatt DJ, Abernethy DR, Smith LR (1983) The pharmacokinetics of midazolam in chronic renal failure patients. Anesthesiology 59: 390
66. Ward S, Neill EAM (1983) Pharmacokinetics of atracurium in hepatic failure. Br J Anaesth 55. 1169
67. Westra P, Vermeer GA, De Lange AR, Scaf AHJ, Meijer DKF, Wesseling H (1981) Hepatic and renal disposition of pancuronium and gallamine in patients with extrahepatic cholestasis. Br J Anaesth 53: 331

Supplementierung der Regionalanästhesie durch intravenöse Anästhesie

P.G. Atanassoff, E. Alon, T. Pasch

Allgemeines

Die Regionalanästhesie spielt eine zunehmend wichtige Rolle in der modernen Anästhesie. Mehr und mehr Anästhesisten erkennen die Vorteile regionalanästhesiologischer Techniken. Darunter fallen in erster Linie die Beibehaltung des Bewußtseins und der protektiven Reflexe der Patienten wie auch eine je nach verwendetem Lokalanästhetikum verschieden weit in die postoperative Phase anhaltende Analgesie. Zusätzlich zur Entwicklung von Lokalanästhetika wie auch der Ausrüstung sind im Zusammenhang mit regionalanästhesiologischen Techniken erhebliche Fortschritte auf dem Gebiet der perioperativen Sedierung erzielt worden. Ziel dieser Sedierung soll es sein, dem Patienten Angst, Spannung, Unruhe und motorische Agitiertheit während des operativen Eingriffs zu nehmen. Im Fall einer nicht ausreichenden Analgesie können als Supplementierung niedrig dosierte Opiate bzw. Ketamin in Frage kommen; dies kann und darf jedoch nicht primäres Ziel sein.

Verschiedene auxiliare Methoden können heute zur Ergänzung der Regionalanästhesie eingesetzt werden. Präoperativ muß zunächst jedoch abgeklärt werden, ob eine intraoperative Sedierung vom Patienten gewünscht wird oder ob bei kurzen Eingriffen eine entsprechende Prämedikation nicht bereits ausreichend sein kann. Zu den auxiliären Methoden gehören einerseits die Bereitstellung von Musik über Kopfhörer, um den Patienten während des operativen Eingriffs abzulenken; weiterhin verbaler, evtl. auch taktiler Kontakt, andererseits die pharmakologische Sedierung durch Inhalations- oder i.v.-Anästhetika bzw. Sedativa. Der Grad der Sedierung muß individuell dem Bedürfnis der Patienten angepaßt werden und ist zusätzlich abhängig vom operativen Eingriff, dem Typus der Regionalanästhesie, dem allgemeinen Gesundheitszustand und der Persönlichkeit der Patienten. Außerdem sind Erfahrung und Einstellung des Chirurgen und des Anästhesisten eminent wichtig.

Eine leichte Sedierung verhilft zu einem ruhigen und entspannten Patienten, ohne daß das Bewußtsein wesentlich beeinträchtigt wird. Die protektiven Reflexe bleiben erhalten, es kommt zu keiner Verlegung der Luftwege, der Patient unterhält Verbalkontakt mit dem Anästhesisten. Eine tiefere Sedierung wird unvermeidlich die genannten Aspekte beeinträchtigen. Der Patient kann zwar auf forciertes Ansprechen oder andere Stimulation noch weckbar sein, dieses Sedierungsstadium kann jedoch jederzeit unbemerkt in den Zustand einer leichten Allgemeinanästhesie übergehen, wobei das Bewußtsein und die

Kontrolle über die Atemwege verloren gehen. Allgemein wird der Verbalkontakt als die Grenzlinie zwischen leichter und tiefer Sedierung bzw. oberflächlicher Allgemeinanästhesie angesehen.

Während der Sedierung müssen kontinuierlich EKG, Blutdruck, Herzfrequenz und pulsoxymetrisch die Oxygenation überwacht und der Patient klinisch beurteilt werden. O_2 sollte kontinuierlich über eine Nasensonde zugeführt werden. In der „ASA Closed Claims Study" von 900 Fällen [5] zeigte sich, daß bei 14 Herzstillständen während Spinalanästhesien in 12 Fällen wenigstens ein Sedativum oder Analgetikum, bei 9 Patienten sogar mehr als eine dieser Substanzen verabreicht wurden (Tabelle 1). Führend dabei waren Fentanyl und Diazepam, gefolgt von Droperidol und Thiopental. Klinische Hinweise auf den bevorstehenden Herzstillstand äußerten sich in Form einer Bradykardie, Hypotension, Zyanose, einem Bewußtseinsverlust und schließlich einer Asystolie. Bei insgesamt 1097 analysierten Fällen in dieser Studie wurde in 346 Fällen durch Experten der Zwischenfall als vermeidbar eingestuft, wenn ein adäquates Monitoring eingesetzt worden wäre [23]. 51 dieser 346 Fälle betrafen Regionalanästhesien; davon wäre in immerhin 80% der Fälle die Pulsoxymetrie nützlich gewesen (Tabelle 2).

Tabelle 1. Herzstillstände bei Regionalanästhesie. Analyse von 900 Fällen der „ASA Closed Claims Study". (Nach Caplan et al. [5])

	Anzahl (n)
Herzstillstände insgesamt	14
Mit Sedativum/Analgetikum	12
Mit > 1 Sedativum/Analgetikum	9
Tiefe Sedation	7

Tabelle 2. Verhütung von Zwischenfällen durch Monitoring. Analyse von 1057 Fällen der „ASA Closed Claims Study". (Nach Tinker et al. [23])

Monitor	Allgemeinanästhesie [%] (n = 290)	Regionalanästhesie [%] (n = 51)	Gesamt [%] (n = 346)
Pulsoxymetrie	32	80	40
Kapnometrie	2	1	2
Pulsoxymetrie und Kapnometrie	58	16	51
Sonstige	6	0	5
Nicht spezifiziert	2	1	2

Inhalationsanästhetika

Inhalationsanästhetika werden in Form von Lachgas in einer Konzentration von 20–35% [16] bzw. in Form volatiler Anästhetika wie beispielsweise Isofluran [21] über spezielle Mundstücke und abdichtende Gesichtsmasken verabreicht.

Viele Patienten empfinden diese Form der Sedierung infolge des äußerst unangenehmen Geruchs als sehr störend, hinzu kommt trotz niedriger Gaskonzentration das Risiko verminderter Reflexe.

Intravenöse Anästhetika

Eine Regionalanästhesie mit Supplementierung intravenöser Substanzen kommt wesentlich häufiger zur Anwendung als die Zufuhr von Inhalationsanästhetika. Intravenöse Sedativa lassen sich leichter applizieren, belasten nicht die Umwelt und werden in der Regel vom Patienten eher akzeptiert. Intravenöse Sedativa können entweder als Bolus oder vorzugsweise in Form einer kontinuierlichen Infusion verabreicht werden. Ein ideales Sedativum wird von McClure et al. als ein Medikament beschrieben, „das verläßlich Sedierung oder Schlaf ohne Beeinträchtigung der Luftwege herbeiführt, wobei nur minimal Herz/Kreislauf und Atmung in Mitleidenschaft gezogen werden und das Wiedererwachen schnell und ohne Restsedation verläuft" [19]. Als i.v.-Anästhetika werden zur Supplementierung der Regionalanästhesie heute vorwiegend Benzodiazepine, Propofol und Barbiturate, kaum dagegen Neuroleptika und Etomidat eingesetzt. Ketamin und Opiate kommen bei nicht ausreichender Analgesie zur Anwendung.

Diazepam

Diazepam hat sich in der Vergangenheit großer Beliebtheit erfreut, ist heute jedoch durch kürzer wirksame und damit besser steuerbare Präparate ersetzt worden. In einer Dosierung von 2,5–5 mg als Bolus bewirkt Diazepam eine gute Sedierung im Rahmen der Regionalanästhesie [10]. Nach 5–10 mg tritt eine anterograde Amnesie bei 50–90% der Patienten auf. Dieser Effekt wird nach 1 min wirksam, zeigt ein Maximum nach 2–3 min und hält etwa 30 min an [6]. In einem Dosierungsbereich von 0,1 bis 0,3 mg/kgKG werden klinisch nur wenig relevante Beeinträchtigungen von Herz, Kreislauf und Atmung beschrieben.

Diazepam hat 3 Nachteile, die zu seiner Substitution durch andere Präparate geführt haben. Es sind dies Injektionsschmerzen mit Ausbildung einer Thrombophlebitis nach i. v. Gabe, eine große Variabilität im Ansprechverhalten der Patienten und die lange Wirkdauer infolge einer Eliminationshalbwertszeit von 20–70 h [8]. Ein zweiter „peak effect" kann nach i. v. Gabe nach 4–6 h infolge eines enterohepatischen Kreislaufs auftreten [2]. Diazepam wird zu Desmethyldiazepam metabolisiert, eine Substanz, die pharmakologisch aktiv ist und deren Eliminationshalbwertszeit mehr als 100 h beträgt.

Das unterschiedliche Ansprechverhalten der Patienten ist allerdings eine Eigenschaft aller Benzodiazepine und wird u. a. auf die hohe Proteinbindung mit 98% Bindung an Albumin zurückgeführt [4, 11].

Midazolam

Midazolam wird in vielerlei Hinsicht als das z. Z. am besten geeignete Benzodiazepin für die Sedierung bei der Regionalanästhesie angesehen. Seine

Eliminationshalbwertszeit ist mit ca. 2 h ungefähr 20mal kürzer als die des Diazepams. Weder ein enterohepatischer Kreislauf noch pharmakologisch aktive Metaboliten sind bisher beschrieben worden. Auch Midazolam wird zu 96–97% an Albumin gebunden [12]. Die freie, ungebundene Substanz besitzt eine doppelt so hohe Affinität zu Benzodiazepinrezeptoren [20] und ist klinisch 1,5fach bis doppelt so wirksam wie Diazepam [25]. Ein schnellerer Wirkungseintritt und eine signifikant umfangreichere anterograde Amnesie im Vergleich zu Diazepam werden nach Midazolam beschrieben [3, 25]. Die Amnesie tritt nach ca. 2 min ein und nimmt in den darauffolgenden 20–40 min ab [6].

In Dosierungen, die zur Sedierung bei Regionalanästhesie verwendet werden, ist die Wirkung von Midazolam auf das Herz-Kreislauf- und Atmungssystem zu vernachlässigen [19].

Flunitrazepam
Flunitrazepam kann nur i. v. in einer Konzentration von 1 mg/ml verabreicht werden und ist 5- bis 10mal so wirksam wie Diazepam [9]. Der maximale Effekt tritt nach 90–120 s ein und hält sehr lange an. Kardiovaskuläre und respiratorische Effekte sind äquipotenten Dosierungen des Diazepams vergleichbar. Thornton u. Martin konnten zeigen, daß es unter 1 mg Flunitrazepam i. v. zu einer guten Sedation ohne Atemdepression mit einer ausgeprägten anterograden Amnesie kam [22]. Letztere erwies sich als stärker als bei Diazepam, wobei die Wirkdauer ebenfalls länger war. Die Koordination war nach 0,02 mg/kgKG noch 10 h nach i. v. Gabe beeinträchtigt [15].

Methohexital
Obwohl Barbiturate aus pharmakokinetischen Gründen zur Sedierung wenig geeignet sind, ist Methohexital bei der Regionalanästhesie bis zum Erscheinen kürzer wirksamer Präparate häufig als Sedativum eingesetzt worden. Seine Eliminationshalbwertszeit ist im Vergleich zu Thiopental um den Faktor 3 kürzer, daher ist die Substanz weniger kumulativ. Als Nebenwirkungen sind Injektionsschmerzen, Exzitationen und Atemdepression bekannt. Mackenzie u. Grant [18] verglichen Methohexital mit Propofol in 2 Untersuchungen. 5–6 mg/kgKG/h Methohexital beeinflußten Herz-Kreislauf- und Atmungsparameter nur wenig. Etwa 9 min nach Ende der Sedation erlangten die Patienten das volle Bewußtsein und die Orientierung [18].

Propofol
Die Vorteile von Propofol sind eine kurze Wirkdauer sowie eine gute Steuerbarkeit. Pharmakokinetisch ist die Substanz aufgrund ihrer kurzen Eliminationshalbwertszeit und sehr hohen Plasmaclearance ideal für die Langzeitsedation [14]. Propofol bewirkt eine dosisabhängige Herz-Kreislauf- und Atemdepression, erstere durch Kardiodepression und durch die Wirkung der Substanz auf den systemisch vaskulären Widerstand. Trotz Lösung in Sojaöl kommt es häufig besonders bei kleinen Gefäßen zu Injektionsschmerzen.

Mittlere Dosierungen von 3,6 mg/kgKG/h ergaben eine ausreichende Sedierung im Rahmen von Spinalanästhesien bei orthopädischen Eingriffen [26]. Leichte intraoperative Weckbarkeit, fehlende kardiorespiratorische Depression und eine sehr kurze Aufwachphase charakterisierten diesen Grad der Sedierung.

Ketamin

Ketamin wirkt sedierend, analgetisch und dissoziativ. Im Zusammenhang mit Regionalanästhesien ist es als Überbrückungsmaßnahme bei nicht ausreichender Analgesie geeignet, außerdem wenn bei Frakturen das Anlegen der Regionalanästhesie eine bestimmte Lagerung des Patienten erforderlich macht. Das Fehlen einer Atemdepression ist ein großer Vorteil und der entscheidende Unterschied zu den Opiaten. Ketamin sollte unbedingt mit Benzodiazepinen kombiniert werden, um dem Auftreten von Halluzinationen entgegenzuwirken. White et al. empfiehlt zur Sedierung eine „loading dose" von 0,2–0,75 mg/kg KG über 2–3 min, gefolgt von 5–20 µg/kgKG/min in Form einer kontinuierlichen Infusion [24].

Opiate

Opiate vom Typ des Fentanyl oder Alfentanil werden ähnlich wie Ketamin bei nicht ausreichender Analgesie im Rahmen der Regionalanästhesie eingesetzt. Ein wesentlicher Unterschied zum Ketamin liegt jedoch in der Gefahr der Atemdepression. Atemstillstände nach Fentanyl sind zwischen 30 min und 4 h postoperativ beschrieben worden [1].

Vergleich verschiedener Sedierungen

In Anbetracht der vielen theoretisch und auch praktisch möglichen Sedierungsvarianten haben wir eine Vergleichsuntersuchung zwischen Midazolam, Methohexital und Propofol als Zusatz zur Epiduralanästhesie bei Eingriffen am Unterbauch durchgeführt. Ziel war eine leichte Sedierung im eingangs definierten Sinn, wofür von Midazolam im Mittel 0,09 mg/kgKG/h, Methohexital 1,6 mg/kgKG/h und Propofol 2,86 mg/kgKG/h benötigt wurden. Eine 4. Patientengruppe, die keine Sedierung erhielt, diente als Kontrollgruppe. Die Vigilanz und Konzentrationsfähigkeit der Patienten wurden mit Hilfe des Bourdon-Wiersma-Tests ermittelt.

In den genannten Dosierungen der Sedativa war perioperativ bei nahezu allen Patienten eine hervorragende Kreislaufstabilität gegeben. Nur unter Midazolam war zu 3 Meßzeitpunkten ein signifikanter Unterschied des p_aCO_2 im Vergleich zur nicht sedierten Kontrollgruppe festzustellen. In Bezug auf die Vigilanz der Patienten (Abb. 1) zeigten sich für alle 3 Substanzen signifikante Unterschiede zum Zeitpunkt der Verlegung in den Aufwachraum gegenüber den ermittelten Ausgangswerten. Beim Methohexital war die Konzentrationsfähigkeit (Abb. 2) im Vergleich zu den Ausgangswerten zu allen postoperativen Zeitpunkten signifikant eingeschränkt.

Beim Vergleich der Gruppen untereinander wurden im Aufwachraum für die Vigilanz signifikante Unterschiede zwischen den Sedationsgruppen und der

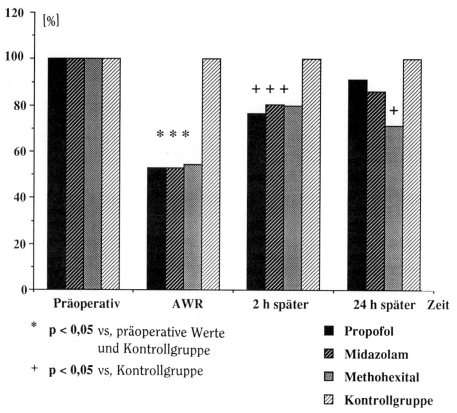

Abb. 1. Mit modifiziertem Bourdon-Wiersma-Test bestimmtes perioperatives Vigilanzniveau. Sedierung während der Epiduralanästhesie mit Propofol (n = 15), Midazolam (n = 11) oder Methohexital (n = 14); Kontrollgruppe (n = 8) ohne pharmakologische Sedierung (*AWR* Aufwachraum)

Kontrollgruppe ermittelt. Bei der Konzentrationsfähigkeit unterschied sich Methohexital signifikant gegenüber Midazolam, Propofol und der Kontrollgruppe im Aufwachraum, gegenüber letzterer noch am nächsten Tag.

Schlußfolgerung

Das Interesse an der Regionalanästhesie hat im letzten Jahrzehnt beträchtlich zugenommen. Wir sind der Auffassung, daß viele Patienten von einer perioperativen Sedierung profitieren. Das Ziel muß sein, einen ruhigen, entspannten, kooperativen Patienten vor sich zu haben, der bequem auf dem Operationstisch auch längere operative Eingriffe toleriert. Wie sagte J. A. Lee bereits 1964: Dem Anästhesisten wird mehr Geschicklichkeit und Fingerspitzengefühl beim Management des sedierten Patienten auf dem Operationstisch abverlangt als beim Anlegen der Regionalanästhesie [17].

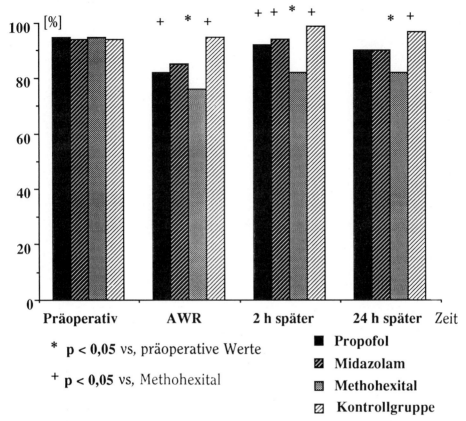

Abb. 2. Mit modifiziertem Bourdon-Wiersma-Test bestimmte perioperative Konzentrationsfähigkeit. Patientengruppen entsprechen denjenigen der Abb. 1 (s. oben)

Literatur

1. Adams AP, Pybus DA (1978) Delayed respiratory depression after use of fentanyl during anaesthesia. Br Med J 1: 278–279
2. Baird ES, Hailey DM (1972) Delayed recovery from a sedative. Correlation of the plasma levels of diazepam with clinical effects after oral and intravenous administration. Br J Anaesth 44: 803–808
3. Berggren L, Eriksson I (1981) Midazolam for induction of anaesthesia in outpatients: a comparison with thiopentone. Acta Anaesthesiol Scand 25: 492–496
4. Bond AJ, Hailey DM, Lader MH (1977) Plasma concentrations of benzodiazepines. Br J Clin Pharmacol 4: 51–56
5. Caplan RA, Ward RJ, Ed M, Posner K, Cheney FW (1988) Unexpected cardiac arrest during spinal anesthesia: a closed claims analysis of predisposing factors. Anesthesiology 68: 5–11
6. Dundee JW, Pandit SK (1972) Anterograde amnesic effects of pethidine, hyoscine and diazepam in adults. Br J Pharmacol 44: 140–144
7. Dundee JW, Wilson DB (1980) Amnesic action of midazolam. Anaesthesia 35: 459–461

8. Dundee JW, Wyant GM (1988) Intravenous anaesthesia, 2nd edn. Livingstone, Edinburgh, pp 184–205
9. Dundee JW, Varadarajan CR, Gaston JH, Clarke RSJ (1976) Clinical studies of induction agents. XLIII: Flunitrazepam. Br J Anaesth 48: 551–555
10. Gjessing J, Tomlin PJ (1977) Intravenous sedation and regional anaesthesia. Anaesthesia 32: 63–69
11. Greenblatt DJ, Shader RI, Abernethy DR, Ochs HR, Divoll M, Sellers EM (1982) Benzodiazepines and the challenge of pharmacokinetic taxonomy. In: Usdin E, Skolnick P, Tallman JF, Greenblatt D, Paul SM (eds) Pharmacology of benzodiazepines. Macmillan, London, pp 257–269
12. Greenblatt DJ, Abernethy DR, Locniskar A, Harmatz JS, Limjuco RA, Shader RI (1984) Effect of age, gender, and obesity on midazolam kinetics. Anesthesiology 61: 27–35
13. Grounds RM, Morgan M, Lumley L (1985) Some studies on the properties of the intravenous anesthetic propofol – a review. Postgrad Med J 61 (Suppl 3): 90–95
14. Kay NH, Uppington J, Sear JW, Douglas EJ, Cockshott ID (1985) Pharmakokinetics of propofol as an induction agent. Postgrad Med J 61 (Suppl 3): 55–57
15. Kortilla K, Linnoila M (1976) Amnesic action and skills related to driving after intravenous flunitrazepam. Acta Anaesthesiol Scand 20: 160–168
16. Langa H (1968) Relative analgesia in dental practice. Saunders, Philadelphia
17. Lee JA (1964) The management of the patient under peridural anesthesia. Int Anesthesiol Clin 2: 499–505
18. Mackenzie N, Grant IS (1985) Comparison of propofol with methohexitone in the provision of anaesthesia for surgery under regional blockade. Br J Anaesth 57: 1167–1172
19. McClure JH, Brown DT, Wildsmith JAW (1983) Comparison of the iv administration of midazolam and diazepam as sedation during spinal anaesthesia. Br J Anaesth 55: 1089–1093
20. Mohler H, Okada T (1978) The benzodiazepine receptor in normal and pathological human brain. Br J Psychiat 133: 261–268
21. Parbrook GD, Still DM, Parbrook EO (1989) Comparison of iv sedation with midazolam and inhalational sedation with isoflurane in dental out patients. Br J Anaesth 63: 81–86
22. Thornton JA, Martin VC (1976) Flunitrazepam in dental outpatients. Anaesthesia 31: 297
23. Tinker JH, Dull DL, Caplan RA, Ward RJ, Cheney FW (1989) Role of monitoring devices in prevention of anesthetic mishaps: a closed claims analysis. Anesthesiology 71: 541–546
24. White PF, Way WL, Trevor AJ (1982) Ketamine – its pharmacology and therapeutic uses. Anesthesiology 56: 119–136
25. Whitwam JG, Al-Khudhairi D, McCloy RF (1983) Comparison of midazolam and diazepam in doses of comparable potency during gastroscopy. Br J Anaesth 55: 773–777
26. Wilson E, David A, Mackenzie N, Grant IS (1990) Sedation during spinal anaesthesia: comparison of propofol and midazolam. Br J Anaesth 64: 48–52

Totale intravenöse Anästhesie vs. Inhalationsanästhesie

H. Bergmann

Begriffsbestimmungen

Die Gegenüberstellung der Fragen Umwelt, Geräteausstattung und Monitoring im Blickpunkt auf die totale intravenöse Anästhesie (TIVA) bzw. die Inhalationsanästhesie zwingt uns zunächst Begriffbestimmungen auf.

Unter Inhalationsanästhesie wollen wir eine Kombinationsnarkose im Sinne einer „balancierten Anästhesie" verstehen [3], bei der eine Kombination von Substanzen einschließlich der Inhalationsanästhetika Lachgas, Halothan, Enfluran oder Isofluran mit spezifischer Wirkung auf die Teilfaktoren einer Allgemeinanästhesie – dem „magischen Dreieck" von Tammisto [43] entsprechend: Schlaf, Analgesie und Muskelerschlaffung – zur Anwendung kommt.

Die TIVA verfolgt dieselbe Zielsetzung *ohne* Inhalationsanästhetika, setzt sich also aus i.v.-Hypnotika, Analgetika, Anxiolytika und Muskelrelaxanzien zusammen und darf nicht als Mononarkose angesehen werden (Literatur bei [23, 52]).

Umwelt

Gehen wir nun zunächst auf Umweltfragen ein, so steht die Hypothese im Raum, daß die Umwelt durch Inhalationsanästhetika belastet werde und eine TIVA daher frei von solchen Belastungsfaktoren sei. Zu besprechende Probleme werden also die Beeinflussung der Ozonschicht in der Stratosphäre sowie die beruflichen Risiken der Anästhesieärzte und des nichtärztlichen Anästhesiepersonals durch langdauernde Einwirkung von Spuren der Inhalationsanästhetika sein.

Beeinflussung der Ozonschicht

Die zum Verständnis des Ozonproblems erforderlichen physikalischen Grundlagen [28] liegen in einer Absorption des schädlichen UV-Lichts der Sonne durch Ozon und in einer dadurch bedingten Aufheizung der Stratosphäre (Bereich 12–80 km, Temperaturmaximum in 50 km Höhe), wodurch wieder die Luftzirkulation in der Atmosphäre gesteuert wird [15].

Eine Abnahme des Ozongehalts in der Stratosphäre um 1% führt zu einer 2%igen Zunahme der UV-Strahlung. Die Ozonschichtdicke verringert sich v. a. über den Polargebieten („Ozonloch"), und der Ozongehalt in der Troposphäre (bis 12 km Luftschicht) steigt an. Der Ozonabbau in der Stratosphäre kommt über freie Radikale infolge katalytischer Wirkung freigesetzter Chlor- und Bromatome aus halogenierten Kohlenwasserstoffen zustande. 10% des Ozons werden in 40 km Höhe durch anthropogene Emission halogenierter Kohlenwasserstoffe vernichtet. Die Ozonschichtdicke hat dadurch in den letzten 20 Jahren um 2–3% abgenommen.

Über den Polargebieten – durch den Menschen verursacht – haben sich im Sinne eines „Ozonlochs" v. a. im Frühling und Herbst in 10–25 km Höhe Ozonverluste um mehr als 50% bemerkbar gemacht. In der Troposphäre kommt es hingegen zu einem Anstieg des Ozongehalts. Photochemische Smogreaktionen, die hohe Kraftfahrzeugdichte und die Emission von Stickoxiden, die zu 50% aus den Kfz-Abgasen stammen, haben zu einem Treibhauseffekt mit Erwärmung am Boden geführt, an dem hauptsächlich die vollhalogenierten Fluorchlorkohlenwasserstoffe (FCKW), Infrarotstrahlung absorbierend, beteiligt sind.

Bedeutung der Inhalationsanästhetika

Welchen Einfluß und welche quantitative Bedeutung für diese Entwicklung haben nun die Inhalationsanästhetika Lachgas, Halothan, Enfluran und Isofluran [24, 26, 51]?

Lachgas

Lachgas gelangt aus den OP-Abluftanlagen über die Atmosphäre in die Stratosphäre. Die derzeitige Konzentration beträgt dort 300 ppb mit einer Lebensdauer von 150 Jahren [16]. Durch photolytische Spaltung kommt es zur Bildung von Stickoxid (NO), welches am Abbau des stratosphärischen Ozons nicht unwesentlich mitbeteiligt ist. Die troposphärische Lachgaskonzentration steigt pro Jahr um 0,25% an, in 100 Jahren ist lachgasbedingt eine zusätzliche Ozonabnahme von 1,7% zu erwarten.

Lachgas trägt ferner durch Energierückstrahlung zur Erdoberfläche und dadurch bedingte Verstärkung der globalen Erwärmung zum schon genannten Treibhauseffekt bei. Bei kritischer Analyse der Lachgasquellen muß allerdings festgestellt werden, daß die Anästhesie nur zu weniger als 2% an der Lachgasemission beteiligt ist. Als andere Quellen sind die Verbrennung fossiler Elemente und der mikrobiologische Abbau von Nitraten aus der Landwirtschaft anzusehen. Die dadurch jährlich freigesetzte Menge wird in Großbritannien auf etwa 30 bis 80 Mrd. l geschätzt, die dort aufgrund medizinischer Ursachen freigesetzte Menge liegt dagegen bei etwa 1 Mrd. l [21].

Volatile Anästhetika

Welche Umwelteffekte werden nun den volatilen Anästhetika zugeschrieben, wenn man bedenkt, daß Halothan immerhin bereits seit 40 Jahren und Enfluran sowie Isofluran seit etwa 15 Jahren im Einsatz sind?

Es handelt sich dabei durchwegs um teilhalogenierte FCKW, die im Unterschied zur Vollhalogenierung eine geringere Stabilität mit verkürzter Lebensdauer und vermindertem Ozongefährdungspotential besitzen und auch eine geringere Produktionsmenge aufweisen. Brom wirkt etwa 40- bis 80mal stärker ozonzerstörend als Chlor, Halothan ist daher diesbezüglich aggressiver als Enfluran und Isofluran [17, 40]. Quantitativ läßt sich aus den vorliegenden Jahresproduktionszahlen (Tabelle 1, nach [7, 28]) zunächst ableiten, daß die volatilen Anästhetika in der Gesamtproduktion der FCKW eine Größenordnung von nicht mehr als 1 Promille ausmachen. Die Zahlen zur Lebensdauer, zum Ozonabbaupotential und zum Treibhauseffekt zeigen ähnlich günstige Ausmaße. Der von Brown et al. [7] errechnete Anteil der volatilen Anästhetika an der Ozonschädigung ist daher letztlich in der Größenordnung von nicht mehr als $5 \times 10^{-4}\%$, das ist 1/200000, einzuschätzen.

Trotzdem scheint es Verpflichtung zu sein, über Gegenmaßnahmen zumindest nachzudenken. Als solche bieten sich an: alternative Anästhesieverfahren wie die Regionalanästhesie und die TIVA, die Verwendung der FCKW-freien volatilen Anästhetika Desfluran und Sevofluran, eine Verbrauchsreduktion durch „low flow" und geschlossenes System und die Absorption und Rückgewinnung volatiler Anästhetika über Aktivkohlefilter und Rekondensation [22].

Berufsrisiken der Anästhesie

Umweltbedingt infolge einer chronischen Exposition für gasförmige und volatile Anästhetika sind auch die potentiellen Berufsrisiken der Anästhesie zu sehen [23].

Tabelle 1. Quantitative Bedeutung der volatilen Anästhetika. (Nach [7, 26, 28])

a) Jahresproduktion [t]	Welt [7]	Welt [26]	BRD [28]
FCKW 11	350000		120000
FCKW 12	400000		
Halothan	1000	1400	80
Enfluran	220	bis	
Isofluran	800	6000	40
Gesamt	0,3%	0,1%	0,1–0,8%

b) Schädigungsfaktoren (teilhalogenierte vs. vollhalogenierte FCKWs)			
	Lebensdauer (Troposphäre) Jahre	Ozonabbau- potential	Treibhaus- effekt
FCKW 11	76	1,0	0,39
FCKW 12	140	1,0	1,0
Halothan	0,7	0,36	0,004
Enfluran	2,4	0,02	0,04
Isofluran	2,0	0,01	0,03

Tabelle 2. Spontanabortraten bei exponierten Frauen (volatile Anästhetika). (Nach [49])

7 Studien (10 Angaben) (Anästhesistinnen, Anästhesieschwestern)	290/10375 Entbindungen = **2,79%**
Kontrolle	108/22266 Entbindungen = **0,48%**
7 von 10 Angaben: signifikante Differenzen	
3 Studien (5 Angaben) (Ehefrauen von Anästhesisten)	81/11031 Entbindungen = **0,72%**
Kontrolle	44/ 9386 Entbindungen = **0,47%**
2 von 5 Angaben: signifikante Differenzen.	

Einer Zusammenstellung von Vessey [49] folgend, der die Daten von 12 kontrollierten Studien (USA, Großbritannien und Skandinavien) aus einer Zehnjahresperiode zusammengestellt hat, gibt es hinsichtlich Todesraten, Karzinomrisiko, Mißbildung und Geschlechtsverteilung bei Neugeborenen, Totgeburten- und Frühgeburtenraten sowie primärer Sterilität für Anästhesisten, Anästhesistinnen und Narkoseschwestern keine Unterschiede zur Gesamtbevölkerung und damit auch kein Berufsrisiko. Aus den dort ersichtlichen 15 Angaben unter 10 kontrollierten Studien mit insgesamt 53058 Entbindungen bei beruflich exponierten Anästhesistinnen und Narkoseschwestern sowie Ehefrauen exponierter Anästhesisten ergeben sich immerhin bei 9 Angaben signifikante Unterschiede zuungunsten der exponierten Gruppe (Tabelle 2). Eine mäßige Risikoerhöhung ist also bei dieser Gruppe von Frauen nicht auszuschließen. Wieweit dies allerdings einem prolongierten Kontakt mit Spuren von Inhalationsanästhetika zugeschrieben werden kann, muß dahingestellt bleiben.

Geräteausstattung

Narkosegerät

Versorgung mit Narkosegasen

Kombinationsnarkose
Bei der Versorgung mit Narkosegasen ist konventionell an Lachgas, Sauerstoff und etwa auch Luft zu denken, die Gasversorgung erfolgt zentral oder über (Reserve)-Gasflaschen am Gerät. Zur Sicherheit der Gasversorgung ist ein O_2-Bypass, ein O_2-Mangelsignal, ein Lachgas-Sperrventil und ein Lachgas-Mangelsignal vorgesehen.

TIVA
Spezifische Änderungen für die TIVA auch unter Berücksichtigung eines permanenten und konsequenten Verzichts auf Lachgas lassen sich zusammenfassen in: Weglassen von Lachgas in der Zentrale, eine dem O_2 gleichwertige

„Luftausrüstung" (Zentrale), Anschlußschläuche, Reduzierventil, Druckmesser, ein Wegfall der Lachgas-Sicherheitssysteme (Sperre, Mangel), aber ein Belassen des O_2-Mangelsignals, wenn der O_2-Druck unter 2 bar (200 kPa) abfällt. Schließlich benötigt man auch keine Narkosegasabsaugung.

Dosierungseinrichtungen

Kombinationsnarkose
Konventionelle Dosierungseinrichtungen betreffen die Meßröhrenblöcke und die Narkosemittelverdunster. Als obligate Bestandteile bzw. Eigenschaften der Meßröhrenblöcke sind zu nennen: Lachgas, Sauerstoff, fakultativ Luft, etwa CO_2 (?); eine genormte Reihenfolge, verschiedene Meßbereiche („low/high flow"), eine Genauigkeit von 3%, ein Gasmischer für Lachgas und O_2 und die DIN-Sicherheit durch spezielle Einstellknöpfe und Feinregulierung. Bei den Narkosemittelverdunstern ist auf Dosierungsexaktheit sowie Sicherheit vor Verwechslungen und Überdosierung besonderes Augenmerk zu richten. Injektoreinheiten zum computergesteuerten Einspritzen bestimmter Volumina flüssiger Anästhetika in die Frischgasleitung zwecks Vernebelung sind als letzte Entwicklungsphase mit zu erwähnen [8].

TIVA
Die technischen Notwendigkeiten der Dosierungseinrichtungen für die TIVA sind in einer Vereinfachung des Meßröhrenblocks auf O_2/Luft in standardisierter Reihenfolge, auf einen Gasmischer für O_2 und Luft mit der Möglichkeit eines F_IO_2 von 0,21–1,0, in der Aufrechterhaltung aller Sicherheitsmaßnahmen gegen eine Verwechslung und im totalen Wegfall der Narkosemittelverdunster oder der genannten Injektoreinrichtungen zu sehen.

Narkosesystem

Kombinationsnarkose
Konventionell ist an die bekannte Einteilung nach Rückatmungsgrößen (geschlossen, halbgeschlossen, halboffen), an das Bain-System als langgestrecktes Kreisatmungssystem ohne CO_2-Absorption, bei dem der Inspirationsschenkel durch das Lumen des Exspirationsschenkels verläuft, und an das ursprünglich zur Einsparung von Anästhetika eingeführte Kreissystem zu denken.

TIVA
Bei der TIVA fallen sämtliche wirtschaftlichen und ökologischen Gründe zur Verwendung möglichst geschlossener Systeme weg; ein Trend zum halboffenen System ohne Rückatmung und ohne Atemkalk ist daher denkbar und möglich.

Narkosebeatmung

Kombinationsnarkose
Die konventionellen Eigentümlichkeiten der Narkosebeatmung lassen sich manuell oder maschinell, mit einem fixen Panel von Überwachungsparametern

wie Beatmungsfrequenz, AZQ, Druckkurven und -plateau sowie Beatmungsvolumen und einer unabhängig voneinander durchzuführenden Modifizierbarkeit der Beatmungskriterien darstellen. Eine Anfeuchtung und Erwärmung des Inspirationsgases darf v. a. bei offenen Systemen nicht vergessen werden.

TIVA
Eine Änderung der Beatmungsmethoden (-kriterien) ist im Vergleich zur konventionellen Vorgangsweise nicht vorzusehen. Wegen des Wegfalls der Rückatmung wäre allerdings vermehrtes Augenmerk auf Anfeuchtung und Erwärmung zu legen.

Monitoring

Konventionell
Was schließlich das Monitoring am Narkosegerät betrifft, so ist bei der konventionellen Geräteart neben den schon genannten biologischen Beatmungskriterien, nämlich Beatmungsvolumen, Minutenvolumen, Beatmungsdruck, Beatmungsfrequenz, O_2- und CO_2-Konzentration sowie Temperatur und Feuchtigkeit der Narkosegase, auch die Messung der Anästhesiedampfkonzentration zu nennen.

Ein Maschinenmonitoring, also die Überwachung der Gerätefunktion durch Alarme bei Ausfall von Gesamt- oder Teilfunktionen des Geräts oder bei Nichteinhaltung eingestellter Parameter ist daneben in vollem Ausmaß zu fordern.

TIVA
Hier wird sich bis auf den Wegfall der Messung einer Anästhesiedampfkonzentration nichts am biologischen oder Maschinenmonitoring ändern.

Geräte zur Dauerinfusion

Für eine Dauerinfusion erforderliche Geräte wie Spritzenpumpen (Motorspritzen) oder Infusionspumpen haben den Zweck, die bei der TIVA verwendeten i.v.-Substanzen (Hypnotika, Analgetika, Muskelrelaxanzien) getrennt und exakt dosierbar auch über die Zeit hinweg zu verabreichen. Die Methode einer einfachen manuellen Umstellbarkeit kann dabei einer aufwendigen Mikroprozessorsteuerung gegenübergestellt werden.

Spritzenpumpen (Motorspritzen)

Kombinationsnarkose
Spritzenpumpen (Motorspritzen) [5] haben konventionell den spezifischen Zweck, hochwirksame Medikamente in kleinen bis kleinsten Volumina mit einem Minimum von 0,1 ml/min kontrolliert zuzuführen. Sie sind netz- und/oder batteriebetrieben, stufenweise oder stufenlos einstellbar und können durch Mehrfachspritzen auch für einen kontinuierlichen Betrieb eingesetzt werden. Schwierigkeiten bereiten gelegentlich eine Umrechnungsnotwendigkeit von

Schaltstufen in Volumina und die mitunter auffallenden ungleichen Stufenregelungen bei verschiedenen Modellen.

TIVA
Von Spezialgeräten für eine TIVA wird die Abgabe in Bolus- und Basalratenform erwartet. Es gibt ferner Kalkulationsautomatismen von Bolus- und Infusionsdosierung auf µg/kgKG(/min)-Basis und exakte Kalibrationen für die verschiedenen i.v.-Anästhetika [31, 34]. Die Einbeziehung eines Computerinterface bringt – auch bei Infusionspumpen – zusätzliche Steuerungsmöglichkeiten mit sich [32, 42]. Als Beispiele für TIVA-geeignete Spritzenpumpen (Motorspritzen) sind zu nennen: Ohmeda 9000, Bard Infus O R, Advanced Medical Devices Model PS 6050 [1].

Im technischen Extremfall werden Spritzenpumpen auch mit einem mikroprozessorgesteuerten Mechanismus mit geschlossenem Rückkoppelungskreis ausgestattet [35–37, 41].

Infusionspumpen

Kombinationsanäesthesie
Vom einfachen Regelmechanismus für Dauerinfusion, der als Zusatzgerät für jedes Infusionsgerät angeboten werden kann und dessen Durchflußraten in ml/h durch Kompressionsringe eingestellt werden können, geht die Reihe konventioneller Infusionspumpen über tropfengesteuerte Modelle, die mittels Infrarotschranken bzw. Roller- oder Peristaltikpumpe nur imstande sind, uneinheitliche Tropfengrößen zu liefern, bis zur Volumensteuerung [5].

TIVA
Absolute Voraussetzung für eine TIVA-Infusionspumpe ist die Volumensteuerung. Definierte Schlauch- oder Kassettenvolumina werden durch die Pumpe mit einer Genauigkeit von 5% fortbewegt.

Im Zusammenhang mit den oben erwähnten technisch hochgezüchteten CATIA („computer assisted total intravenous anaesthesia") [31] ist auch die Eingabe von pharmakokinetischen Daten nach dem BET-Verfahren („boluselimination-transfer", [34]) zu nennen, die zur gleichmäßigen Erzielung der gewünschten Blutspiegel führt.

Auf den MIR-Begriff („minimal infusion rate") [27] definiert als diejenige Infusionsrate, bei der 50% der Patienten sich auf Hautschnitt bewegen bzw. nicht bewegen, sei als Analogon zum MAC der Inhalationsnarkotika ergänzend hingewiesen.

Monitoring

Vergleich Kombinationsnarkose – TIVA

Kombinationsnarkose
Ein konventionelles „package" kann nicht-invasiv mit EKG, Herzfrequenz, nicht-invasiver Blutdruckmessung, Pulsoxymetrie und Kapnometrie umrissen

werden. Invasiv werden sich zusätzlich je nach Indikation der ZVD (Kavakatheter), die arterielle Kanüle (invasiv gemessener Blutdruck) und der Pulmonaliskatheter (PAP, PCW, CI, $S_{\bar{v}}O_2$) ergeben.

TIVA

Im TIVA-Bereich ist je nach Art und Größe des Eingriffs an dieselbe Stufenplanung der intraoperativen Überwachung zu denken. Spezielle Zusätze mit dem Zweck der Bestimmung von Narkose- bzw. Schlaftiefe unter Vermeidung von „awareness" und „recall" werden jedoch für einen ordnungsgemäßen Ablauf dieser Anästhesieform letztlich erforderlich werden.

„Awareness"

Im Zusammenhang mit dem Begriff „awareness" soll an die von Jones u. Konieczko [20] angegebene, aus theoretischen Überlegungen interessante graduelle Unterteilung des Bewußtseinszustands erinnert werden, die vom Grad 1, dem bewußten Wachsein mit normaler Sinnesaufnahme und bewußter Erinnerung, bis zum Grad 5, dem fehlenden Wachsein ohne Sinnesaufnahme und ohne bewußte Erinnerung, reicht.

Tabelle 3. Graduelle Einteilung der intraoperativen „awareness" (nach [20])

Grad 1: bewußtes Wachsein mit normaler Aufnahme und bewußter Erinnerung,
Grad 2: bewußtes Wachsein mit normaler Aufnahme, aber unvollkommen bewußtes Erinnern,
Grad 3: unterbewußtes Wachsein mit unvollkommener Aufnahme und keiner bewußten, aber mit Fortbestehen einer unterbewußten Erinnerung,
Grad 4: unvollkommenes Wachsein mit unvollkommener Aufnahme und keiner bewußten Erinnerung,
Grad 5: fehlendes Wachsein ohne Aufnahme oder bewußte Erinnerung.

Für die klinische Praxis scheint uns jedoch die binäre Einteilung von Vickers [50] völlig ausreichend zu sein: Nur Grad 5 ist für den Anästhesisten wichtig, also fehlendes Wachsein ohne Aufnahme und ohne postoperative bewußte oder unterbewußte Erinnerung, und dies ist unbedingte Voraussetzung einer ordnungsgemäß ablaufenden Allgemeinanästhesie. Die Grade 1–4, also eine ganz oder teilweise Erhaltung des Bewußtseins, sind als „awareness" im weitesten Sinn absolut zu vermeiden. Eine weitere Unterteilung ist praktisch klinisch ohne jede Bedeutung.

TIVA-Konzept

Ein speziell auf die Frage der ausreichenden Anästhesietiefe und auf die Vermeidung jeglicher „awareness" ausgerichtetes Überwachungspaket für die TIVA soll nun dargestellt werden, wobei nicht oder nicht genügend wirksame

Methoden von wirksamen und auch klinisch anwendbaren Verfahren unterschieden werden.

Zu beurteilen sind dabei v. a. der hypnotische Effekt und die ausreichende Schlaftiefe, aber auch eine genügende Dämpfung nozizeptiver Stimulationen.

Qualitative Methoden

Unter den qualitativ verwertbaren, z. T. aber unverläßlichen, nur kurzfristig anwendbaren bis unbrauchbaren, jedenfalls aber keine quantitative Hilfe für die Diagnostik einer „awareness" darstellenden Methoden sind zu nennen [10]:
a) Vegetative Symptome wie Blutdruck- und Pulsfrequenzanstieg, Schwitzen und Tränenfluß. Evans et al. [13] haben diese Symptomatik als „PRST-Score" zusammengefaßt. Die angegebenen Symptome stellen jedoch keinerlei quantitative Hilfe für die Diagnostik einer „awareness" dar.
b) Die isolierte Unterarmtechnik (IFT) [47] mit dem Nachweis reflektorischer Handbewegungen, wenn vor der Relaxation eines Patienten eine Oberarmblutsperre angelegt und der Unterarm damit nicht mitrelaxiert wird. So einfach die Technik auch zu sein scheint, so unverläßlich, höchstens für kurzdauernde Eingriffe einsetzbar und letztlich unbrauchbar wird sie kommentiert [6, 29].
c) Die Kontraktionen des unteren Ösophagussphinkters, die als „spontaneous lower oesophageal contractility" (SLOC) in einen entsprechenden Index OCI („oesophageal contractivity index" = 70 × SLOC-Rate + PLOC-Amplitude) eingebracht wurde (PLOC = „provoked lower oesophageal contractility"). Evans et al. [14] haben erstmals SLOC und PLOC bei narkotisierten Patienten gemessen. Isaac [19] kommt 1989 zusammenfassend jedoch zu dem Schluß, daß die Methode zum Nachweis einer „awareness" unverläßlich sei.

Quantitative Methoden

Zwei an sich quantifizierbare Parameter, die für die TIVA wiewohl auch sonst jedoch noch nicht geeignet erscheinen, sollen als nächstes erwähnt werden:
1. Das Gesichts-EMG („Datex anaesthesia and brain activity monitor" – ABM), mit dem der Tonus und die Aktivität der mimischen Gesichtsmuskulatur aufgezeichnet werden kann [11, 25]. Die Methode kann zwar zur Differenzierung zwischen Sedierung und Schlaf eingesetzt werden, ist aber für relaxierte Patienten nicht geeignet.
2. Akustisch evozierte kortikale Potentiale (AEP), die zur Quantifizierung einiger Anästhetika offensichtlich geeignet zu sein scheinen (dosisabhängige Veränderungen nachweisbar, kein Einfluß von Relaxanzien, [30, 44, 45, 48], aber ähnlich wie die somatosensorisch evozierten Potentiale (SSEP) sich bestenfalls in einem vielleicht auch hoffnungsvollen Stadium der Entwicklung befinden [39].

Geeignet für die TIVA scheint schließlich aber das *quantifizierte computerisierte EEG* zu sein, welches in einer Vielzahl von Variationen („spectral edge frequency" – SEF, spektrale Eckfrequenzen, Median nach „fast Fourier transformation", Quotient aus Bandleistungen nach „fast Fourier transformation" oder aperiodischer Analyse („Lifescan")) vorliegt [2, 9, 12, 18, 46]. Vor allem die von der Bonner Arbeitsgruppe [33, 38] entwickelte Methode des Medians der EEG-Frequenzverteilung stellt augenscheinlich einen wertvollen Parameter zum Nachweis der Tiefe eines hypnotischen Effekts und damit auch zur Führung und Überwachung einer auch langdauernden TIVA dar. Der Bereich 2–3 Hz wird mit einer ausreichenden Schlaftiefe, 5 Hz mit dem Beginn des Aufwachens und 8–10 Hz mit dem Begriff „Wachzustand" in Beziehung gebracht.

Schlußfolgerungen und Zusammenfassung

Die Belastung der Umwelt durch ozonschädigende volatile Anästhetika (teilhalogenierte FCKWs Halothan, Enfluran, Isofluran) und durch Lachgas macht nur einen Bruchteil (1/200000 für die FCKW, 1–3% für das Lachgas) der entsprechenden anthropogenen Gesamtschädigung der Stratosphäre aus. Eine unbedingte Notwendigkeit ist daher nicht gegeben, TIVA aus Umweltgründen auch dort zu forcieren, wo keine besonderen Indikationsbereiche für eine solche Methode vorliegen. Aus dem nur überaus bescheidenen und quantitativ vernachlässigbaren Anteil der Anästhesie an der Umweltschädigung und aus der fraglichen ursächlichen Wirkung von Inhalationsanästhetika auf etwaige Berufsrisiken in der Anästhesie kann einfach keine Indikation zum überschießenden Einsatz der TIVA dann abgeleitet werden, wenn damit Nachteile oder Unsicherheitsfaktoren, etwa in Richtung Überwachungsausmaß, in Kauf genommen werden müssen.

Eine TIVA wird letztlich nur dann qualitativ mit dem derzeitigen hohen Standard einer Inhalations- bzw. Kombinationsnarkose verglichen werden und gleichziehen können, wenn neben der Beibehaltung eines adaptierten Narkosegeräts Ausrüstungs- und Überwachungsmöglichkeiten wie mikroprozessorgesteuerte Spritzenpumpen und evtl. auch eine quantitative EEG-Überwachung verfügbar sind.

Daneben ist die Anwendung pharmakokinetisch berechneter Infusionsschemata über repetitive Bolusdosen als einfacher Vorgang klinisch zweifelsohne ebenso praktizierbar. Wir möchten aber bezweifeln, ob wir uns über längere Zeit dieses im Vergleich zur ausgereiften Kombinationsnarkose mit all ihren Überwachungs- und Steuerungsmaßnahmen einfachen Weges, der an den Sicherheitsgrad und die Qualität einer eben genannten technisch hochdifferenzierten TIVA wohl nicht heranreicht, bedienen werden können.

Literatur

1. Auty B (1991) Infusion equipment for total intravenous anaesthesia. In: Kay B (ed) Total intravenous anaesthesia. Monographs in Anaesthesiology, vol 21. Elsevier, Amsterdam, pp 205–223

2. Berezowskyj JL, McEwen JA, Anderson GB, Jenkins LC (1976) A study of anaesthesia depth by power spectral analysis of the electroencephalogram (EEG). Can Anaesth Soc J 23: 1
3. Bergmann H (1985) Technik und Durchführung der „Balanced anaesthesia" mit intravenösen Anaesthetika und Stickoxydul, Halothan, bzw. Enfluran. Klin Anästh Intensivther 29: 79–94
4. Bergmann H (1986) Das Narkosegerät in Gegenwart und Zukunft aus der Sicht des Klinikers. Anaesthesist 35: 587–597
5. Bergmann H, Steinbereithner K, Kramar H (1984) Einrichtung und Geräte. In: Steinbereithner K, Bergmann H (Hrsg) Intensiv-Station, -Pflege, -Therapie. Möglichkeiten, Erfahrungen und Grenzen. Thieme, Stuttgart New York S 103ff
6. Breckenridge JL, Aitkenhead AR (1981) Isolated forearm technique for detection of wakefulness during general anaesthesia. Brit J Anaesth 53: 665 P–666 P
7. Brown AC, Canosa-Mas CE, Parr D, Pierce JMT, Wayne RP (1989) Troposheric lifetimes of halogenated anaesthetics. Nature (London) 341: 635–637
8. Cooper JB, Newbower RS, Moore JW, Trautman ED (1978) A new anesthesia delivery system. Anesthesiology 49: 310–318
9. Davis DA, Klein FF (1977) A clinically practical method of EEG analysis and its performance under common states of anesthesia. In: Annu Meet Am Soc Anaesthesiologists, Oct 1977
10. Edmonds L Jr, Paloheimo MPJ (1991) Intra-operative monitoring of awareness. In: Kay B (ed) Total intravenous anaesthesia. Monographs in Anaesthesiology, vol 21. Elsevier, Amsterdam, pp 187–203
11. Edmonds HL Jr, Paloheima M, Wauquier A (1988) Computerized EMG monitoring in anesthesia and intensive care. Malherbe, Weert, Neth
12. Erdmann K (1991) Möglichkeiten der EEG-Analyse mit dem Lifescan in der Anaesthesiologie. Anaesthesist 40: 570–576
13. Evans JM, Fraser A, Wise C (1983) Computer controlled anaesthesia. In: Prakash O (ed) Computing in anesthesia and intensive care. Nijhoff, Boston, pp 279–291
14. Evans JM, Davies WL, Wise CC (1984) Lower oesophageal contractility: A new monitor of anaesthesia. Lancet I: 1151–1154
15. Fabian P (1989) Atmosphäre und Umwelt. Springer, Berlin Heidelberg New York
16. Fabian P (1989) Ozonschicht als Folge menschlicher Aktivitäten bereits deutlich angegriffen. Z Umweltchem Ökotox 1: 27–29
17. Fiedler H (1989) Bromierte Gase bedrohen die Atmosphäre (Brief). Z Umweltchem Ökotox 1: 2
18. Hollmén AI, Sulg I, Eskelinen P, Arranto J (1982) Monitoring of E.E.G. and E.M.G. during anaesthesia. Br J Anaesth 54: 241 P
19. Isaac PA (1989) Lower oesophageal contractility and depth of anaesthesia. In: Jones JG (ed) Bailliere's Clinical Anaesthesiology, vol 3, 3. Bailliere Tindall, London pp 533-546
20. Jones JG, Konieczko K (1986) Hearing and memory in anaesthetized patients. Br Med J 292: 1291–1293
21. Logan M, Farmer JG (1989) Anaesthesia and the ozone layer (editorial). Br J Anaesth 63: 645–647
22. Marx Th, Gross-Alltag F, Ermisch J, Hähnel J, Weber L, Friesdorf W (1992) Experimentelle Untersuchungen zur Rückgewinnung von Narkosegasen. Anaesthesist 41: 99–102
23. Morgan M (1983) Total intravenous anaesthesia. Anaesthesia 38 (Suppl): 1–9
24. Nörreslet J, Friberg S, Nielsen TM, Römer U (1989) Halothane anaesthetic and the ozone layer (letter). Lancet I (8640): 719
25. Paloheimo M (1990) Quantitative surface electromyography applications in anaesthesiology and critical care. Acta Anaesthesiol Scand 34 (Suppl 93): 1–83
26. Pierce JMT, Linter SPK (1989) Anaesthetic agents and the ozone layer (letter). Lancet I (8645): 1011–1012
27. Prys-Roberts C, Davies JR, Calverley RK, Goodman NW (1983) Haemodynamic effects of infusions of diisopropyl phenol (ICI 35868) during nitrous oxide anaesthesia in man. Br J Anaesth 55: 105–111

28. Radke J, Fabian P (1991) Die Ozonschicht und ihre Beeinflussung durch N$_2$O und Inhalationsanästhetika. Anaesthesist 40: 429–433
29. Russell IF (1989) Conscious awareness during general anaesthesia: relevance of autonomic signs and isolated arm movements as guides to depth of anaesthesia. In: Jones JG (ed) Bailliere's Clinical Anaesthesiology, vol. 3, 3. Bailliere Tindall, London, pp 511–532
30. Saunders D (1981) Anaesthesia, awareness and automation (editorial). Br J Anaesth 53: 1–3
31. Schüttler J, Schwilden H, Stoeckel H (1983) Pharmacokinetics as applied to total intravenous anaesthesia. Practical implications. Anaesthesia 38 (Suppl): 53–56
32. Schüttler J, Schüttler M, Kloos S, Nadstawek J, Schwilden H (1991) Optimierte Dosierungsstrategien für die totale intravenöse Anaesthesie mit Propofol und Ketamin. Anaesthesist 40: 199–204
33. Schwilden H, Stoeckel H (1980) Untersuchungen über verschiedene EEG-Parameter als Indikatoren des Narkosezustandes. Der Median als quantitatives Maß der Narkosetiefe. Anästh Intensivther Notfallmed 15: 279–286
34. Schwilden H, Schüttler J, Stoeckel H (1983) Pharmacokinetics as applied to total intravenous anaesthesia. Theoretical considerations. Anaesthesia 38 (Suppl): 51–52
35. Schwilden H, Schüttler H, Stoeckel H (1987) Closed-loop feedback control of methohexital anesthesia by quantitative EEG analysis in humans. Anesthesiology 67: 341–347
36. Schwilden H, Stoeckel H, Schüttler J (1989) Closed-loop feedback control of propofol anaesthesia by quantitative EEG analysis in humans. Br J Anaesth 62: 290–296
37. Schwilden H, Stoeckel H (1990) Effective therapeutic infusions produced by closed-loop feedback control of methohexital administration during total intravenous anesthesia with fentanyl. Anesthesiology 73: 225–229
38. Schwilden H, Schüttler J (1990) Bestimmung effektiver therapeutischer Infusionsraten (ETI) für intravenöse Anaesthetika durch Feedback-geregelte Dosierung. Anaesthesist 39: 603–606
39. Sebel PS (1989) Somatosensory, visual and motor evoked potentials in anaesthetized patients. In: Jones JG (ed) Bailliere's clinical Anaesthesiology, vol 3, 3. Bailliere Tindall, London, pp 603–621
40. Shearer ES (1988) Health and the ozone layer. Br Med J 297: 626
41. Stoeckel H, Schwilden H (1986) Methoden der automatischen Feedback-Regelung für die Narkose. Konzepte und klinische Anwendung. Anästh Intensivther Notfallmed 21: 60–67
42. Tackley RM, Lewis GTR, Prys-Roberts C, Boaden RW, Dixon J, Harvey JT (1989) Computer controlled infusion of propofol. Br J Anaesth 62: 46–53
43. Tammisto T (1980) Das magische Dreieck der balancierten Anaesthesie. Anästh Intensivmed 21: 157
44. Thornton C, Newton DEF (1989) The auditory evoked response: a measure of depth of anaesthesia. In: Jones JG (ed) Bailliere's Clinical Anaesthesiology, vol 3, 3. Bailliere Tindall, London, pp 559–585
45. Thornton C, Heneghan H, Navaratnarajah M, Bateman PE, Jones JG (1985) Effect of etomidate on the auditory evoked response in man. Br J Anaesth 57: 554–561
46. Tinker JH, Sharborough FW, Michenfelder JD (1977) Anterior shift of the dominant EEG rhythm during anesthesia in the Java monkey. Anesthesiology 46: 252–259
47. Tunstall ME (1979) The reduction of amnesic wakefulness during caesarean section. Anaesthesia 34: 316–319
48. Velasco M, Velasco F, Castaneda R, Sanchez R (1983) Effect of fentanyl and naloxone on somatic and auditory evoked potentials in man. Proc W Pharmacol Soc 26: 291–294
49. Vessey MP (1978) Epidemiological studies of the occupational hazards of anaesthesia – a review. Anaesthesia 33: 430–438
50. Vickers MD (1987) Detecting consciousness by clinical means. In: Rosen M, Lunn JN (eds) Conscious awareness and pain in general anaesthesia. Butterworths, London, pp 12–17
51. Westhorpe R, Blutstein H (1990) Anaesthetic agents and the ozone layer. Anaesth Intens Care 18: 102–104
52. White PF (1989) Clinical uses of intravenous anesthetic and analgesic infusions. Anesth Analg 68: 161–171

Zusammenfassung der Diskussion: „Die Aufrechterhaltung der Narkose auf intravenösem Wege"

Frage:
Was versteht man unter dem Begriff „TIVA", und wie läßt er sich in die bisherige Terminologie einordnen (NLA etc.)?

Antwort:
Zur Vereinheitlichung der Terminologie wird folgende Klassifizierung vorgeschlagen (Bergmann):

I. Totale Inhalationsanästhesie (z. B. im Kindesalter)
II.1. Kombinationsnarkose 1 (i.v.-Substanzen nur zur Einleitung, überwiegend Inhalationsanästhetika)
II.2. Kombinationsnarkose 2 (Überwiegen der i.v.-Anästhetika und -Adjuvanzien mit geringer Zumischung von Inhalationsanästhetika – z. B. nur von N_2O; in diese Kategorie würde auch die NLA bzw. die VKN fallen)
III. Totale intravenöse Anästhesie (ausschließliche Verwendung von i.v.-Anästhetika unter Zusatz von O_2 und Luft)

Mit welchen Substanzen bzw. Substanzkombinationen eine TIVA durchführbar ist, muß derzeit offengelassen werden.

Frage:
Ist es sinnvoll, kurzwirksame Substanzen für langdauernde Eingriffe einzusetzen?

Antwort:
Es kann sinnvoll sein, kurzwirksame Substanzen auch für einen längerfristigen Zeitraum einzusetzen. Der Begriff kurzwirksam kann sich sowohl an der Kinetik des Pharmakons – insbesondere an der terminalen Eliminationshalbwertszeit – als auch an der klinisch relevanten Wirkdauer orientieren. Für eine gute Steuerbarkeit der Wirkung eines Pharmakons ist die kurze Halbwertszeit immer dann notwendig, wenn eine Abschwächung der Wirkung in kurzer Zeit erreicht werden soll. Eine Wirkungsverstärkung kann dagegen weitgehend unabhängig von der Kinetik erfolgen.

Frage:
Ist der Begriff kurzwirksam für ein Medikament unabhängig von der Dauer seiner Applikation gültig?

Antwort:
Nein! Die kurze Wirkzeit von z. B. Thiopental oder Alfentanil wird bei einmaliger Bolusgabe maßgeblich über Verteilungsvorgänge erklärt. Bei Dosiskumulation nach repetitiver bzw. Infusionsdosierung ist die Elimination über Metabolismus und Exkretion entscheidend. Dabei können sog. kurzwirksame Pharmaka erhebliche Wirkungsverlängerungen aufweisen, wie z. B. Thiopental bis zu mehrere Stunden.

Frage
Ist in der nächsten Zeit mit zunehmender Anwendung des EEG auch in der klinischen Routine zu rechnen?

Antwort:
Die Überwachung des EEG zur Beurteilung der Anästhesietiefe wird in den nächsten Jahren häufiger angewendet werden. Die Anforderungen an den Anästhesisten im Umgang mit dem EEG sind dann vergleichbar denen mit dem EKG einzuschätzen. Wesentliche Parameter werden z. B. die Medianfrequenz oder die Spectral-Edge-Frequenz des Power-Spektrums (SEF) sein. Alle Bestandteile der *Narkosetiefe* sind mit den gebräuchlichen EEG-Parametern allein nicht bestimmbar. Diese lassen vielmehr nur eine Aussage über die *Schlaftiefe* ohne Berücksichtigung der Analgesie zu. Die klassische Beurteilung der *Narkosetiefe* beruht auf der Beobachtung von vegetativen Nebenwirkungen (Herzfrequenz, Blutdruck etc.). Mit der Einführung des EEG wird möglicherweise eine Differenzierung zwischen hypnotischer Anästhesiewirkung und nozizeptiver bzw. vegetativer Dämpfung ermöglicht.

Frage:
Was ist unter CATEEM-Monitoring (computer aided topographical electroencephalometry) zu verstehen?

Antwort:
Es handelt sich um *eine* Form des automatisierten EEG, die die von 8 oder 16 Kanälen lokal ermittelten Frequenzbereiche bildhaft auf eine „Hirnoberfläche" projiziert, also ein sog. Frequenz-Mapping, speziell auch im niederfrequenten Bereich, erstellt. Die Empfindlichkeit gegenüber Artefakten ist geringer als bei anderen Methoden der computerisierten EEG-Analyse, weil sich der akkubetriebene Vorverstärker sehr nahe an den Ableitstellen befindet und die weitere Übertragung zum Gerät über störsichere Glasfaserkabel erfolgt. Daneben wird ein Roh-EEG abgeleitet. Im Gegensatz zu allen anderen Methoden erlaubt diese Methode, die Lokalisation der Wirkung von bestimmten i.v.-Anästhetika oder sonstigen Medikamenten und die in diesen Bezirken des Gehirn stattfindenden EEG-Veränderungen lokal zu registrieren. Darüber hinaus ist mit dieser Methode u. U. das Eintreten der Amnesie bestimmbar, was u. a. auch forensische Bedeutung haben könnte.

Die bisherigen Erfahrungen erlauben jedoch noch keine definitive Zuordnung der Befunde zu allen klinischen Anästhesieäquivalenten.

Frage:
Soll die TIVA nur mit Infusionspumpen durchgeführt werden?

Antwort:
Diese Frage ist eindeutig zu bejahen. Die Nebenwirkungen (z. B. Hypotension bei Propofol) unter der Bolusgabe werden dadurch eindeutig abgeschwächt. Die Integration computergesteuerter Infusionspumpen in den anästhesiologischen Arbeitsplatz ist in naher Zukunft zu erwarten.

Frage:
Bedeuten die Krampfanfälle nach Gabe von Propofol eine Kontraindikation für die Anwendung in der Neurochirurgie?

Antwort:
Die meisten Fälle sind nicht gut dokumentiert. Prinzipiell wirkt Propofol – wie auch Etomidat und Methohexital – sowohl pro- als auch antikonvulsiv in Abhängigkeit von der Dominanz exzitatorischer oder inhibitorischer Aktivitäten. Die erwähnten Beobachtungen motorischer oder elektroenzephalographischer Krampfäquivalente bedeuten jedoch keine Kontrakindikation gegen den Einsatz des Propofols z. B. in der Neurochirurgie, erst recht nicht bei Patienten mit Krampfanamnese. Bei bestimmten Eingriffen – z. B. Kraniotomien mit intraoperativer Kortikographie bei Patienten mit Krampfherden in Neoplasmen – ist eine TIVA mit Propofol u. U. sogar das Verfahren der Wahl (Jantzen).

Frage:
Sind bei der Anwendung des Propofols sonstige schwere Zwischenfälle bekannt geworden?

Antwort:
In Einzelfällen sind akute interstitielle pulmonale Ödeme nach der Bolusapplikation des Propofols aufgetreten.

Frage:
Gibt es Einschränkungen für den Einsatz des Propofols?

Antwort:
Ja, Propofol ist bislang weder für die geburtshilfliche Anästhesie noch für Kinder unter 3 Jahren vom Bundesgesundheitsamt zugelassen (Stand: Februar 1992).

Frage:
Gibt es unter den diskutierten Muskelrelaxanzien Substanzen, die zur Schnittentbindung besonders geeignet sind?

Antwort:
Atracurium scheint für die Schnittentbindung besonders gut geeignet zu sein, weil im Gegensatz zu Vecuronium keine Veränderung der Wirkungsdauer durch die Schwangerschaft auftritt.

Frage:
Kann Propofol bei Disposition zu maligner Hyperthermie MH eingesetzt werden?

Antwort:
Am MH-disponierten Schweinemodell kann mit Propofol kein MH-Syndrom ausgelöst werden [Krivosic-Horber R, Reyfort H, Becq MC, Adnet P (1989) Effekt of propofol on the malignant hyperthermia susceptible pig model. Br J Anaesth 62: 691–693], demzufolge darf es auch bei Anwendung am MH-disponierten Patienten als sicher angesehen werden [Jantzen J-P, Kleemann PP (1990) Anaesthesia in malignant hyperthermia susceptible patients. In: Mortier W, Breucking E (eds) Malignant hyperthermia, neuromuscular diseases and anaesthesia. Thieme, Stuttgart New York, pp 72–82].

Frage:
Ist im Hinblick auf deren Nachwirkungen die Gabe von Opioiden in der ambulanten Anästhesie sinnvoll?

Antwort:
Sowohl bei ambulanten als auch bei stationären Patienten muß eine postoperative Überwachung gewährleistet sein. Unter diesen eigentlich selbstverständlichen Voraussetzungen können kurzwirksame Opioide (z. B. Alfentanil) zur TIVA in der ambulanten Anästhesie verwendet werden. Es bleibt jedoch auch anzumerken, daß nach Alfentanil 5 Zwischenfälle berichtet worden sind, bei denen bis zu 90 min nach der Injektion der Substanz im Aufwachraum ein Atemstillstand auftrat.

Literatur

1. Jaffe RS, Coalson D (1989) Recurrent respiratory depression after Alfentanil administration. Anesthesiology 70: 151–153
2. Mahla ME, Maj MC, White SO, Moneta MD (1988) Delayed respiratory depression after Alfentanil. Anesthesiology 69: 593–595
3. O'Connor M, Escarpa A, Prys Roberts C (1983) Ventilatory depression during and after infusion of Alfentanil in man. Br J Anaesth 55: 217
4. Sebel PS, Lalor JM, Flynn PJ, Simpson BA (1984) Respiratory depression after Alfentanil infusion. Br Med J 289: 1581
5. Waldron HA, Cookson RF (1985) Respiratory depression after Alfentanil infusion. Br Med J 290: 319

Frage:
Welche Anästhesieform belastet den Patienten bei bestehender Organinsuffizienz mehr, die Inhalationsanästhesie oder die TIVA?

Antwort:
Die Belastung bei Organinsuffizienz ist abhängig vom insuffizienten Organsystem und dem verwendeten Anästhetikum. Bei der respiratorischen Insuffizienz ist prinzipiell eine i.v.-Anästhesie einer Inhalationsanästhesie vorzuziehen, weil erstere den Respirationstrakt nicht zusätzlich belastet; andererseits sollte Propofol jedoch nur mit Zurückhaltung angewendet werden, da das Shuntvolumen unter Propofol ansteigen kann. Bei Leberinsuffizienz ist prinzipiell eine i.v.-Anästhesie günstig in Abhängigkeit vom Schweregrad der Insuffizienz, auch wenn eine Inhalationsanästhesie mit Isofluran durchgeführt wird. Bei Niereninsuffizienz sollte zumindest bei länger dauernden Anästhesien wegen der Fluoridbelastung auf Enfluran verzichtet werden.

Frage:
Lassen sich die Gefahren einer Sedierung während Regionalanästhesie durch kritische Auswahl von Medikamenten reduzieren?

Antwort:
Bei den in der Literatur beschriebenen Zwischenfällen waren nicht die verwendeten Medikamente von entscheidender Bedeutung, sondern die Kombination von z. T. hohem Alter des Patienten, hoher Ausdehung einer rückenmarknahen Regionalanästhesie und gleichzeitiger Sedierung.

Frage:
Ist im Hinblick auf die Eignung der TIVA für den ambulanten Bereich eine Reduktion des apparativen Aufwands (Narkosegerät, Monitoring etc.) denkbar?

Antwort:
Theoretisch ist eine solche Philosophie denkbar. Jedoch ist eine ausschließliche Beschränkung auf TIVA-Verfahren unrealistisch. Schon aus diesem Grund können an der Ausstattung eines Narkosegeräts keine Abstriche gemacht werden. Dies verbietet im übrigen auch die Medizingeräteverordnung. Das gleiche gilt für das Ausmaß des notwendigen Monitorings.

Frage:
Ist die Supplementierung einer Regionalanästhesie durch i.v.-Anästhetika sinnvoll, wenn ja, ggf. bei welchen Dosierungen?

Antwort:
Prinzipiell ist jede Supplementierung eines anderen Anästhesieverfahrens mit zusätzlichen Problemen verbunden. Unter den möglichen Substanzen scheidet Diazepam wegen seiner langanhaltenden Wirkung von vornherein aus. Midazolam hat bei inadäquater Anwendung erhebliche Probleme mit sich gebracht.

Will man die Substanz verwenden, so kann sie in einer Dosierung von 0,05–0,15 mg/kgKG/h verabreicht werden. Das gleiche trifft für Methohexital oder Propofol zu. Methohexital sollte in einer Dosierung von 1–2 mg/kgKG/h, Propofol mit 1,5–4 mg/kgKG/h appliziert werden.

Sedierung in der postoperativen Phase, der Intensiv- und Notfallmedizin

Hat die totale intravenöse Anästhesie Auswirkungen auf den Ablauf der postoperativen Phase?

E. Betz, F. W. Ahnefeld, J. Kilian

Einleitung

Berichte über schwerwiegende respiratorische Komplikationen auch noch 100 min nach der letzten Alfentanilgabe, Warnungen der Arzneimittelkommission der Deutschen Ärzteschaft vor einer durch Midazolam bedingten Atemdepression – dies sind 2 Themen der letzten Jahre, die die Frage: „Hat die TIVA Auswirkungen auf den Ablauf der postoperativen Phase?", im Zentrum berühren.

Von Interesse ist dabei insbesondere die Frage nach strukturellen, organisatorischen und personellen Veränderungen in der Aufwacheinheit (AWE), die sich aus einer Bevorzugung der totalen i.v.-Anästhesie (TIVA) gegenüber der Kombinationsanästhesie ergeben.

Folgende Fragen bedürfen einer Abklärung:
1. Muß die Anzahl der verfügbaren *Stellplätze* in der AWE erhöht werden?
2. Ist die bisherige apparative *Ausstattung* der AWE ausreichend?
3. Ist eine Zunahme des *Personalbedarfs* und/oder der *Qualifikation* des Personals der AWE erforderlich?

Aufwacheinheit

Um mögliche Veränderungen im Bereich der AWE darstellen zu können, ist von den jetzt gültigen Empfehlungen der DGAI und des DKI auszugehen. Bei der AWE handelt es sich nach der Definition unserer Fachgesellschaft um einen Überwachungsraum für Frischoperierte ohne Stationscharakter und ohne eigene Betten. Der frischoperierte Patient verbleibt dort im Bett der Station so lange, bis er aus der Narkose erwacht, wieder im Vollbesitz seiner Schutzreflexe ist und keine unmittelbaren Komplikationen von seiten der Atmung und des Kreislaufs zu erwarten sind. Der Aufenthalt ist in der Regel auf einige Stunden, laut DGAI maximal 6 h, begrenzt.

Pro Operationssaal sollten 1–3 Stellplätze mit jeweils 10–15 qm Nutzfläche zur Verfügung stehen.

Für jeden Stellplatz in der AWE ist ein Monitor vorzusehen, der folgende Meßgrößen umfaßt: EKG, Pulsfrequenz, nichtinvasiver Blutdruck, O_2-Sättigung und Temperatur. Vorzusehen sind ebenfalls für jeden Stellplatz Sekretabsaugung und O_2-Applikation. Beatmungsgeräte müssen zur Verfügung stehen.

Tabelle 1. Verweildauer in der Aufwacheinheit im Zeitraum 3–12/90

	Durchschnittliche Aufenthaltsdauer	Unter 2 h	2–4 h	Über 4 h
Sämtliche Narkosen	135 min	5019 = 62%	1494 = 25%	1043 = 13%
Allgemeinanästhesien	139 min	4108 = 63%	1532 = 23%	924 = 14%

Für die postoperative Phase aktuelle Laborparameter sollten als Bedside-Methode oder über ein Notfallabor bestimmbar sein.

Der Pflegekräfte-Patienten-Schlüssel sollte 1:2 bzw. 1:3 betragen, also eine Schwester/ein Pfleger pro 2 bzw. 3 Stellplätze, in Abhängigkeit von der Art des zu versorgenden Krankengutes unter Berücksichtigung des prozentualen Anteils von Patienten mit einer Nachbeatmung oder anderen aufwendigen diagnostischen und therapeutischen Verfahren.

Nach Darstellung all dieser Empfehlungen für die Funktion und Ausstattung der AWE stellt sich die Frage: Ist ein vermehrter Einsatz der TIVA für die AWE überhaupt von Belang? Ein Blick in eine Statistik aus unserem Hause legt dies nahe. Von 18155 Eingriffen im letzten Jahr wurden 77% in Allgemeinanästhesie, 2% in Allgemein- und Regionalanästhesie und 17% in Regionalanästhesie durchgeführt. Für die von März bis Dezember 1990 statistisch erfaßten Patienten, die in der AWE betreut wurden, betrug die durchschnittliche postoperative Überwachungszeit 135 min (Tabelle 1). 62% der Patienten blieben weniger als 2 h in der AWE, 25% bis zu 4 h und 13% über 4 h. Ähnliche Zahlen ergeben sich, wenn nur Patienten nach Allgemeinanästhesien bei der Berechnung der durchschnittlichen Verweildauer berücksichtigt werden.

Bei fast 80% Allgemeinanästhesien mit einer durchschnittlichen Aufenthaltsdauer von 140 min in der AWE wird klar, daß im Fall gravierender Unterschiede in der Aufwachphase zwischen TIVA und Kombinationsanästhesie mit großen Auswirkungen auf die AWE zu rechnen wäre.

Vergleich zwischen TIVA und Inhalationsanästhesie im Hinblick auf die Aufwachphase

Welche Kriterien können herangezogen werden, um sowohl die Verweildauer in der Aufwacheinheit als auch den personellen und materiellen Aufwand besser beurteilen zu können?

Aufschluß hierüber geben Parameter wie Aufwachzeiten, Aufwachverhalten sowie unterschiedlicher Bedarf an Antagonisten. Entscheidende Bedeutung kommt der Frage nach möglichen anästhesiebezogenen postoperativen Komplikationen zu, da dadurch Dauer und Ausmaß der Überwachung in großem Umfang bestimmt werden.

Es existieren in der Literatur zahlreiche Studien, die sich mit der Aufwachphase nach verschiedenen Anästhesieverfahren befassen, aber nur wenige, die

die Inhalationsanästhesie und die TIVA im postoperativen Verlauf miteinander vergleichen. Bei der Beurteilung der Arbeiten ist auch zu beachten, daß es sich oft um Ergebnisse handelt, die bei kurzdauernden, peripheren Eingriffen gewonnen wurden. In diesen Studien stand die Frage der Eignung für ambulant durchgeführte Eingriffe im Vordergrund.

Dies erklärt auch, weshalb in den letzten Jahren bevorzugt Studien publiziert wurden, die das kurzwirksame Propofol mit anderen i.v.- oder Inhalationsanästhetika vergleichen.

Wie sehen nun die Ergebnisse eines Vergleichs der Aufwachzeiten zwischen Inhalationsanästhesie und TIVA aus? Um zu einer Aussage kommen zu können, müssen Studien, bei denen eine i.v.-Anästhesie in Kombination mit Lachgas durchgeführt wurde, zur Beurteilung mit herangezogen werden.

Der Tenor der meisten Arbeiten ist, daß Anästhesien mit Propofol zu einer kürzeren Aufwachphase im Vergleich zu Inhalationsanästhesien führen. Daraus ziehen einige Autoren den Schluß, daß diese Patienten früher aus der AWE verlegt werden können. In einer Studie von Marais et al. wird sogar die Behauptung aufgestellt, daß Propofolanästhesien im Vergleich mit Inhalationsanästhesien eine 25%ige Einsparung an Personal für die Aufwacheinheit zur Folge hätten [5].

Ein Problem all dieser Arbeiten liegt darin begründet, daß zumeist Propofolnarkosen mit Inhalationsanästhesien verglichen werden, die mit einem Barbiturat eingeleitet wurden. Es stellt sich nun die Frage, ob die Ursachen für die längere Aufwachphase im Inhalationsanästhetikum oder im Barbiturat zu suchen ist. Betrachtet man nämlich einige Arbeiten, die Propofol und Barbiturate miteinander vergleichen, so schneidet die Propofolgruppe meist deutlich besser ab. Einen interessanten Vergleich bietet eine neuere Arbeit von Wrigley et al., die Propofol und Desflurane untersuchten [8]. Hierbei erzielte das Inhalationsanästhetikum hinsichtlich der Aufwachphase deutlich bessere Ergebnisse.

Bei längerdauernden großen Eingriffen finden sich, abgesehen von Anästhesien bei neurochirurgischen Eingriffen, nur wenige vergleichende Untersuchungen, deren Aussagen ebenfalls von „kein Unterschied" bis „deutlich bessere postoperative Resultate" bei Patienten nach TIVA divergieren.

Über das Aufwachverhalten im speziellen, also nicht über die Aufwachzeiten, finden sich nur wenige Aussagen in der Literatur. Zumeist erscheinen Patienten nach Propofolanästhesien ruhiger und kooperativer als nach Inhalationsanästhesien. Es stellt sich aber erneut die Frage, ob nicht die zur Narkoseeinleitung verwendeten Substanzen die entscheidende Rolle spielen. Diese Vermutung legt eine Studie von Piotrowski u. Petrow aus dem Jahr 1990 nahe [6]. Ein weiterer Grund für das bessere Aufwachverhalten nach Propofolanästhesien könnte in der von zahlreichen Autoren beschriebenen geringeren Inzidenz von Nausea und Erbrechen begründet sein.

Ein zentrales Problem der TIVA stellt der damit verbundene größere Bedarf an Antagonisten dar.

Aus einer Aufstellung der klinisch gebräuchlichen Antagonisten und ihrer spezifischen Indikationen möchten wir 3 herausgreifen: Flumazenil, Naloxon und Nalbuphin (Tabelle 2).

Tabelle 2. Klinische Antagonisten und ihre Anwendungsgebiete

Antagonist	Anwendungsgebiet
Flumazenil	Benzodiazepinüberhang, fraglich nach Halothananästhesie
Naloxon	Opiatüberhang
Nalbuphin	Opiatüberhang, Analgesie
Physostigmin	Zentrales anticholinergisches Syndrom, fraglich bei Benzodiazepinüberhang, fraglich nach Halothananästhesie, fraglich nach Ketaminanästhesie

In den letzten Jahren wurden zahlreiche Arbeiten publiziert, die sich mit dem Benzodiazepinantagonisten Flumazenil beschäftigen. Mit seiner Verabreichung am Operationsende kann zwar eine deutliche Besserung der Vigilanz erreicht werden, eine vollkommene Reversion der Benzodiazepinwirkung erscheint vielen Autoren jedoch zweifelhaft. Das größere Problem verbirgt sich aber hinter den unterschiedlichen Halbwertszeiten von Flumazenil und sämtlichen Benzodiazepinen und der damit verbundenen Gefahr einer Resedation. Die Halbwertszeit von Flumazenil liegt bei 1 h, die von Midazolam bei 2,4 h (Tabelle 3). Bei schwerkranken Patienten kann die Halbwertszeit von Midazolam auf bis zu 21 h verlängert sein. Wie aus einer Graphik von Whitwam (Abb. 1) deutlich wird, ist somit ohne konsekutive Gabe von Flumazenil bei diesen Patienten eine Resedierung vorprogrammiert [7]. Ein anderer wichtiger Antagonist, nämlich der Opiatantagonist Naloxon, ist ebenfalls nicht unproblematisch in seiner Handhabung. Abgesehen von seinen potentiellen Nebenwirkungen wie Hypertonie, Herzrhythmusstörungen, Lungenödem und ausgeprägte Schmerzzustände bei inadäquater Dosierung zeichnet er sich mit 1–1,5 h durch eine kürzere Halbwertszeit als Fentanyl aus. Selbst im Zusammenhang mit Alfentanil können Reboundphänomene auftreten. Alfentanil hat eine Halbwertszeit von 90 min, die jedoch in Extremfällen bis 300 min reichen kann (Tabelle 4). Zumindest nach Alfentanilgabe könnte deshalb der partielle Opiatantagonist Nalbuphin, dessen Halbwertszeit bei 3–6 h liegt, die Gefahr eines Rebounds vermindern. Allerdings ist diese Substanz auch nicht unumstritten. Neben ihren sedierenden Eigenschaften und der damit verbundenen Vigilanzminderung sind in einigen Studien naloxonähnliche Nebenwirkungen wie Tachykardie, Hypteronie und Herzrhythmusstörungen beschrieben worden. Nach hochdosierter intraoperativer Fentanylgabe, z. B. im Rahmen eines

Tabelle 3. Halbwertszeiten von Benzodiazepin und Flumazenil

Substanz	Halbwertszeit [h]	Maximale Halbwertszeit [h]
Midazolam	2,4	4–21
Flunitrazepam	10–20	
Diazepam	20–40	Metaboliten bis zu 100 und mehr
Flumazenil	1	

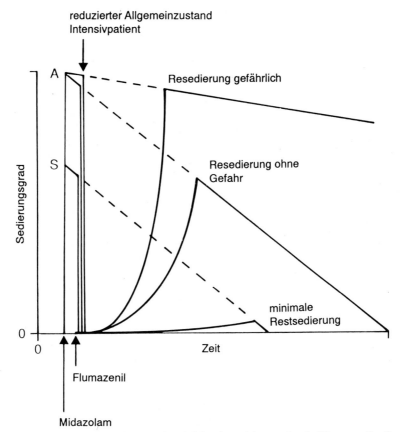

Abb. 1. Darstellung der Antagonisierung der Midazolamwirkung durch Flumazenil. *S* = Sedierung nach Gabe einer entsprechenden Dosis von Midazolam (0,07 mg/kgKG i. v.), *A* = Narkoseeinleitung mit Midazolam (Gabe von 0,2–0,4 mg/kgKG i. v., *durchgezogene Linien* = Sedierungsgrad, *gestrichelte Linien* = Abnahme der Sedierung, wie sie ohne Gabe von Flumazenil zu erwarten wäre. (Nach [7])

Tabelle 4. Halbwertszeiten von Opiaten und deren Antagonisten

Substanz	Halbwertszeit [h]	Maximale Halbwertszeit [h]
Alfentanil	1,5	2,5–6
Fentanyl	3,7	5,2–7,1
Naloxon	1–1,5	
Nalbuphin	3–6	

kardiochirurgischen Eingriffs, wird von einigen Autoren wegen der geringen analgetischen Potenz, den damit vergesellschafteten vegetativen Reaktionen und der Gefahr eines Rebounds der postoperative Einsatz von Nalbuphin ebenfalls kritisch beurteilt [2].

Wie De Grood et al. berichteten, muß bei einer TIVA wegen des Verzichts auf Lachgas mit einem erhöhten intraoperativen Bedarf an Analgetika gerechnet werden [1]. Damit besteht die erhöhte Gefahr, daß postoperativ eine der gefürchtetsten anästhesiebezogenen Komplikationen auftritt, der opiatbedingte Atemstillstand. Dies ist Thema einer Arbeit von Krane et al. aus dem Jahr 1990 [3]. In insgesamt 15 Fällen ließ sich ein unzweifelhafter Zusammenhang zwischen einer intraoperativen Gabe von Alfentanil und einer in der AWE aufgetretenen Apnoe nachweisen. Dabei kam es in einem Fall erst 100 min nach Abstellen der Alfentanilinfusion zum Atemstillstand. Nimmt man diese Arbeit als Grundlage, so wird verständlich, daß selbst differenzierte psychomotorische Tests nur von eingeschränkter Aussagekraft hinsichtlich der Verlegung eines Patienten sind.

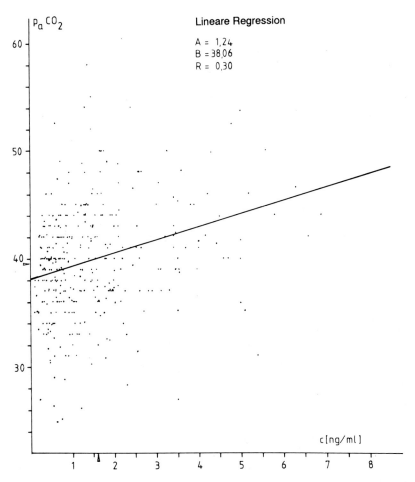

Abb. 2. Korrelation der Fentanylplasmakonzentration zu den aus der gleichen Probe bestimmten p_aCO_2-Werten (lineare Regression nach $y = Ax + B$, R Korrelationskoeffizient, A Regressionskoeffizient, B y-Achsenabschnitt). Nach [4])

Nachdem der Einsatz von Antagonisten keine ausreichende Sicherheit vor respiratorischen Komplikationen bietet, wäre eine denkbare Möglichkeit, über die Bestimmung der Fentanylplasmakonzentration ein Maß für die Gefahr einer klinisch relevanten postoperativen Atemdepression zu erhalten. Wie aus der Abbildung von Lehmann et al. [4] deutlich wird (Abb. 2), besteht jedoch keine verwertbare Korrelation zwischen dem arteriellen pCO_2-Wert und der Fentanylkonzentration im Plasma. Ausgeprägte inter- und intraindividuelle Unterschiede verbieten eine sichere Voraussage einer klinisch bedeutsamen Atemdepression aus Plasmaspiegeln. Es lassen sich nicht einmal Schwellenkonzentrationen für manifeste Atemstörungen nachweisen [4].

Wertung

Die bisher zur Verfügung stehenden Publikationen zum Thema postoperative Überwachung legen den Schluß nahe, daß bei kurzdauernden Eingriffen die TIVA aufgrund der Entwicklung neuerer Medikamente wie Propofol einen gewissen Vorteil gegenüber der Inhalationsanästhesie bietet. Bei längerdauernden Eingriffen ist dieser Vorteil hinsichtlich des postoperativen Verlaufs weniger deutlich, wenn man Anästhesien bei neurochirurgischen Eingriffen außer Betracht läßt.

Erhält die TIVA in Zukunft auch bei langdauernden Eingriffen einen höheren Stellenwert, so werden neue Studien erforderlich werden, um den Einfluß der TIVA auf die postoperative Phase genau zu klären.

Heute läßt sich nur eine Zwischenbilanz ziehen:
– Die Anzahl der benötigten Stellplätze in der AWE wird sich wahrscheinlich nicht erhöhen, es sei denn, es treten gehäuft Fälle auf, in denen eine wiederholte Gabe atemdepressorisch wirkender Substanzen den vermehrten Einsatz von Antagonisten erfordert und damit aus Sicherheitsgründen eine längere Nachbeobachtungszeit in der AWE notwendig wird.
– Eine Ausstattung der Stellplätze mit Pulsoxymetern ist für alle Stellplätze nach einer TIVA obligat.
– Der Personalbedarf wird durch eine Umstellung auf die TIVA keinesfalls geringer, die Anforderungen an die Qualifikation für diese Aufgaben sind identisch und schließen die Kenntnis der jeweiligen spezifischen Komplikationen mit ein.
– Ein vermehrter Einsatz der TIVA wird die problematische Situation vieler Kliniken, in denen die AWE nur in einer Tagschicht betrieben werden kann, nicht entschärfen. Gerade nachts fallen in vermehrtem Umfang Narkosen bei Risikopatienten an, die besonders sensitiv auf die bei der TIVA verwendeten Medikamente reagieren. Speziell diese Patienten bedürfen in der postoperativen Phase einer engmaschigen Überwachung, wie sie nur in der AWE gewährleistet ist. Es stellt sich letztlich sogar die Frage, ob nicht eine permanente ärztliche Anwesenheit in der AWE sichergestellt werden muß.

Literatur

1. De Grood PMRM, Harbers JBM, van Egmond J, Crul JF (1987) Anaesthesia for laparoscopy – A comparison of fice techniques including propofol, etomidate, thiopentone and isoflurane. Anaesthesia 42: 815–823
2. Jaffe RS, Moldenhauer CC, Hug Jr CC, Finlayson DC, Tobia V, Kopel ME (1988) Nalbuphine antagonism of fentanyl-induced ventilatory depression: a randomized trial. Anesthesiology 68: 254–260
3. Krane BD, Kreutz JM, Johnson DL, Mazuzan JE (1990) Alfentanil and delayed respiratory depression: case studies and review. Anesth Analg 70: 557–561
4. Lehmann KA, Freier J, Daub D (1982) Fentanyl-Pharmakokinetik und postoperative Atemdepression. Anaesthesist 31: 111–118
5. Marais ML, Maher MW, Wetchler BV, Kortilla K, Apfelbaum JL (1989) Reduced demands on recovery room resources with propofol (Diprivan) compared to Thiopental-Isoflurane. Anesthesiol Rev 16: 29–40
6. Piotrowski P, Petrow N (1990) Narkoseeinleitung bei Kindern: Propofol im Vergleich zu Thiopental nach der Prämedikation mit Midazolam. Anaesthesist 39: 398–405
7. Whitwam JG (1990) Resedation. Acta Anaesthesiol Scand 34 (Suppl 92): 70–74
8. Wrigley SR, Fairfield JE, Jones RM, Black AE (1991) Induction and recovery characteristics of desflurane in day case patients: a comparison with propofol. Anaesthesia 46: 615–622

Auswahl von Substanzen für die kurzdauernde postoperative Sedierung und Analgesie

W. Kröll

Die steigende Frequenz ausgedehnter elektiv und notfallmäßig durchgeführter operativer Interventionen an z. T geriatrischen und/oder multimorbiden Patienten erfordert für die postoperative Phase grundlegende Überlegungen zur Analgesie und Sedierung. Richtlinien sind auch deshalb erforderlich, weil im Anschluß an chirurgische Eingriffe besonders bei geriatrischen und/oder multimorbiden Patienten häufig eine temporäre kontrollierte Beatmung, zumindest aber eine atemunterstützende Therapie notwendig ist. Postoperative Analgesie- und Sedierungskonzepte müssen aber auch, dies ist eine weitere Facette dieses Problems, für die allgemeine freie Station gangbar und weitgehend gefahrlos anwendbar (Problem der Überwachung und des Ausbildungsstandes des betreuenden Pflegepersonals) sein, da viele der elektiv versorgten chirurgischen Patienten aus Platzmangel nicht – obwohl erforderlich – auf eine postoperative Aufwachstation transferiert werden können.

Indikationen für die postoperative Analgesie und Sedierung

Ein wesentliches Problem in der Betreuung postoperativer Patienten ist der Schmerz. Schmerzen äußern sich während der postoperativen Phase in Abhängigkeit von der Lokalisation und dem Ausmaß des chirurgischen Eingriffs sowie der Art des durchgeführten Anästhesieverfahrens, aber auch in Abhängigkeit von den Copingmechanismen der Patienten, in unterschiedlicher Intensität. Obwohl diese Tatsache hinreichend bekannt ist, geben 31–75% der Patienten trotz analgetischer Therapie postoperativ an, in unterschiedlicher Intensität subjektiv Schmerzen zu verspüren [3, 4]. Diese Tatsache korreliert auch mit einer Problematik, wie sie sehr häufig auf Wachstationen, aber in noch verstärktem Ausmaß auf freien Stationen Raum greift. Aus z. T. unbegründeter Angst vor unerwünschten Nebenwirkungen erhalten die Patienten die analgetische Medikation meist erst nach Abklingen der vorangegangenen Analgetikadosis; ein konstanter Blutspiegel kann somit nur selten erreicht werden, die analgetische Therapie ist insuffizient. Dies steht auch damit im Zusammenhang, daß auf postoperativen Wachstationen und besonders auf allgemeinen freien Stationen die Schmerztherapie entweder von einem Assistenzarzt oder häufiger noch von einer Schwester durchgeführt wird. Der Anästhesist, der eigentlich für diese Therapieanordnungen verantwortlich sein sollte, wird meist aus beruflicher Überlastung oder fehlender Kompetenz auf der entsprechenden chirurgischen Station nach einer Erstverordnung von der weiteren Therapie ausgeschlossen [14, 27, 29].

Eine adäquate analgetische Therapie gewährleistet beim spontanatmenden Patienten die Aufrechterhaltung einer ausreichenden Atemtätigkeit, die Möglichkeit zur Expektoration, die Kooperation des Patienten mit dem Pflegepersonal und die Mobilisation unter entsprechender Mitarbeit des Patienten. Beim beatmeten Patienten bzw. bei Patienten mit entsprechender respiratorischer Atemhilfe ermöglicht eine adäquate Analgesie die Toleranz der endotrachealen Intubation und der Beatmung [11, 18].

Ein weiterer wichtiger Aspekt ist eine ausreichende Sedierung. Sie erscheint aus vielerlei Gründen erforderlich; im Vordergrund stehen dabei sicherlich Umgebungsfaktoren wie sehr laute Umgebungsgeräusche, die künstliche Beleuchtung dieser Räumlichkeiten und die Unmöglichkeit eines geregelten Schlaf-Wach-Verhältnisses. Sedierung kombiniert mit Analgesie ist auch dann erforderlich, wenn häufige Absaugmanöver über den liegenden Tubus durchgeführt werden, da gerade diese Tätigkeit von Patienten als besonders schmerzhaft und unangenehm empfunden wird [18].

Nur in seltenen Fällen (ausgedehnte operative Eingriffe mit intra- und/oder postoperativen Komplikationen) kann innerhalb der ersten 12 postoperativen Stunden eine narkoseähnliche Sedierung sowie eine ausgeprägte Atemdepression erforderlich sein; der Übergang zur Langzeitsedierung ist unter solchen Umständen fließend.

Anforderungen an in Frage kommende Pharmaka

Aus den bisherigen Ausführungen geht klar hervor, daß diese Ziele einer postoperativen Analgesie und Sedierung nicht mit einer Monotherapie erreicht werden können. Es gibt auch für die kurzfristige Analgesie und Sedierung keine Substanz, die alle notwendige Eigenschaften in sich vereinen würde.

Folgende Eigenschaften sollte ein solches Medikament aufweisen:
- Analgesie,
- Sedierung,
- Anxiolyse,
- evtl. Amnesie,
- rascher Wirkungseintritt,
- rasche Erholung,
- hämodynamische Stabilität,
- fehlende Atemdepression.

Durchführung und Medikamente

Grundsätzlich bestehen in Abhängigkeit vom durchgeführten Anästhesieverfahren 2 Möglichkeiten der postoperativen Analgesie und Sedierung: die systemische Applikation der Pharmaka (kontinuierlich mittels Perfusor oder als On-demand-Applikation im Sinne einer patientenkontrollierten Analgesie) und die Weiterführung eines regionalanästhesiologischen Verfahrens. Beide Möglichkeiten bieten sich sowohl für die postoperative Aufwachstation als auch für die allgemeine freie Station an.

Den Anforderungen und Indikationen werden Opioide, Benzodiazepine und Propofol am ehesten gerecht.

Analgetika

Opioide zählen zu jenen Substanzen, die für die postoperative Schmerztherapie am häufigsten entweder als Monosubstanz oder in Kombination vorwiegend mit Benzodiazepinen eingesetzt werden [20]. Im Hinblick auf die Problematik erwünschter und unerwünschter Effekte (Tabelle 1) von Opioiden muß für den Einsatz dieser Pharmaka die Unterscheidung „beatmeter" oder „spontanatmender" Patienten miteinbezogen werden. Bei der analgetischen Therapie beatmeter Patienten spielen die durch Opioide ausgelöste Atemdepression, der sedierende Effekt dieser Pharmaka und die antitussive Wirkung eher eine erwünschte Rolle. Wird die kontrollierte Beatmung oder auch die atemunterstützende Therapie und Intubation nach spätestens 12 h beendet, sind das Sucht- und Abhängigkeitspotential der Opioide von untergeordneter Bedeutung. Unerwünschte Reaktionen, wie eine Muskelrigidität, können evtl. nach Bolusinjektion stark wirkender Opioide bzw. bei älteren Patienten beobachtet werden. Solche unerwünschten Reaktionen können in Ausnahmefällen auch die Applikation von Muskelrelaxanzien erforderlich machen. Kardiovaskuläre Nebenwirkungen treten bei Opioiden seltener auf als bei anderen für die Sedierung verwendeten Pharmaka. Bekannt ist das Auftreten von Bradykardien und konsekutiv der Abfall des mittleren arteriellen Blutdrucks.

Beim beatmeten Patienten können alle bekannten Opioide kontinuierlich mittels Perfusor verabreicht eingesetzt werden. Sufentanil hat sich in einer Dosierung von 0,75–1,4µg/kgKG/h als ideal auch für die kurzfristige Beatmung, in einer Dosierung von 0,25–0,35µg/kgKG/h auch für die Analgesie und Toleranz des endotrachealen Tubus beim intubierten, spontanatmenden Pati-

Tabelle 1. Opioidwirkungen

Erwünschte Wirkungen	Unerwünschte Wirkungen
Analgesie	Toleranz
Anxiolyse	Abhängigkeit
Euphorie	Dysphorie
Sedierung	Übelkeit / Erbrechen
	Vagusstimulation
	(Bradykardie, Hypotension, Bronchokonstriktion, Spasmen der Gallenwege und des Pankreasganges, Harnverhaltung)
	Atemdepression
	Hustendämpfung
	Immunsuppression
	Benzodiazepinabhängigkeit

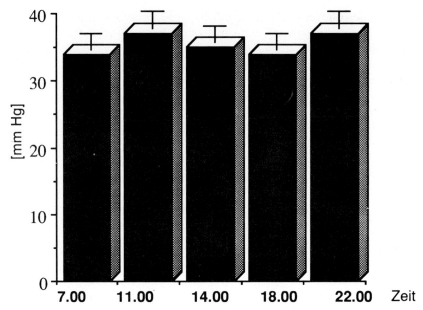

Abb. 1. p_aCO_2-Werte unter Sufentanilmedikation (0,25–0,35 µg/kgKG/h) beim intubierten, spontanatmenden Patienten, Mittelwerte (*Säulen*) und SD (*T*)

enten erwiesen ([19], Abb. 1). In äquipotenter Dosis können mit gleichem Erfolg auch Fentanyl oder Alfentanil eingesetzt werden ([5], Tabelle 2).

Anders stellt sich das Problem beim extubierten, spontanatmenden Patienten dar: bei diesen Patienten hat sich die Auswahl des Opioides nach Wirkungsstärke, Wirkungsdauer und Inzidenz von Nebenwirkungen zu richten. Hinsichtlich der Wirkstärke würden sich Morphin, Fentanyl, Alfentanil und auch Sufentanil anbieten; diese Substanzen zeichnen sich in äquipotenter Dosierung zwar durch eine exzellente analgetische Wirkung aus, dafür jedoch ist auch mit ausgeprägter atemdepressiver Wirkung, z. T. sehr kurzer Wirkungsdauer (Fentanyl, Alfentanil, Sufentanil) zu rechnen. Für den extubierten und spontanatmenden Patienten bietet sich daher eher Piritramid aufgrund seiner geringeren Nebenwirkungsinzidenz sowie seiner relativ langen Wirkdauer an [10, 11].

Als alternative Möglichkeit können für die postoperative Analgesie auch Agonisten/Antagonisten Verwendung finden. Bei diesen Substanzen besteht

Tabelle 2. Äquipotente Opioiddosen

Medikament	Bolus [µg/kgKG]	Infusion [µg/kgKG/h]
Fentanyl	1– 5	6–60
Alfentanil	5–10	15–50
Sufentanil	1	1– 2

neben einem geringen Abhängigkeits- und Suchtpotential im Hinblick auf die atemdepressive Wirkung ein sog. Ceilingeffekt. Es muß jedoch mit Nachdruck darauf hingewiesen werden, daß dieser Ceilingeffekt auch für die analgetische Wirkung zutrifft; d. h. eine Steigerung der Dosis dieser Agonisten/Antagonisten führt nach Überschreiten einer Höchstmenge zu keiner weiteren Steigerung der analgetischen Potenz, jedoch zu einer linearen Zunahme an Nebenwirkungen wie Dysphorie, Übelkeit, Erbrechen, Schwitzen und Unruhe [25]. Neben der schon beschriebenen Technik der Applikation mittels Perfusor und Infusionspumpe beim intubierten und kontrolliert beatmeten Patienten bieten sich für die postoperative Wachstation, aber auch für die Verabreichung auf freien Stationen, neben einer i.v.- und i.m.-Verabreichung die Applikation von Opioiden als sog. patientenkontrollierte Analgesie mittels On-demand-Systemen an. Damit kann vom Patienten bei gegebenem Bedarf eine entsprechend eingestellte Bolusinjektion abgerufen werden. Eine weitere Verabreichungsform, v. a. dann, wenn On-demand-Systeme nicht zur Verfügung stehen, ist die i.m.-Verabreichung dieser Medikamente zu bestimmten und festgelegten Zeitpunkten (neuerdings wird auch die rektale, aber auch die transdermale Applikation von Opioiden empfohlen); damit wird ein Unterschreiten der für die Schmerzfreiheit erforderlichen Minimalkonzentration vermieden und den durch Schmerzen induzierten Reaktionen prophylaktisch begegnet. Streßinduzierte Komplikationen, Wundheilungsstörungen und falsche Dosierung werden vermindert, ein zufriedener, streßfreier Patient, der bereitwillig den Anordnungen des Pflegepersonals Folge leistet, schmerzfrei ausreichend durchatmen und aushusten kann, ist das Ergebnis [11].

Eine wichtige Komponente muß aber in der analgetischen Therapie auch auf allgemeinen, freien Stationen noch Berücksichtigung finden: nämlich das richtige Analgetikum für die richtige Indikation. Das Indikationsgebiet für den Einsatz stark wirkender Analgetika ist der mittlere, schwere und schwerste Schmerz nach traumatischer Läsion, postoperativ, bei Ischämien und als Karzinomschmerz. Liegen hingegen Schmerzsensationen anderer Genese vor, die sich als opioidrefraktäre Schmerzen, solche die nur partiell auf Opioide ansprechen oder opioidnichtrefraktäre Schmerzen, bei denen jedoch Opioide kontraindiziert sind, zeigen, so muß der therapeutische Ansatz anderswo gesucht werden. Als geeignet erweisen sich in solchen Fällen meist peripher angreifende Analgetika wie Acetylsalicylsäure und Metamizol.

Benzodiazepine

Die sedierende, hypnotische, anxiolytische und vegetativ dämpfende Wirkung der Benzodiazepine läßt diese Substanzklasse als geeignete Ergänzung und/oder Monotherapie im Konzept auch einer kurzfristigen Sedierung auf Wachstationen oder allgemeinen freien Stationen erscheinen ([8], Tabelle 3). Definiert man als Sedierung eine kontrollierte Dämpfung der zentralnervösen Bewußtseinslage, welche auch reversibel sein muß, dann erweist sich Midazolam aufgrund seines pharmakokinetischen und -dynamischen Verhaltens gegenüber anderen und älteren Vertretern dieser Substanzklasse unter Berücksichtigung einer

Tabelle 3. Benzodiazepine

Erwünschte Wirkungen	Unerwünschte Wirkungen
Anxiolyse	Variablität der Wirkung
Sedierung	Wirkungsverlängerung, Kumulation
Hypnose	Toleranz
Muskelrelaxation	Abhängigkeit
	Gedächtnis- und Reaktionsstörungen

kurzfristig erforderlichen Sedierung als überlegen. Die im Vergleich relativ kurze Halbwertszeit der Substanz (1–2 h) kann zwar, da dieses Pharmakon hepatal eliminiert wird, bei Patienten mit verminderter Perfusion der Leber signifikant erhöht sein (bis zu 20 h). Dies stellt dennoch in den meisten Fällen kein Problem der Langzeitsedierung dar und kommt bei einer kurzfristig erforderlichen Bewußtseinsdämpfung wahrscheinlich eher zum Tragen. Die rasch eliminierten und nur schwach oder vollkommen unwirksamen Metaboliten begünstigen ebenfalls den Einsatz dieser Substanz in der postoperativen Phase. Zahlreiche Untersuchungen liegen zu dieser Problematik der postoperativen Sedierung mit Midazolam vor und weisen Midazolam als eine Substanz aus, die, meist in Kombination mit Opioiden appliziert, eine ausgezeichnete Sedierung gewährleistet [1, 12, 21, 22, 28, 33]. Für den kurzfristigen Einsatz wird ebenfalls die kontinuierliche Applikation mittels Perfusor empfohlen. Die Verabreichung dieser Substanz gewährleistet zwar auch ohne Antagonisierung des Medikaments eine rasche Erholung. Dennoch besteht die Möglichkeit, die Wirkung dieses Präparats durch einen benzodiazepinspezifischen Antagonisten aufzuheben. Diesbezüglich muß jedoch darauf hingewiesen werden, daß die Applikation von Flumazenil nicht ohne Probleme ist. Die Wirkdauer von Flumazenil ist wesentlich kürzer als die der Benzodiazepine; eine Resedation ist möglich; aufgrund fehlender Kenntnis dieser Tatsache und fehlender Überwachung nach Applikation von Flumazenil wurden auch Todesfälle beobachtet ([2, 30], Tabelle 4).

Die empfohlenen Dosierungen für Midazolam im Rahmen einer kurzzeitigen postoperativen Sedierung liegen bei einer Initialdosis von 0,03–0,3 mg/kgKG sowie einer Erhaltungsdosis von 0,03–0,2 mg/kgKG/h. Zu bedenken ist, daß die Dosis zu verringern ist, wenn sich der Patient mit Hypovolämie, Vasokonstriktion oder Hypothermie präsentiert [18].

Tabelle 4. Pharmakologie von Midazolam und Flumazenil

	Midazolam	Flumazenil
Verteilungshalbwertszeit	25–30 min	≤ min
Eliminationshalbwertszeit	1,5–3 h	0,7–1,3 h
Verteilungsvolumen im Steady state (Vss)	0,7 l/kgKG	0,95 l/kgKG
Totale Clearance	0,35–0,51 l/min	0,5–1,31 l/min
Proteinbindung	96%	50%

An unerwünschten Reaktionen nach Midazolam sind zwar geringgradige Veränderungen der kardiovaskulären Parameter bekannt (Abfall des mittleren arteriellen Blutdrucks, Anstieg der Herzfrequenz); diese sind jedoch bei postoperativen Patienten mit Ausnahme der vorhin erwähnten Kontraindikationen klinisch nicht relevant. Midazolam übt auch einen atemdepressiven Effekt aus; inwieweit dabei die schwach muskelrelaxierende Wirkung des Pharmakons einen direkten Einfluß auf das Atemzentrum maskiert, ist nicht eindeutig geklärt. Soweit bis dato beurteilbar, spielt diese Wirkung im klinischen Alltag ebenfalls keine signifikante Rolle.

Propofol

Die Forderung nach raschem Wirkeintritt und möglichst rascher Erholung nach erfolgter Sedierung wird durch Diisopropylphenol Propofol (Tabelle 5) derzeit am besten erfüllt. Da Propofol jedoch nur eine hypnotische und sedierende Wirkkomponente aufweist, ist sowohl in der Kurzzeit- als auch bei der Langzeitsedierung die Kombination mit einem Analgetikum wünschenswert. Propofol wurde bereits vielfach in dieser Indikation mit Erfolg sowohl als Monotherapie als auch in Kombination mit Morphin, Alfentanil, Fentanyl und Piritramid eingesetzt. Die rasche Erholung nach Verabreichungsstop stellt ein wesentliches Anforderungskriterium an die geeignete Substanz dar; Propofol zeigt eine im Vergleich zu Midazolam auch bei längerfristiger Sedierung sehr rasche Erholung mit der Möglichkeit einer adäquaten Spontanatmung und Extubation [6, 7, 9, 15–17, 24, 31, 34, 35].

Propofol führt sowohl nach Bolusinjektion als auch bei kontinuierlicher Infusionstechnik initial zu signifikanten Veränderungen des mittleren arteriellen Blutdrucks. Herzfrequenz und Herzminutenvolumen hingegen zeigen keine wesentlichen Veränderungen. Diesen unerwünschten Reaktionen, die besonders nach Bolusinjektionen auch kleinerer Loading-Dosen auftreten können, kann durch die kontinuierliche Applikation mit Verzicht auf einen i. v. Loading-Bolus prophylaktisch begegnet werden. Als z. T. wünschenswerter Effekt auch bei kurzfristigem Einsatz ist eine Abnahme des intrakraniellen Drucks zu nennen; diese ist um so ausgeprägter, je höher der Ausgangswert vor Beginn der Propofolapplikation war. Propofol übt unmittelbar nach initaler Applikation einen atemdepressiven Effekt aus. Dieser ist primär durch eine kurzdauernde apnoische Phase charakterisiert, die von einer Abnahme des Atemzugvolumens gefolgt ist. Andererseits ist diese atemdepressive Wirkung in

Tabelle 5. Propofol

Erwünschte Wirkungen	Unerwünschte Wirkungen
Sedierung	Injektionsschmerz
Hypnose	Epileptiforme Anfälle
	Bradykardie, Hypotension
	Temporäre Atemdepression / Apnoe

der postoperativen Phase bei kontrolliert beatmeten Patienten positiv zu bewerten, da dadurch eine Toleranz der endotrachealen Intubation und der Beatmung gewährleistet wird. Gleichzeitig mit der raschen Erholungsperiode ist auch der atemdepressive Effekt beendet, so daß Patienten nach Beendigung der Propofolzufuhr im Vergleich zu anderen sedierenden Maßnahmen sehr rasch extubiert werden können. Auswirkungen auf das Endokrinum (Kortisolsynthese) wurden auch nach längerfristiger Anwendung von Propofol nicht beobachtet. Adaptationen der Dosierung haben bei geriatrischen Patienten, beim chronischen Alkoholiker und bei adipösen Patienten zu erfolgen.

Die Verabreichung von Propofol ist in wechselnder Inzidenz (1,5–23%) auch mit unerwünschten Reaktionen assoziiert. Exzitationen, Flush und Husten manifestieren sich während der Einleitung einer Sedierung mit Propofol, während in der Ausleitungsphase in geringer Häufigkeit Übelkeit und Erbrechen auftreten können. Die Applikation von Propofol kann mit Bradykardien assoziiert sein, ebenso wurde über das Auftreten epileptiformer Bewegungen berichtet. Anaphylaktoide Reaktionen sind äußerst selten, ebenso finden sich Schmerzen an der Injektionsstelle sowie Irritationen der Venenwand mit Ausbildung von Thrombophlebitiden eher selten [8].

Als Dosierung der kontinuierlichen Applikation zur Sedierung wird eine Dosis von 1–4 mg/kgKG/h empfohlen. Das Dosisregime ist dabei je nach erwünschtem Grad der Sedierung zu adaptieren; ebenso erfordern geriatrische, multimorbide Patienten und Kinder eine Dosisanpassung.

Postoperative Sedierung auf der allgemeinen freien Station

Die Sedierung agitierter, unruhiger Patienten auf der allgemeinen freien Station erfordert, meist aus strukturellen und personellen Gegebenheiten, ein z. T. sehr differentes Vorgehen im Vergleich zu einer postoperativen Wachstation. Aufgrund unserer eigenen Erfahrungen bieten sich 2 Substanzen an: Meprobamat und Melperon.

Meprobamat wirkt anxiolytisch, sedierend und hypnotisch. Gleichzeitig besteht auch eine schwach muskelrelaxierende Wirkung. In einer Dosierung von 2- bis 4mal 400 mg i. m. oder 2- bis 4mal 200–400 mg peroral tgl. wird eine ausreichende Sedierungstiefe erzielt. In der angegebenen Dosierung ist auch nicht mit einer Beeinträchtigung hämodynamischer oder respiratorischer Parameter zu rechnen.

Ebenfalls geeignet für die sedierende Behandlung sowohl älterer als auch jüngerer postoperativer Patienten erscheint das Neuroleptikum Melperon. Der schlafanstoßende und sedierende Effekt tritt bereits ohne Auftreten unerwünschter Nebenerscheinungen nach 50–100 mg i. m. ein [18].

Monitoring

Die Überwachung des analgesierten und sedierten postoperativen Patienten muß grundsätzlich in ein Monitoring des beatmeten und des spontanatmenden

Patienten auf der Wachstation unterteilt werden. Lassen wir noch einmal jene Forderungen, die an ein in Frage kommendes Pharmakon gestellt werden, Revue passieren, dann sind für die kurzfristige Analgesie und Sedierung die Überwachung der Schmerzfreiheit, des Sedierungsgrades, der hämodynamischen und respiratorischen Parameter essentiell.

Eine ausreichende Analgesie läßt sich beim beatmeten und sedierten Patienten nur schwer beurteilen; Veränderungen der hämodynamischen Parameter erlauben, soweit sie nicht anders beeinflußt sind, gewisse Schlußfolgerungen. Beim spontanatmenden Patienten hingegen wäre die Verwendung einer visuellen Analogskala eine sicherlich geeignete Möglichkeit der Algesimetrie. Ob dies jedoch bei Applikation nach festen Zeitintervallen oder nach Ondemand-Systemen überhaupt sinnvoll ist, bleibt derzeit offen.

Die Sedierungstiefe läßt sich mit einem der zahlreich verfügbaren Skalen zur Beurteilung des Sedierungsgrades erfassen. Bekannt ist u. a. das Schema nach Ramsay:

Tabelle 6

Grad 1: Patient ist ängstlich, agitiert, unruhig,
Grad 2: Patient ist kooperativ, orientiert, ruhig,
Grad 3: Patient reagiert nur auf Aufforderung,
Grad 4: Patient schläft, reagiert sofort auf leichtes Berühren der Glabella oder Anruf,
Grad 5: Patient schläft, reagiert nur langsam auf Berühren der Glabella oder Anruf,
Grad 6: Patient schläft und zeigt keine Reaktion.

Es existieren jedoch viele Modifikationen dieser Skala, welche alle erfolgreich im Rahmen der Kurz- und Langzeitsedierung eingesetzt werden können.

Hämodynamische Parameter wie Blutdruck und Herzfrequenz lassen nur bedingt Rückschlüsse auf eine adäquate Sedierung und/oder Analgesie zu, werden sie doch durch zahlreiche andere Faktoren (Hypovolämie, Hypothermie, Vasokonstriktion), die in keinem Zusammenhang mit Analgesie und Sedierung stehen, beeinflußt. Hämodynamische Parameter erweisen sich jedoch dann als sinnvoll, wenn es gilt, bei Verwendung kardiodepressiver Pharmaka das geeignete Dosierungsschema zu evaluieren.

Wichtig und aussagekräftig jedoch ist die Beurteilung respiratorischer Parameter mittels der nichtinvasiven Pulsoxymetrie (O_2-Sättigung) und der Kapnographie zur Beurteilung des endexspiratorischen CO_2-Werts. Beide Methoden erlauben, wenn auch mit Einschränkungen, Rückschlüsse auf eine adäquate Beatmung oder spontane Atemtätigkeit. Der endexspiratorische CO_2-Gehalt ist besonders dann als Parameter von Bedeutung, wenn die Sedierung eines intubierten, jedoch spontanatmenden Patienten durchgeführt wird.

Auf allgemeinen freien Stationen hingegen sind Möglichkeiten zur Überwachung analgesierter und sedierter Patienten während der postoperativen Periode meist sehr limitiert. In vielen Fällen bleibt nur der geübte klinische Blick der betreuenden Schwester, unterstützt durch die intermittierende Durchführung arterieller oder kapillärer Blutgasanalysen.

Tabelle 7. Systemische Analgesie vs. peridurale Opioidgabe

Systemische Analgesie	Regionale Opioidapplikation
Systemische Wirkung	Regional lokalisierte Wirkung
Atemdepression	Sympathikusblockade
(Falsche Indikation?)	Invasive Methode
	Atemdepression / Exitus möglich
	(Falsche Indikation?)

Regionalanästhesiologische Verfahren in der postoperativen Phase

Als Alternative zur i.v.-Analgesie und Sedierung bietet sich die Verabreichung einer periduralen Analgesie auch für die postoperative Phase an (Tabelle 7). Dies um so mehr, wenn die Anästhesie bereits in einem regionalanästhesiologischen Verfahren durchgeführt wurde. Die Vorteile einer periduralen Applikation von Opioiden liegen in der langen Wirkungsdauer, der regional begrenzten Wirkung, der geringen Inzidenz an Nebenwirkungen und der vergleichsweise niedrigen Dosierung [13, 23, 26]. Dabei erweisen sich die hohe Rezeptoraffinität der Opioide, ihre hohe Fettlöslichkeit und die lange Rezeptorbindung mit einer konsekutiv sehr langen Wirkdauer als Vorteile der verwendeten Substanzen. So wird die mittlere Dosis für Morphin epidural mit 2–5 mg/70 kgKG, für Sufentanil mit 0,01–0,05 mg/70 kgKG und für Fentanyl mit 0,1–0,35 mg/70 kgKG angegeben. Die gleichzeitige Applikation von niederprozentigen Lokalanästhetika trägt zu einer besseren Analgesie, bezogen auf unterschiedliche Schmerzcharaktere, bei.

Die peridurale Opioidgabe ist eine invasive Methode und keineswegs frei von Gefahren und Komplikationen. Über Atemdepression bis hin zum Exitus wurde berichtet [13]. Daher ist für diese Analgesietechnik eine strenge Indikationsstellung sowie eine sorgfältige Überwachung dieser Patienten postoperativ zu fordern. Bei richtigem Einsatz dieser Methode – ausgedehnte Thorax- und Oberbauchoperationen, Gefäßoperationen, hüftnahe Operationen, Extremitätenamputationen und operative Interventionen am Pankreas – kann diese Methode in der postoperativen Phase sicherlich hinsichtlich postoperativer Atemfunktion, Mobilisierbarkeit, Beatmungsdauer, Morbidität und Mortalität Vorteile gegenüber konventionellen i. v. Therapieregimen bringen. Betont werden muß auch, daß die möglichen Vorteile dieses Verfahrens nur dann richtig ins Licht gerückt werden können, wenn der Patient über diese Möglichkeit präoperativ ausreichend aufgeklärt und zur entsprechenden Mitarbeit angehalten wurde.

Abschließende Forderungen

Das Wissen um die Insuffizienz postoperativer analgetischer und sedierender Medikationskonzepte stellt abschließend 2 Forderungen zur Diskussion: einerseits sollten Krankenhausträger dazu angehalten werden, Aufwachstationen zu schaffen, in denen schließlich jeder Patient postoperativ adäquat hinsichtlich Analgesie behandelt werden könnte. Als alternative und/oder additive Möglichkeit können sog. „acute pain services" gesehen werden; hier obliegt es dem Anästhesisten, die Analgesie in ihrem gesamten Umfang auch auf der freien Station zur Zufriedenheit der Patienten durchzuführen [27, 33].

Literatur

1. Behne M, Asskali F, Steuer A, Förster H (1987) Midazolam-Dauerinfusion zur Sedierung von Beatmungspatienten. Anaesthesist 36: 228–232
2. Birch BRP, Miller RA (1990) Death after flumazenil. Br Med J 300: 467–468
3. Bonica JJ (1983) Pain research and therapy: achievements of the past and challenges of the future. In: Bonica JJ, Lindblom U, Iggo A (eds) Advances in pain research and therapy, Raven, New York, pp 1–36
4. Cohen FL (1980) Postsurgical pain relief. Patients status and nurses' medication. Pain 9: 265–274
5. Cohen AT (1987) Experience with alfentanil infusion as an intensive care analgesic. Eur J Anaesthesiol 1: 63–66
6. Du Gres B, Flamens C (1990) A comparison of propofol and midazolam for postoperative sedation after cardiac surgery. J Cardiothoracic Anesth 4: S3: 101
7. Farling PA, Johnston JR, Coppel DL (1989) Propofol sedation compared with morphine and midazolam bolus doses for sedation of patients with severe head injuries in the intensive care unit. J Drug Dev 2: S97–98
8. Fitzal S (1990) Benzodiazepine zur Langzeitsedierung. In: List WF, Kröll W (Hrsg) Langzeitsedierung in der Aufwach- und Intensivstation Maudrich, Wien, S85–90
9. Francois G, Guidon-Attali C, Dumont JC, Alazia M (1989) Twenty four hour postoperative sedation with propofol and morphine bolus doses. J Drug Dev 2: 43–44
10. Freye E (1991) Opioide in der Medizin. Wirkung und Einsatzgebiete zentraler Analgetika. Springer, Berlin
11. Freye E (1991) Die postoperative Schmerzbehandlung. Anaesthesiol Reanimat 16: H6 379–392
12. Geller E, Halpern P, Leykin Y, Rudick V, Sorkine P (1986) Midazolam infusion and benzodiazepine antagonist for sedation in ICU – a preliminary report. Anesthesiology 65: A65
13. Gourlay GK (1990) Spinal versus systemic application of opioids. Schmerz (Pain) 11: 38–42
14. Hallenberg B, Bergborn-Engberg I, Haljamae H (1990) Patient's experiences of postoperative respirator treatment – influence of anesthetic and pain treatment regimes. Acta Anaesthesiol Scand 34: 557–562
15. Harris CE, Grounds RM, Murray AM, Lumley J, Royston D, Morgan M (1990) Propofol for long term sedation in the intensive care unit. Anaesthesia 45: 366–372
16. Heinrichs W, Tzanowa I, Dick W (1989) Sedation with propofol during postoperative artifical ventilation. J Drug Dev Suppl 2: 53–54
17. Idvall J, Nilsson F, Pearson P (1989) Propofol infusion for sedation during postoperative ventialtion. J Drug Dev Suppl 2: 127–128
18. Kröll W (1992) Analgosedierung in der Intensivmedizin. In: List WF, Osswald PM (Hrsg) Intensivmedizinische Praxis. Springer, Berlin Heidelberg New York, S281–299
19. Kröll W, List WF (1990) Erfahrungen mit Sufentanil in der Langzeitsedierung des Intensivpatienten. In: List WF, Kröll W (Hrsg): Langzeitsedierung in der Aufwach- und Intensivstation. Maudrich, Wien, S125–132
20. Lehmann KA (1988) Analgosedierung mit Opioiden. In: Schulte am Esch J, Benzer H (Hrsg) Analgosedierung des Intensivpatienten, Springer, Berlin, S14–34
21. Maitre PO (1990) Postoperative sedation with midazolam in heart surgery patients: pharmacocinetic considerations. Acta Anaesthesiol Scand 34: 103–106

22. Mathews H, Carson I, Collier P, Dundee J (1987) Midazolam sedation following open heart surgery. Br J Anaesth 59: 934
23. Morgan M (1989) The rational use of intrathecal and extradural opioids. Br J Anaesth 63: 165–188
24. Morgan M (1989) Post cardiac surgery sedation. J Drug Dev Suppl 2: 119–124
25. Rosow C (1989) Agonist-anatgonist opioids: Theory and clinical practice. Can J Anaesth 36: S5–S8
26. Seeling W, Bruckmoser KP, Hufner C, Kneitinger E, Rigg C, Rockemann M (1990) Keine Verminderung postoperativer Komplikationen durch Katheterepiduralanalgesie nach großen abdominellen Eingriffen. Anaesthesist 39: 33–40
27. Smith G (1991) Pain after surgery (editorial) Br J Anaesth 67: 233–234
28. Snellen F, Lauers P, Demeyere R, Byttebier G, Van Aken H (1990) The use of midazolam versus propofol following coronary artery bypass grafting. Intens Care Med 16: 312–316
29. Suwatakul K, Weis OF, Alloza JL, Kelvie W, Weintrub K, Lasagna L (1983) Analysis of narcotic analgesic usage in the treatment of postoperative pain. JAMA 250: 926–929
30. Taylor JW, Simon KG (1990) Possible intramuscular midazolam associated cardiorespiratory arrest and death. DICP Ann Pharmacother 24/7: 695–697
31. Tzanowa I, Heinrichs W, Dick W (1990) Propofol zur Sedierung während postoperativer Beatmung. Vergleichende Untersuchung mit lytischer Mischung. In: List WF, Kröll W (Hrsg) Langzeitsedierung in der Aufwach- und Intensivstation Maudrich, Wien, S139–145
32. Wheathley RG, Madej TH, Jackson IJB, Hunter D (1991) The first year's experience of an acute pain service. Br J Anaesth 67: 353–359
33. Westphal L, Cheng E, White P, Sladen R, Rosenthal M, Sung M (1987) Use of midazolam for sedation following cardiac surgery. Anesthesiology 57: 279–284
34. Wolfs C (1989) Propofol combined with peridural analgesia for sedation in postabdominal surgery patients. J Drug Dev 2: S49–51
35. Zwart C (1989) Postoperative sedation with propofol after major abdominal surgery. J Drug Dev 2: 81–82

Auswahl der Substanzen für die langfristige Sedierung und Analgesie

A. Zollinger

Im Vorwort des Buches *Analgosedierung des Intensivpatienten*, welches Referate und Diskussionsbeiträge anläßlich des Zentraleuropäischen Anästhesiekongresses (ZAK) 1987 in München zusammenfaßt, kommen die Herausgeber zum Schluß, daß „die Langzeitbehandlung des beatmungspflichtigen Intensivpatienten mit sedierenden und analgesierenden Maßnahmen ein Problem ist, für dessen Lösung die derzeitigen Kenntnisse ... nicht ausreichen", und „daß es ein ideales Medikationsregime zur Sedierung beatmungspflichtiger Patienten derzeit noch nicht gibt" [34].

Diese Beurteilung gilt bis heute unverändert: weiterhin fehlen klare Konzepte zur Analgosedierung von Intensivpatienten, und es existieren kaum wissenschaftliche Untersuchungen zu diesem Thema, welche den sonst üblichen Qualitätsansprüchen genügen könnten. Die Beeinflussung der Homöostase des Intensivpatienten und der Pharmakokinetik bzw. Pharmakodynamik von Medikamenten durch unzählige im einzelnen in ihrer Bedeutung nicht quantifizierbare Parameter macht eine exakte klinische Forschung sehr schwierig. Vergleiche werden zudem durch lokale, regionale oder gar kontinentale Usanzen mit der Bevorzugung einzelner Substanzen oder Therapieschemen erschwert. Eine bedeutende Rolle kommt dabei auch den von Land zu Land unterschiedlichen gesetzlichen Gegebenheiten bei der Zulassung neuer Substanzen zu.

Trotzdem wird eine wachsende Vielzahl von Medikamenten – neue Substanzen neben schon dagewesenen – zur Analgosedierung empfohlen. Obwohl die Gefahr besteht, muß dies nicht zwangsläufig zur Polypragmasie führen: vielmehr kann darin die Chance liegen, auch die Analgosedierung angepaßt an die Bedürfnisse des Patienten und die pathophysiologischen Gegebenheiten differenziert zu verordnen. Sedierung und Analgesie würden damit den Schritt vom Schema zur Behandlung schaffen und bekämen – angesichts ihrer Bedeutung für den Krankheitsverlauf jedes kritisch kranken Patienten – den Stellenwert, der ihnen zusteht. Primäre Voraussetzung dazu ist die Kenntnis der spezifischen Probleme und Nebenwirkungen, die sich mit dem Einsatz der einzelnen Substanzen ergeben können.

Daß die Verfahren der Regionalanästhesie, der patientenkontrollierten Analgesie (PCA) und eine Vielzahl nichtpharmakologischer Maßnahmen fester Bestandteil jedes Analgosedierungskonzeptes sein müssen, ist selbstverständlich und sei hier nur am Rande erwähnt.

Indikationsstellung zur Analgosedierung: Kardinalfragen

Vor Indikationsstellung und Auswahl der Substanzen zur langfristigen Sedierung und Analgesie müssen die folgenden 3 Kardinalfragen beantwortet werden:

Frage 1:
Wird die Behandlung den (subjektiven) Bedürfnissen des Patienten gerecht?

Für den Patienten stehen Schmerzfreiheit, Anxiolyse und genügend Schlaf im Vordergrund, wobei das subjektive Empfinden interindividuell sehr unterschiedlich sein kann.

Frage 2:
Wird die Behandlung den spezifischen pathophysiologischen Besonderheiten des Patienten gerecht?

Insbesondere dürfen diagnostische und therapeutische Maßnahmen nicht durch sympathikoadrenerge Stimulation zu einer kardiozirkulatorischen, pulmonalen oder zerebralen Verschlechterung führen. Vorliegende Organfunktionsstörungen sollten nicht negativ beeinflußt werden. Der Sedierung als eigentlicher therapeutischer Maßnahme, z. B. beim Schädel-Hirn-Trauma oder beim Tetanus, kommt besondere Bedeutung zu.

Frage 3:
Können und wollen allfällige Nachteile und Nebenwirkungen der Behandlung in Kauf genommen werden?

Mögliche Nebenwirkungen von Medikamenten zur Langzeitanalgosedierung können sein:

- verzögertes Erwachen,
- Atemdepression, Ateminsuffizienz,
- Gewöhnung, Entzugssymptome, Unruhe, Delirium,
- Immunosuppression,
- Ileus, Cholestase,
- Hyper-/Hypotension, Tachy-/Bradykardie,
- negative Inotropie, periphere Vasodilatation.

Wichtigster Faktor bei der Auswahl der Medikamente zur Langzeitanalgosedierung kritisch kranker Patienten ist das Spektrum ihrer Nachteile und Nebenwirkungen, welche im ganzen Verlauf der Anwendung dieser Substanzen dem Therapienutzen gegenüberzustellen sind. Unerwünschte Wirkungen sind bezüglich Art und Schweregrad für die einzelnen Substanzen unterschiedlich, jedoch immer vorhanden.

Gängige Analgosedierungsregimes

Es gibt wenige Veröffentlichungen darüber, wie die Analgosedierung auf den verschiedenen Intensivstationen in praxi tatsächlich gehandhabt wird. Es fällt daher oft schwer, Studien über den Einsatz des einen oder des anderen Medikaments in dieser oder jener Form bezüglich praktischer Relevanz einzuordnen. Routine und heute gültiger Standard sollten jedoch klar definiert und von klinisch-experimentellen Arbeiten unterschieden werden.

Ein kurzer Bericht [5] dokumentiert die gebräuchlichen Sedierungsregimes auf 189 englischen Intensivstationen im Jahr 1987 (Tabelle 1) und vergleicht das definierte Sedierungsziel (69% fordern „Patienten schlafend, aber gut weckbar", Muskelrelaxation bei 16% der Stationen) mit der Zielvorstellung von 1981 (67% forderten damals „tief schlafende Patienten", 91% der Stationen verwendeten Muskelrelaxanzien). Eine kürzlich vorgestellte Arbeit aus der Schweiz [35] befragte im Jahr 1988 69 Intensivstationen, wovon 63 die geforderten Informationen zur Verfügung stellten (Tabelle 2). Als Sedierungsziel wird in 77% ein „möglichst wacher und kooperativer Patient" angegeben, kombiniert mit der Forderung „mehr Spontanatmung, weniger Sedation". Opiate und/oder Benzodiazepine werden in beiden Berichten wie auch in einer weiteren Arbeit aus England [39] favorisiert.

Tabelle 1. Gängige Analgosedierungsregimes: Englische Intensivstationen 1987. Befragt wurden 357 Stationen, die Rücklaufquote betrug 52%. (Nach [5])

	Intensivstationen [%]		
Opiat allein	37, davon	Papaveretum	(33%)
		Phenoperidin	(27%)
		Morphin	(20%)
		Fentanyl	(9%)
		Diamorphin	(5%)
Opiat + Benzodiazepin	60		
Opiat + anderes Sedativum	1		
Andere	2		

Tabelle 2. Gängige Analgosedierungsregimes: Schweizer Intensivstationen 1988. Die Zahlen repräsentieren die Prozentzahl derjenigen Stationen, welche das jeweilige Behandlungsregime bei mehr als 90% ihrer Patienten einsetzten. Befragt wurden 69 Stationen, die Rücklaufquote betrug 91% (Nach [35])

	Intensivstationen bei mehr als 90% der Patienten [%]
Benzodiazepin oder Opiat	94
Opiat	80
Benzodiazepin (meist Midazolam)	63
Benzodiazepin + Opiat	51
(Neuroleptika: 45% der Intensivstationen, meist bei weniger als 20% der Patienten)	

Tabelle 3. Einteilung der Analgosedierung in „etablierte" und „alternative" Regimes. Propofol findet gegenwärtig eine rasche Verbreitung und wird vielerorts bereits als etablierte Behandlungsform angesehen

„Etablierte" Behandlung		„Alternative" Behandlung	
Opiate	Morphium	Barbiturate	Methohexital
	Fentanyl		
	Alfentanil	Neuroleptika	Droperidol
	Pethidin		Haloperidol
	Piritramid		Levomepromazin
	Papaveretum		
	Buprenorphin	Ketamin	
Benzodiazepine	Diazepam	Propofol	
	Flunitrazepam		
	Midazolam	Clomethiazol	
(Barbiturate: zur ICP-Behandlung)		α_2-Agonisten	Clonidin

Obwohl diese Untersuchungen nicht ganz neu sind und vor der breiteren Einführung von Propofol zur Langzeitsedierung zustande gekommen sind, kann doch darauf abgestützt eine Einteilung in etablierte und alternative Behandlungsformen vorgenommen werden (Tabelle 3).

Analgetika

Der Analgesie kommt die größte Bedeutung zu, wie eine Vielzahl entsprechender Untersuchungen über die subjektiven Erlebnisse von Intensivpatienten und über die pathophysiologischen Auswirkungen von Schmerzen auf den Krankheitsverlauf, insbesondere auf Atmung, Hämodynamik und den O_2-Verbrauch, belegen [9, 13, 17, 20].

Eine Untersuchung einer Arbeitsgruppe aus San Francisco unterstreicht die traurige Tatsache, daß noch immer Patienten auf der Intensivstation unter z. T. starken Schmerzen leiden: 23 von 24 Patienten erinnerten sich deutlich an ihren Aufenthalt auf der Intensivstation, und 17 Patienten (71%) erinnerten sich an Schmerzen. Für immerhin 4 der Patienten (18%) war der Schmerz gar das dominierende negative Erlebnis [30].

Als Analgetika werden überwiegend gut steuerbare, stark wirksame Opiatagonisten eingesetzt. Allen Opiaten gemeinsam, aber unterschiedlich ausgeprägt beim Einsatz zur Langzeitanalgesie, ist das Problem der Kumulation bzw. der verlängerten Elimination einerseits und der Toleranzentwicklung, u. a. des Ceilingeffektes, andererseits. Opiate mit einer geringen Gefahr der Kumulation kommen bevorzugt zur Anwendung.

In unseren Breitengraden werden v. a. Morphium, Fentanyl und Alfentanil eingesetzt. Papaveretum, fast ausschließlich in England im Gebrauch, hat keine klaren Vorteile. Pethidin ebenso wie Piritramid werden wegen ihres ungünstigen Wirkungs-Nebenwirkungs-Verhältnisses (relativ schwach wirksam, Kumulationsgefahr) heute seltener gebraucht.

Die partiellen Agonisten/Antagonisten sind für die Langzeitanwendung auf der Intensivstation nur in Ausnahmefällen von Vorteil. So ist als Beispiel die Elimination von Buprenorphin, welches hepatisch metabolisiert wird, weitgehend unabhängig von der Nierenfunktion: nach durchschnittlich 30stündiger Infusion bei normaler und reduzierter Nierenfunktion konnten Hand et al. identische Plasmaspiegel und eine unveränderte Clearance nachweisen. Die Metaboliten waren zwar erhöht, jedoch war dies wegen der geringen Wirksamkeit und der schlechten Rezeptoraffinität klinisch nicht relevant [14].

Morphium wird vielfach aufgrund der stark sedierenden Effekte positiv beurteilt (und beispielsweise in England häufig eingesetzt) [5, 39]. Die Verabreichung erfolgt meist bolusweise, obwohl nachgewiesenermaßen eine bessere Analgesie mit weniger unmittelbaren Nebenwirkungen bei kontinuierlicher Applikation erwartet werden kann [33]. Gegen die kontinuierliche Applikation sprechen hingegen die erhebliche Kumulationsgefahr und die langwirkenden aktiven Metaboliten (Morphium-6-Glucuronide). Dies gilt besonders bei Niereninsuffizienz und verminderter Leberperfusion [26]. Zudem sind die Histaminfreisetzung mit konsekutiver Kreislaufinsuffizienz und die ausgeprägten negativen Auswirkungen auf die Darmmotilität und den Tonus des Sphincter oddi negativ zu erwähnen. Dies alles läßt die Substanz heute für die Intensivpatienten wenig geeignet erscheinen [23].

Fentanyl hat im Vergleich zu Morphium die für den Einsatz bei beatmeten Patienten positiven Eigenschaften, sehr stark analgetisch, antitussiv und atemdepressiv wirksam zu sein. Die Eliminationshalbwertszeit ist mit 220 min zwar recht kurz, die Pharmakokinetik kann sich aber unter Langzeitapplikation bei kritisch kranken Patienten stark verändern: nach mindestens 72stündiger Zufuhr von 0,5 mg Fentanyl/h fanden Alazia et al. eine Eliminationshalbwertszeit von 25 ± 16 h (minimal 10, maximal 56 h) und große individuelle Schwankungen auch für das totale Verteilungsvolumen, die totale Clearance und die Steady-state-Plasmakonzentration [3].

Unter diesen Umständen kann also gerade bei Patienten mit Multiorganversagen auch bei Fentanyl eine Kumulation nicht ausgeschlossen werden.

Trotz einer kurzen Eliminationshalbwertszeit von nur etwa 10 min zeigt *Alfentanil* unter intensivmedizinischen Bedingungen eine nicht genau vorhersehbare Pharmakokinetik und starke Schwankungen der Erholungszeit sowie der meßbaren Clearance und Eliminationshalbwertszeit (48–298 min) [41]. Vor allem bei Leberzirrhose muß mit einer stark verzögerten Elimination gerechnet werden.

Beide, Fentanyl wie Alfentanil, haben sich grundsätzlich für die kontinuierliche Applikation mittels Perfusor auf der Intensivstation bewährt, zeigen wenig unerwünschte Wirkungen und werden entsprechend häufig eingesetzt. Die Dosierung erfolgt stets bedarfsadaptiert.

Erste Arbeiten über die Anwendung von *Sufentanil* zur Langzeitanalgesie sind vielversprechend [19], eine endgültige Beurteilung oder gar eine Empfehlung für den Routinegebrauch ist aber derzeit verfrüht.

Benzodiazepine

Wie die Opiate haben auch die Benzodiazepine den Vorteil der Rezeptorbindung. Die notwendigen Substanzmengen sind entsprechend eher klein, die toxischen Nebenwirkungen selten und die Gefahr von Interaktionen gering. Zudem steht mit Flumazenil ein Benzodiazepinantagonist zur Verfügung, der in Verbindung mit kurzwirksamen Agonisten die „balancierte Sedation" des Intensivpatienten möglich erscheinen läßt [31]. Die günstigen pharmakologischen Eigenschaften insgesamt erklären die allgemein große Verbreitung der Substanzgruppe und speziell deren breite Anwendung zur Langzeitsedierung.

Geeignet zur langdauernden Sedierung sind Benzodiazepine mit vorwiegend anxiolytischen, sedierenden und hypnotischen Eigenschaften (Tabelle 4). Eine anterograde Amnesie ist wünschenswert. Die Substanzen müssen i. v. applizierbar und möglichst wasserlöslich sein.

Die 4 genannten Medikamente (Tabelle 4) weisen sehr unterschiedliche pharmakokinetische Eigenschaften auf.

Neben der Eiweißbindung, welche sehr unterschiedlich ist, spielen die Rezeptorbindung, aber auch die Liquorgängigkeit eine große Rolle. Vor allem aber der Metabolismus der Benzodiazepine und hier Art und Halbwertszeit allfälliger aktiver Metaboliten sind entscheidend für die Wirkung, v. a. für die Wirkdauer, der Benzodiazepine. Entsprechend eignen sich dann die Substanzen eher für eine kontinuierliche Zufuhr mittels Perfusor, für eine repetitive Applikation in Bolusform, oder überhaupt nicht zur Langzeitanwendung.

So ist für die protahierte Wirkung von *Diazepam* neben seiner eigenen v. a. die noch wesentlich längere Halbwertszeit des aktiven Metaboliten Desmethyldiazepam verantwortlich. Entsprechend hoch ist die Gefahr einer Kumulation bei repetitiver Zufuhr. Diazepam gilt deshalb heute als ungeeignet für die Langzeitanwendung [28].

Flunitrazepam, mit einer ähnlichen Halbwertszeit wie Diazepam, wird in einem 1. Schritt umverteilt in ein 3. Kompartiment, wodurch ein Abfall der Plasmakonzentration und ein rasches Nachlassen der Wirkung eintritt. Bei kontinuierlicher Zufuhr mit gleichbleibend hoher Dosis droht deshalb die Gefahr einer Kumulation und einer nachhaltigen Wirkungsverlängerung nach Sistieren der Medikamentengabe durch Rückdiffusion von Flunitrazepam aus

Tabelle 4. Benzodiazepine zur Langzeitsedierung: pharmakokinetische Kenndaten und Applikationsform. (Modifiziert nach [16])

	Halbwertszeit [h]	Eiweißbindung (f_u) [%]	Rezeptorbindung (K_i) [nmolar]	Bolus	Infusion
Diazepam	20–50	2	8,1	x	
Flunitrazepam	20–30	20	2,8	x	(x)
Lormetazepam	10	15	2,5	(x)	x
Midazolam	1–2	5	4,8		x

diesem Kompartiment. Den Metaboliten kommt hier eine geringere Bedeutung zu. Als wichtige Nebenwirkung sind Blutdruckabfälle v. a. nach Bolusinjektionen möglich.

Lormetazepam wird bisher kaum zur Langzeitsedierung eingesetzt, obwohl sich die Substanz aufgrund der pharmakokinetischen Daten dazu eignen sollte.

Midazolam wartet auf dem Papier mit bestechenden pharmakokinetischen Daten auf. Der Metabolit α-Hydroxymidazolam ist zwar wirksam, liegt jedoch nur in sehr geringen Konzentrationen in unkonjugierter Form vor und ist so kurzlebig, daß er in der Praxis keine Rolle spielen sollte. Die kontinuierliche Zufuhr ist vorzuziehen, da Bolusinjektionen zu starken Schwankungen des Plasmaspiegels führen. Die Dosierung hat auch hier bedarfsadaptiert zu erfolgen.

Midazolam wird erfolgreich zur Langzeitsedierung von Kindern eingesetzt, wobei v. a. die gute Steuerbarkeit geschätzt wird und die Nebenwirkungen minimal sind [32].

Nicht immer in Übereinstimmung mit den theoretischen pharmakologischen Überlegungen hat die tägliche Praxis der Langzeitanwendung von Benzodiazepinen eine ganze Reihe spezifischer Probleme dieser Substanzgruppe aufgezeigt [18]:
- *Toleranzentwicklung:* Bei kurzzeitiger Sedierung, bis zu einigen Tagen, ergeben sich diesbezüglich keine Probleme. Bei eigentlicher Langzeitanwendung (Midazolam) jedoch ist eine Gewöhnung mit konsekutiv notwendiger massiver Dosissteigerung möglich. Ursächlich dürften der Ceilingeffekt und Änderungen der Rezeptoransprechbarkeit eine Rolle spielen.
- *Plasmaspiegel-Wirkungs-Beziehung:* Es besteht eine große interindividuelle Streuung im Dosisbedarf [27], und in vielen Fällen fehlt eine klare Plasmaspiegel-Wirkungs-Beziehung.
- *Veränderte Pharmakokinetik:* Die Pharmakokinetik kann im Alter und bei Schwerstkranken verändert sein. Für Midazolam wurde bei Patienten mit Nieren- bzw. Leberinsuffizienz, wahrscheinlich als Folge einer qualitativ veränderten Eiweißbindung, eine Erhöhung der freien Medikamentenfraktion im Serum gemessen. Das Verteilungsvolumen war in beiden Fällen erhöht. Die Eliminationshalbwertszeit blieb bei Niereninsuffizienz unverändert [38], war jedoch bei Leberinsuffizienz durch eine um bis zu 50% erniedrigte Clearance deutlich verlängert [24, 36]. Ebenso wie Patienten mit Leberzirrhose zeigen auch schockierte Patienten mit verminderter Leberperfusion eine Wirkungsverlängerung von Midazolam infolge des verzögerten Abbaus: es sind Halbwertszeiten bis über 20 h beschrieben [27].

Obwohl die Benzodiazepine in der breiten Anwendung wenig Schwierigkeiten bereiten, sind die ungelösten Probleme mit nachteiligen Folgen für die Patienten in einzelnen Fällen Grund genug, um nach Alternativen zu suchen.

Methohexital

Es gibt auch aus jüngerer Zeit Berichte über den Einsatz des Oxybarbiturats Methohexital zur Langzeitsedierung von Intensivpatienten [6, 21, 22]. Vorteile können sich v. a. bei der Behandlung neurochirurgischer und neurotraumatologischer Patienten durch den positiven Effekt auf den intrakraniellen Druck ergeben. Fehlende Kumulation, rasches Erwachen und gute Kreislaufstabilität werden als weitere Vorzüge genannt [6, 22]. Die potentiellen Nachteile, v. a. die allergischen Reaktionen und die Gefahr der Immunsuppression, lassen jedoch weitere Untersuchungen vor einem allfälligen breiteren Einsatz unabdingbar erscheinen.

Droperidol

Für die einen bringt es eine ganze Reihe klarer Vorteile bei gleichzeitig wenig unerwünschten Wirkungen und soll deshalb routinemäßig eingesetzt werden [8, 11]: keine Kumulation, Verstärkung der Opiatanalgesie, verminderter Druck in den Gallenwegen, die gute Kreislaufstabilität, antiemetische, antipsychotische, antihistaminische und antiarrhythmische Eigenschaften werden genannt. Andere führen die Neuroleptika in Übersichtsarbeiten nicht einmal auf [29] oder beschränken deren Einsatz auf Patienten mit psychotischen Zustandsbildern [18]. Aufgrund der günstigen toxikologischen Eigenschaften verdient Droperidol wohl seinen Platz in der Reihe der Substanzen zur langdauernden Sedierung.

Ketamin

Ketamin wird in der Regel mit Flunitrazepam oder Midazolam kombiniert eingesetzt. Sein Hauptvorteil ist neben den hervorragenden analgetischen Eigenschaften ohne relevante Atemdepression sicher der kreislaufstimulierende Effekt, günstig v. a. bei katecholaminbedürftigen Intensivpatienten [2]. Zudem werden die im Vergleich zu Opiaten verbesserte Darmmotilität und die verbesserte Vigilanz nach Sisitieren der Zufuhr genannt [1, 10, 40]. Die bestehenden Kontraindikationen, insbesondere für den Einsatz bei Patienten mit kardiovaskulären Erkrankungen, und die möglichen psychotisch-halluzinatorischen Phänomene verlangen jedoch einen gezielten Einsatz. Erfahrungen mit der Langzeitanwendung von S(+)-Ketamin fehlen bislang.

Propofol

Trotz der erst kurz zurückliegenden Einführung ist Propofol eine recht gut untersuchte und dokumentierte Substanz. Sie tritt direkt in Konkurrenz mit Midazolam auch und gerade im Bereich der Langzeitsedierung auf der

Intensivstation. Aufgrund der pharmakokinetischen Daten und der Erfahrungen aus dem Einsatz im Operationssaal sind theoretisch folgende Vorteile gegenüber den Benzodiazepinen zu erwarten:
- keine Kumulation, keine aktiven Metaboliten,
- rasches Erwachen mit klarem Bewußtsein,
- gute Steuerung der gewünschten Sedationstiefe,
- keine Probleme mit der Rezeptorbindung (Toleranzentwicklung, Ceilingeffekt, Entzugssymptome).

Tatsächlich berichten alle uns bislang bekannten Untersuchungen über ein rasches Erwachen der Patienten nach Sistieren der Substanzzufuhr und über eine gute Steuerbarkeit der Sedationstiefe. Die Steroidsynthese wird nicht beeinflußt. Die Eliminationshalbwertszeiten bei Intensivpatienten scheinen aber auch für Propofol verlängert zu sein und die Plasmakonzentrationen, v. a. nach Sedierungsstop, großen interindividuellen Schwankungen zu unterliegen [4].

Zahlreiche weitere Probleme werden in verschiedenen Untersuchungen angesprochen:
- *Muskelrelaxation notwendig?* Als möglicher Nachteil von Propofol wurde über die Notwendigkeit der Muskelrelaxation zur Beatmung einzelner Patienten berichtet [15]. Allerdings geht aus der Studie das Analgesieregime – es wurde Papaveretum bei Bedarf gegeben – nicht klar hervor.
- *Erhöhte Serumtriglyceridspiegel?* Propofol liegt als Öl-in-Wasser-Emulsion vor. Bei einer Dosierung von 1–3 mg/kgKG/h, wie sie zur Langzeitsedierung empfohlen wird, resultiert eine Fettzufuhr von 300–500 ml pro Tag. Dies entspricht einer parenteralen Teilernährung, was ins Ernährungskonzept unbedingt miteinbezogen werden muß. Tägliche Kontrollen der Serumlipidspiegel werden empfohlen. Cook et al. sahen einen sprunghaften Anstieg der Triglyceridspiegel nach 2–3 Tagen [7] unter allerdings wesentlich höheren Dosierungen (um 5 mg/kgKG/h).
- *Tachyphylaxie?* Bei echter Langzeitanwendung von vielen Tagen bis Wochen könnten solche Dosierungen jedoch durchaus notwendig werden: Foster et al. berichteten über eine eindrückliche Zunahme des Propofolbedarfs bei 8 von 9 Patienten nach einer Behandlung von 5–10 Tagen mit Tagesdosen bis gegen 500 mg [12]. Die Ursache bleibt bisher unklar (Toleranz oder vermehrte Metabolisierung?).
- *Kreislaufdepression?* Die Berichte sind sehr widersprüchlich. Eindringliche Warnungen vor schwerwiegenden, unvorhersehbaren Kreislaufwirkungen der Substanz [37] stehen der Tatsache gegenüber, daß Propofol gerade bei postkardiochirurgischen Intensivpatienten mit wenig hämodynamischen Schwierigkeiten eingesetzt wird [25]. Eine Frage v. a. der Dosierung und Anwendung?
- *Teure Behandlung?* Der Preis von Propofol wird immer wieder angesprochen. Hier ist nicht eine nackte Zahl in der jeweiligen Landeswährung ausschlaggebend, sondern es braucht Kosten-Nutzen-Analysen. Entsprechende Untersuchungen fehlen bislang nicht nur für Propofol.

Unruhe und Delirium

Phasen akuter Agitiertheit und Verwirrung sind gerade im Anschluß an eine Langzeitsedierung häufig. In vielen Fällen sind die Patienten direkt gefährdet durch ihre motorische Unruhe und den gleichzeitig bestehenden Sympathikotonus. Außer beim *zentralanticholinergen Syndrom*, an das stets gedacht werden muß, ist eine medikamentöse Sedierung, in der Regel mit hohen Dosen oder gar Kombinationen der üblichen Sedativa und Neuroleptika, meist unumgänglich. Nebenwirkungen sind entsprechend häufig. Wir haben seit mehr als 2 Jahren gute klinische Erfahrungen mit dem zentral wirkenden α_2-Agonisten *Clonidin* in diesen Fällen gemacht [42]. Wie beim bekannten Einsatz beim Opiat- und Alkoholentzug bzw. -delirium sind die Nebenwirkungen selten. Es bedarf jedoch z. T. hoher Dosen. Weitere Untersuchungen sind vor einer breiten Empfehlung notwendig.

Schlußfolgerungen

Es gibt kein ideales, in allen Fällen universell anwendbares Schema für die langfristige Sedierung und Analgesie des Intensivpflegepatienten. Die zur Verfügung stehende breite Palette von Medikamenten kann bei Kenntnis der spezifischen Vorzüge und Nachteile zur individuell optimalen Analgosedierung des einzelnen Patienten genutzt werden. Eine adäquate Analgesie steht in jedem Fall im Vordergrund.

Literatur

1. Adams HA et al. (1989) Untersuchungen zur sedativ-analgetischen Medikation beatmungspflichtiger Intensivpatienten. In: Ahnefeld FW, Pfenninger E (Hrsg) Ketamin in der Intensiv- und Notfallmedizin. Springer, Berlin Heidelberg New York (Anaesthesiologie und Intensivmedizin, 208: 32)
2. Adams HA et al. (1991) Die Analgosedierung katecholaminpflichtiger Beatmungspatienten mit Ketamin und Midazolam. Anaesthesist 40: 238
3. Alazia M et al. (1987) Pharmacokinetics of fentanyl during continuous infusion in critically ill patients. Anesthesiology 67: A665
4. Albanese J et al. (1990) Pharmacokinetics of long-term propofol infusion used for sedation in ICU patients. Anesthesiology 73: 214
5. Bion J et al. (1987) Sedation in intensive care – a postal survey. Intens Care Med 13: 215
6. Brandl MJ et al. (1990) Langzeitsedierung neurochirurgischer Patienten mit Methohexital. In: Link J, Eyrich K (Hrsg) Analgesie und Sedierung in der Intensivmedizin. Springer, Berlin Heidelberg New York (Anaesthesiologie und Intensivmedizin 212: 64)
7. Cook S et al. (1989) Propofol as a sole agent for prolonged infusion in intensive care. J Drug Dev 2: 65
8. Dennhardt R (1988) Sedierung mit Hypnotika und Neuroleptika. In: Schulte am Esch J, Benzer H (Hrsg) ZAK München 1987: Analgosedierung des Intensivpatienten. Springer, Berlin Heidelberg New York (Anaesthesiologie und Intensivmedizin 200: 9)
9. Donovan M et al. (1987) Incidence and characteristics of pain in a sample of medical-surgical inpatients. Pain 30: 69

10. Emrich O et al. (1989) Ketamin in der Intensivmedizin – Analgosedierung beatmeter Intensivpatienten mit Low-dose-long-term-Ketamin-Midazolam-Kombination in kontinuierlicher Infusion. In: Ahnefeld FW, Pfenninger E (Hrsg) Ketamin in der Intensiv- und Notfallmedizin. Springer, Berlin Heidelberg New York (Anaesthesiologie und Intensivmedizin 208: 26)
11. Eyrich K et al. (1990) Analgosedierung mit Fentanyl, Dehydrobenzperidol und Benzodiazepinen. Beitr Anaesth Intens Notfallmed 32: 105
12. Foster SJ et al. (1989) A retrospective review of two years' experience with propofol in one intensive care unit. J Drug Dev 2: 73
13. Hallenberg B et al. (1990) Patients' experiences of postoperative respirator treatment – influence of anaesthetic and pain treatment regimens. Acta Anaesthesiol Scand 34: 557
14. Hand CW et al. (1990) Buprenorphine disposition in patients with renal impairment: single and continuous dosing, with special reference to metabolites. Br J Anaesth 64: 276
15. Harris C (1989) Propofol for long-term sedation in the intensive care unit. A comparison with a papaveretum/midazolam regimen. J Drug Dev 2: 57
16. Heinemeyer G et al. (1990) Bedeutung des Metabolismus für die Anwendung von Benzodiazepinen auf Intensivstationen. In: Link J, Eyrich J, Eyrich K (Hrsg) Analgesie und Sedierung in der Intensivmedizin. Springer, Berlin Heidelberg New York (Anaesthesiologie und Intensivmedizin 212: 22)
17. Jones J et al. (1979) What the patients say: a study of reactions to an intensive care unit. Intens Care Med 5: 89
18. Kamp H-D (1988) Langzeitsedierung mit Benzodiazepinen. In: Schulte am Esch J, Benzer H (Hrsg) ZAK München 1987: Analgosedierung des Intensivpatienten. Springer, Berlin Heidelberg New York (Anaesthesiologie und Intensivmedizin 200: 35)
19. Kröll W et. al (1990) Sufentanil for sedation in the intensive care unit. Intens Care Med 16 (Suppl 1): S8
20. Kuckelt W et al. (1990) Klinische Untersuchungen zum Einfluß der Analgosedierung auf den Sauerstoffverbrauch und die Sauerstoffbereitstellung beim multiplen Organversagen. In: Link J, Eyrich K (Hrsg) Analgesie und Sedierung in der Intensivmedizin. Springer, Berlin Heidelberg New York (Anaesthesiologie und Intensivmedizin 212: 55)
21. Lenhart F-P et al. (1990) Sedation in long term ventilated critically ill patients with methohexital and opiates. Intens Care Med 16 (Suppl 1): S9
22. Lenhart F-P et al. (1990) Sedierung langzeitbeatmeter Patienten mit Methohexital und Opioiden. In: Link J, Eyrich K (Hrsg) Analgesie und Sedierung in der Intensivmedizin. Springer, Berlin Heidelberg New York (Anaesthesiologie und Intensivmedizin 212: 74)
23. Link J et al. (1990) Analgesie und Sedierung während Intensivtherapie – Strategie und Taktik. In: Link J, Eyrich K (Hrsg) Analgesie und Sedierung in der Intensivmedizin. Springer, Berlin Heidelberg New York (Anaesthesiologie und Intensivmedizin 212: 44)
24. MacGilchrist AJ et al. (1986) Pharmacokinetics and pharmacodynamics of intravenous midazolam in patients with severe alcoholic cirrhosis. Gut 27: 190
25. McMurray TJ et al. (1990) Propofol sedation after open heart surgery. A clinical and pharmacokinetic study. Anaesthesia 45: 322
26. McQuay H et al. (1980) Be aware of renal function when prescribing morphine. Lancet I: 284
27. Oldenhof H et al. (1988) Clinical pharmacokinetics of midazolam in intensive care patients, a wide interpatient variability? Clin Pharmacol Ther 43: 263
28. Papadopoulos G et al. (1990) Sedierung mit Diazepam bei langzeitbeatmeten Patienten unter Basisanalgesie mit NLA: Pharmakokinetik – Pharmakodynamik. In: Link J, Eyrich K (Hrsg) Analgesie und Sedierung in der Intensivmedizin. Springer, Berlin Heidelberg New York (Anaesthesiologie und Intensivmedizin 212: 122)
29. Pottecher et al. (1989) Sedation in intensive care. J Drug Dev 2: 37
30. Puntillo KA (1990) Pain experiences of intensive care unit patients. Heart Lung 19: 526
31. Ritz R (1991) Benzodiazepine sedation in adult ICU patients. Intens Care Med 17: S11
32. Rosen DA et al. (1991) Midazolam for sedation in the paediatric intensive care unit. Intens Care Med 17: S15

33. Rutter PC et al. (1980) Morphine: controlled trial of different methods of administration for postoperative pain relief. Br Med J 280: 12
34. Schulte am Esch J, Benzer H (Hrsg) (1988) Vorwort. In: ZAK München 1987: Analgosedierung des Intensivpatienten. Springer, Berlin Heidelberg New York (Anaesthesiologie und Intensivmedizin 200: iii)
35. Spoendlin M et al. (1991) Die Sedation beatmeter Patienten: Vorgehen an Schweizerischen Intensivstationen. In: Abstract Jahrestagung der Schweizerischen Gesellschaft für Intensivmedizin 1991, S33
36. Trouvin J-H et al. (1988) Pharmacokinetics of midazolam in anaesthetized cirrhotic patients. Br J Anaesth 60: 762
37. Van Aken H et al. (1990) Propofol causes cardiovascular depression. II. Anesthesiology 72: 394
38. Vinik HR et al. (1983) The pharmacokinetics of midazolam in chronic renal failure patients. Anesthesiology 59: 390
39. Wallace PGM (1989) Sedation in intensive care – current practice. J Drug Dev 2: 9
40. Wengert P et al. (1989) Längerfristige Analgosedierung von Intensivpatienten. Eine vergleichende Untersuchung Midazolam/Ketamin versus Midazolam/Piritramid. In: Ahnefeld FW, Pfenninger E (Hrsg) Ketamin in der Intensiv- und Notfallmedizin. Springer, Berlin Heidelberg New York (Anaesthesiologie und Intensivmedizin 208: 10)
41. Yate PM et al. (1986) Comparison of infusions of alfentanil or pethidine for sedation of ventilated patients on the ITU. Br J Anaesth 58: 1091
42. Zollinger A et al. (1991) Clonidin bei unruhigen Patienten in der Phase der Respirator-Entwöhnung: Wirkmechanismus und klinische Erfahrungen. Fortschr Anästh 5 (Suppl 1): A22

Überwachung von Analgesie und Sedierung in der postoperativen Phase und in der Intensivmedizin

J. Zander

Bei der kardiovaskulären und der respiratorischen Therapie von Intensivpatienten ist es selbstverständlich, die Wirkungen und Nebenwirkungen der Therapie und der angewendeten Medikamente zu überwachen, wenn möglich sogar kontinuierlich. Hierzu stehen eine Reihe von invasiven und nichtinvasiven Monitorsystemen zur Verfügung, die entsprechend den individuellen medizinischen Problemen des Patienten abgestuft eingesetzt werden können.

Für andere therapeutische Maßnahmen ist ein Monitoring bisher nicht selbstverständlich; dies trifft auch für Sedierung und Analgesie zu: Routinemäßig werden weder die zerebralen Wirkungen und Nebenwirkungen der verschiedenen Medikamente noch die Qualität von Analgesie oder Sedierung bei Patienten während der postoperativen Phase oder der Intensivtherapie überprüft, obwohl die Wirkungen von Sedativa und Analgetika auf den Krankheitsverlauf ebenso entscheidend sein können wie die Anwendung von herz- und kreislaufwirksamen Medikamenten.

Stehen ausreichende und praktikable Methoden zur Kontrolle von Analgesie und Sedierung überhaupt zur Verfügung? Welche Methoden können in der täglichen Routine angewendet werden?

Monitoring

Ursprünglich versteht man unter Monitoring das Erfassen und Sammeln von Daten. Dies allein reicht jedoch nicht aus; es kommt vielmehr auf die Interpretation dieser Daten im klinischen Zusammenhang an, woraus Konsequenzen für die Therapie gezogen werden müssen. Neuere Untersuchungen über die Anwendung des Pulmonaliskatheters haben leider gezeigt, daß sogar beim Umgang mit diesem mittlerweile weitverbreiteten Monitorsystem erhebliche Probleme bei der Erfassung und Interpretation der hämodynamischen Parameter bestehen [29]. Da das Monitoring von Anästhesietiefe, Schmerz, Analgesie und Sedierung noch weitaus schwieriger ist, ist hier die Interpretation und die Auswertung von gewonnenen Daten noch weitaus problematischer.

Unterschiede im Monitoring

Die Problematik des Monitoring in der postoperativen Situation und in der operativen Intensivtherapie ist nicht die gleiche.

Postoperativ:
- Analgesie,
- respiratorische Situation,
- Vigilanz,
- Nebenwirkungen der verwendeten Medikamente;

Intensivtherapie:
- Sedierung,
- Analgesie,
- Nebenwirkungen der verwendeten Medikamente.

In der postoperativen Phase ist im Gegensatz zur Intensivtherapie der Patient in der Regel kooperativ; deshalb kann er meist Auskunft geben über sein Befinden, über das Erleben von Schmerzen und deren Intensität und Qualität. Diese Kooperation setzt jedoch eine ausreichende Vigilanz voraus. Im Rahmen der Intensivtherapie ist in den meisten Phasen der Behandlung eine Kooperation nicht oder nur in begrenztem Maß möglich. Dies schränkt die Möglichkeiten des Monitoring vor allen Dingen von Schmerz und Analgesie deutlich ein.

Monitoring in der postoperativen Phase

Messung des Schmerzes

Patienten geben im Gegensatz zu häufig geäußerten Meinungen nicht immer spontan an, ob sie Schmerzen empfinden [53]. Deshalb sollten sie in der postoperativen Phase gezielt danach befragt werden. Dies ist ein essentieller Teil des postoperativen Monitoring.

Die Intensität von Schmerzen kann mit visuellen Analogskalen „quantifiziert" werden [45]. Hierbei kann der Patient angeben, wie stark er die Schmerzen empfindet. Somit kann auch die Wirksamkeit der Analgetikatherapie überprüft werden. Die verschiedenen gebräuchlichen Analogskalen sind offenbar für die tägliche Praxis gleichwertig [30, 31]. Angaben können jedoch nur für den einzelnen Patienten verwertet werden; es ist problematisch, Absolutangaben über die Schmerzintensität, die anhand der Analogskala bei einem Patienten ermittelt worden sind, mit einem anderen Patienten zu vergleichen oder Mittelwerte zu bilden. Der Vergleich der Wirkungen der analgetischen Therapie ist jedoch möglich. Zusätzlich zur Schmerzintensität kann bei kooperativen Patienten auch die Schmerzqualität erfragt werden.

Monitoring der Vigilanz

Die Überwachung der postoperativen Vigilanz ist auch bei den Patienten wichtig, die zunächst nach Beendigung der Anästhesie und Extubation ansprechbar und orientiert, aber noch etwas schläfrig sind. Das Wegfallen der

Stimulation durch den operativen Eingriff und der vielfältigen Reize am Ende der Operation (Anlegen von Verbänden, Extubation, Umlagerung, Transport, evtl. Schmerzen) kann die Restwirkung von Anästhetika und Analgetika zunächst überspielen. Wenn der Patient im Bett liegt, in einer warmen, ruhigen Umgebung, und schmerzfrei ist, so kann es zu einer erneuten Verminderung der Vigilanz kommen. Durch ein Rückfluten von Anästhetika und/oder Analgetika aus den tieferen Kompartimenten kann dies bis zum Stupor oder sogar Koma des Patienten führen; auch der normale Schlaf potenziert die Wirkung zentral deprimierender Medikamente. Wahrscheinlich kommt den abnehmenden Reizeinflüssen im postoperativen Verlauf eine größere Bedeutung zu als den pharmakologisch bedingten Konzentrationsanstiegen von zentral hemmenden Substanzen im Plasma [27]. Hierbei ist nicht nur eine Störung der Spontanatmung zu befürchten, sondern wegen der verminderten Schutzreflexe auch eine stille Aspiration. Die zusätzliche unkritische Verabreichung von Sedativa und Analgetika stellt in dieser Situation ein erhebliches Risiko dar. Wegen der inter- und intraindividuellen Streuung kann nur die exakte Beobachtung des Patienten eine ausreichende Sicherheit erzielen. Hierfür ist erfahrenes und in ausreichender Zahl vorhandenes Personal notwendig. Ein Ersatz der Beobachtung der Vigilanz des Patienten durch elektronisches Monitoring ist bisher zu aufwendig und zu kostspielig.

Überwachung der Analgesie

Im Vordergrund der Problematik im postoperativen Verlauf steht die mögliche Atemdepression durch eine relative Überdosierung von Analgetika und eine nachlassende Vigilanz des Patienten. Kardiovaskuläre Störungen treten typischerweise erst sekundär infolge einer primären Hypoxie auf. Deshalb ist neben der in den meisten Krankenhäusern schon praktizierten postoperativen Überwachung des Herz-Kreislauf-Systems durch eine kontinuierliche Kontrolle am EKG-Monitor und eine intermittierende nichtinvasive Messung des Blutdrucks eine Überwachung der Atmung zu fordern.

Überwachung der Atmung

Direkte Überwachung

Die sensibelste Methode zur Überwachung der Respiration besteht in einer Kontrolle der CO_2-Antwortkurve als Test der Ansprechbarkeit des Chemorezeptors. Hierzu werden dem noch intubierten oder in einem Canopy-System liegenden Patienten entweder durch eine Atmung im geschlossenen System oder durch Zuführung von außen steigende inspiratorische Konzentrationen von CO_2 zugeführt. Auf diesen Reiz erfolgt innerhalb kurzer Zeit eine Steigerung des Atemminutenvolumens beim spontan atmenden Patienten. Besteht eine Hemmung des Chemorezeptors z. B. durch ein Opioid, so tritt diese Antwort verzögert oder nur gehemmt auf [33]. Für die verschiedenen Opioide sind charakteristische Kurvenverschiebungen bekannt. Typischerweise sinkt zunächst die Atemfrequenz, während das Atemhubvolumen sogar gesteigert sein kann. Die Hemmung der Atemregulation besteht in den meisten Fällen länger als die analgetische Wirkung eines Opioids [34, 54].

Es liegt jedoch eine hohe Variabilität im Analgetikabedarf und in der respiratorischen Hemmung durch Opioide zwischen verschiedenen Individuen vor [43]. Aus diesem Grund ist nur dann eine sichere Aussage möglich, wenn der Patient als eigene Kontrolle dient, d. h. wenn vor der Applikation von Substanzen mit möglicher hemmender Wirkung auf die Spontanatmung seine „Normalantwortkurve" bestimmt wird.

Es ist bekannt, daß entsprechend den oben beschriebenen Abläufen im postoperativen Zeitraum nach initial guter CO_2-Antwort später wieder eine Hemmung der Spontanatmung auftreten kann. Über die Ursachen hierfür gibt es eine Reihe von Vermutungen, die jedoch bisher letztlich nicht aufgeklärt sind [5, 33, 47, 74]. Dies gilt auch für Pharmaka mit kurzer Halbwertszeit [25, 39, 50].

Aufgrund des technischen Aufwands und der interindividuellen Variabilität ist diese Methode routinemäßig kaum zu praktizieren, jedoch für wissenschaftliche Fragestellungen unersetzlich.

Die Testung der Antwort auf Hypoxie verbietet sich aus ethischen Gründen; sie wäre allerdings sinnvoll bei Patienten, die ihre Spontanatmung nicht über den pCO_2, sondern über den pO_2 regulieren.

Indirekte Überwachung

Invasiv
Die Blutgasanalyse, vor allen Dingen der p_aCO_2, kann zusammen mit der Kontrolle der Ventilation (Hubvolumen, Atemfrequenz) einen guten Überblick über den Grad einer respiratorischen Depression geben. Sie kommt in ihrer Aussagekraft der Prüfung der CO_2-Antwortkurve nahe. Auch die Blutgasanalyse muß jedoch mit dem „Normalwert" verglichen werden, da bei einer Reihe von Erkrankungen sowohl der p_aCO_2 als auch der p_aO_2 erheblich verändert sein können. Problematisch ist, daß zur Gewinnung einer Blutgasanalyse eine arterielle Punktion vorgenommen werden muß, wenn nicht sowieso ein invasives Monitoring des systemarteriellen Drucks über eine arterielle Verweilkanüle vorgenommen wird. Venöse Blutgasanalysen haben im Hinblick auf die Interpretation des Gasaustauschs keine, kapilläre nur eine begrenzte Bedeutung.

Nichtinvasiv
Die dominierende Methode der nichtinvasiven Messung des Gasaustauschs ist die Pulsoxymetrie [35, 78, 83]. Mit ihrer Hilfe ist es möglich, kontinuierlich eine Information über den Oxygenierungsgrad des Bluts zu erhalten. Die Korrelation zum arteriellen O_2-Partialdruck ist in vielen Fällen auch bei Schwerstkranken sehr gut [84]. Es konnte in großen prospektiven Studien gezeigt werden, daß durch die Pulsoxymetrie hypoxische Episoden im postoperativen Verlauf entdeckt werden können, die auch erfahrenem Personal nicht immer auffallen.

Die Effektivität dieses Monitorsystems ist so hoch, daß in verschiedenen Staaten der USA die intraoperative Anwendung vorgeschrieben ist [71].

Eine Kontrolle der Spontanatmung durch eine Impedanzmessung über die EKG-Elektroden wird zwar häufig durchgeführt, ist jedoch deshalb nicht ausreichend, weil mit der Messung der Atemfrequenz allein die Ventilation nicht ausreichend kontrolliert werden kann. In Kombination mit einem Pulsoxymeter kann sie allerdings sinnvoll sein.

Eine weitere Möglichkeit des nicht invasiven Monitorings der Respiration ist vor allen Dingen bei Kindern praktikabel: die transkutane Messung von pO_2 und pCO_2. Hierbei ist die Variabilität des pO_2-Werts oft erheblich, der pCO_2-Wert jedoch ist gut verwertbar; er stimmt auch bei Erwachsenen mit dem arteriellen Wert überein, wenn keine wesentliche Zentralisierung besteht [6, 70, 79].

Die Feststellung einer ausreichenden Vigilanz und einer stabilen respiratorischen und kardiovaskulären Situation sind entscheidende Kriterien für die Entlassung eines Patienten aus dem Aufwachraum auf die normale Station oder eines ambulanten Patienten nach Hause. Zur Erleichterung der Einschätzung der klinischen Situation gibt es eine Reihe von Scoringsystemen [1, 73].

Intensivtherapie

Das Optimum einer Steuerung von Analgesie und Sedierung in der Intensivtherapie ist eine Steuerung nach pharmakologischen Kriterien. Dies ist jedoch selbst für einen klinischen Pharmakologen sehr schwierig oder sogar unmöglich, da es praktisch nie eine Steady-state-Phase gibt. Es treten ständig Schwankungen im Wasser- und Elektrolythaushalt, in der Plasmaeiweißkonzentration und der Konzentration der verschiedenen Eiweißfraktionen und extra- und intrazelluläre pH-Verschiebungen auf. Außerdem bestehen oft Organinsuffizienzen, v. a. von Leber und Niere. Dies macht die Pharmakokinetik selbst für eine einzelne Substanz unübersichtlich. Dazu kommen noch pharmakokinetische und pharmakodynamische Interaktionen zwischen den verschiedenen gleichzeitig angewendeten Pharmaka.

Alle Medikamente, die zur Analgesie und Sedierung gegeben werden, haben einen optimalen Wirkungsbereich, der je nach Patient und klinischer Situation unterschiedlich sein kann. Die Beziehungen in der Intensivtherapie sind hierbei komplizierter als in der Anästhesie. Durch die längerfristige Verabreichung kommt es zu Änderungen der Pharmakokinetik, z. B. durch die Auffüllung tiefer Kompartimente. Darüber hinaus können bei einigen Substanzen auch endogene Gegenregulationsmechanismen, Änderungen der Rezeptorreserve oder Änderungen von sekundären Transmittersystemen auftreten. Worauf letztlich eine Änderung der Wirksamkeit eines Medikaments bei einem Patienten beruht, ist klinisch bisher nicht sicher zu diagnostizieren.

Klinische Zeichen

Die klinischen Zeichen von Schmerz/Analgesie und von Sedierung sind mit den derzeitigen Methoden der Analgosedierung nicht immer sicher verwertbar [26].

Dies gilt sowohl für die Anästhesie als auch für die Intensivtherapie. Vegetative Zeichen, wie Veränderung der Pupillenweite, Schwitzen, Tränenfluß, Tachykardie und hypertensive Phasen, können eine zunehmende Wachheit oder die Nozizeption von Schmerzen anzeigen, aber auch trotz ausreichend tiefer Anästhesie und Analgesie auftreten [3, 65]. Allerdings sind sie häufig die einzige Möglichkeit, kontinuierlich die klinische Wirksamkeit eines Analgosedierungsverfahrens annähernd beurteilen zu können (s. unten, „Scoringsystem"). Ein kompletter Ersatz der Kontrolle klinischer Zeichen durch technische Verfahren scheint bisher unmöglich zu sein; er ist sicher auch nicht erstrebenswert, da die technischen Untersuchungen nur Ergänzungen zum klinischen Befund sein können.

Scoringsystem zur Feststellung der Sedierungstiefe in der Intensivmedizin

Scoringsysteme zur Feststellung der Sedierung sind praktikable Methoden, die sich am klinischen Bild des Patienten orientieren. Da eine Sedierung normalerweise nicht die Tiefe einer chirurgischen Anästhesie erreicht, ist eine solche klinische Differenzierung möglich. Es gibt eine Reihe von Vorschlägen, auch hier differenzierte Skalensysteme zu verwenden, um bestimmte Probleme der Sedierung besonders gut zu erfassen [58]. Besonders bewährt und verbreitet ist dabei eine 6er Skala:
Grad 1: ängstlich, agitiert, ruhelos,
Grad 2: kooperativ, orientiert, ruhig, die Beatmung tolerierend,
Grad 3: schlafend; sofortige Reaktion auf leichte Berührung oder laute Geräusche,
Grad 4: schlafend; verzögerte Reaktion auf leichte Berührung oder laute Geräusche,
Grad 5: keine Reaktion auf leichte Berührung oder laute Geräusche, aber auf Schmerzreize,
Grad 6: keine Reaktion auf Schmerzreize.

Anhand einer solchen Skala sollte routinemäßig stündlich, bei Änderung der Therapie (Aufwachen oder Vertiefung der Analgosedierung) auch öfter der klinische Zustand von Sedierung und Analgesie eines Patienten beurteilt werden. Diese Bewertung soll und will natürlich nicht Ersatz für die Erhebung eines neurologischen Status und z. B. der „Glasgow coma scale" sein.

Technische Monitorverfahren der Analgosedierung

In den letzten Jahren wurden die Bemühungen intensiviert, eine exaktere Kontrolle von Anästhesie, Analgesie und Sedierung durchzuführen. Dabei wurden Methoden aus der Neurologie herangezogen und teilweise an die speziellen Erfordernisse der Anästhesie bzw. Intensivtherapie adaptiert [37, 40, 76]. Die Mehrzahl der Verfahren besitzt jedoch den Nachteil, daß sie nur von Spezialisten und darüber hinaus nicht kontinuierlich angewendet werden können.

EEG und modifizierte Methoden

Das EEG ist der Ausdruck der bioelektrischen Aktivität der Nervenzellen; es ermöglicht Aussagen zum Funktionszustand des Gehirns mit der Zuordnung zur Lokalisation und zum zeitlichen Ablauf. Die Beurteilung des Roh-EEG zur Feststellung des Sedierungsgrades erweist sich schon in der Anästhesie als kompliziert. Das EEG wird nicht nur durch Medikamentenwirkungen beeinflußt, sondern auch durch Änderungen der Perfusion, der Temperatur, des Hämoglobingehalts, des pO_2 etc. Deshalb sollten EEG-Interpretationen möglichst von einem Untersucher durchgeführt werden, der über spezielle Erfahrungen mit der Untersuchung von Intensivpatienten verfügt. Da Schmerzen v. a. in den tiefer liegenden Hirngebieten verarbeitet werden, ist das EEG keine gute Methode zur Schmerzanalyse.

Als optimales Verfahren zur Steuerung von Anästhesien gilt z. Z. die Ermittlung des Medians der EEG-Frequenzen. Mit diesem Verfahren ist sogar nach Vorgabe einer gewünschten Anästhesietiefe anhand eines bestimmten Medians im Closed-loop-System die Steuerung der Anästhesie möglich. Dieses Verfahren geht also über das Monitoring selber deutlich hinaus [68, 75]; es ermöglicht auch die Anpassung der Anästhesie an den jeweiligen individuellen Bedarf, der erheblich schwanken kann [4]. Diese Verfahren werden teilweise auch in der Intensivtherapie angewendet [67, 76].

Darüber hinaus stehen weitere Methoden zur Prozessierung des EEG zur Verfügung. Es wird über unterschiedliche Algorithmen versucht, das EEG auszuwerten und Trends über den erfaßten Zeitraum zu ermitteln, um somit dem Untersucher diagnostische und therapeutische Schlüsse schnell und problemlos möglich zu machen.

So wird mit dem „life scan" das über 5 Elektroden abgeleitete Spontan-EEG aperiodisch analysiert nach Frequenzspektrum und Amplitude; außerdem werden die spektralen Eckfrequenzen des EEG erfaßt, typischerweise die, unter denen 95% aller Frequenzen liegen. Dieser Wert beträgt beim wachen Erwachsenen etwa 25 Hz. Die Wellenanalyse wird dann in einer dreidimensionalen Darstellung gegen die Zeit auf dem Monitor abgebildet. Mit steigender Dosierung der meisten Anästhetika sinkt die Eckfrequenz [20, 24, 62]. Das Problem dieser Methode liegt darin, daß bei einer Vertiefung der Narkose keine gute Korrelation zwischen der Konzentration an Narkosemitteln und der Narkosetiefe besteht [2]. Außerdem führt z. B. die Verwendung von Benzodiazepinen zu einer steigenden Eckfrequenz trotz Vertiefung der Sedierung, so daß eine exakte Kontrolle der Sedierungstiefe mit dieser Methode allein nicht möglich ist. Alternative Methoden befinden sich in der Erprobung [81].

Neuerdings steht dem Kliniker die Möglichkeit einer bispektralen Analyse mit dem sog. CATEEM-System zur Verfügung. Die Erfahrungen hiermit sind allerdings noch sehr begrenzt, so daß Aussagen über die Anwendbarkeit dieser Methode bisher nicht möglich sind.

Es gibt Vorteile und Nachteile für alle Stoffklassen in bezug auf ein bestimmtes Monitoring-System [14], so daß u. U. verschiedene Verfahren parallel zur Anwendung kommen müssen. Zur exakten Interpretation der verschiedenen Meßverfahren ist eine umfangreiche Erfahrung mit den Systemen notwendig, da es sonst zu fatalen Fehlbeurteilungen kommen kann.

Prinzipiell ist dabei zu fragen, welcher Grad der Sedierung in der Intensivtherapie angestrebt werden soll. Einerseits ist der Intensivpatient nicht kontinuierlich einem chirurgischen Stimulus ausgesetzt; auf der anderen Seite sind jedoch phasenweise therapeutische oder pflegerische Maßnahmen notwendig, die eine kurzfristige Vertiefung der Sedierung oder der Analgesie notwendig machen. Eine rein schematische Steuerung ist deshalb nicht möglich.

Evozierte Potentiale

Zur Verbesserung der Feststellung des Sedierungsgrades kann noch eine weitere Methode verwendet werden: die Durchführung somatosensorisch oder akustisch evozierter Potentiale [49, 66, 77, 80]. Die Kontrolle der normalen elektrischen Aktivität des Gehirns mit dem EEG läßt keine Schlüsse auf die Ursachen der Veränderung zu und sagt nichts über den basalen Metabolismus der Gehirnzellen aus. Es läßt sich nicht differenzieren, ob eine schwere metabolische Störung, Perfusionsstörungen oder auch Medikamentenwirkungen für eine EEG-Veränderung im Sinne einer Depression oder gar einer isoelektrischen Ableitung ursächlich verantwortlich sind. Aus diesem Grund ist das Roh-EEG in kritischen Phasen der Intensivtherapie nicht in der Lage, eine ausreichende Aussage über den Anästhesie- bzw. Sedierungsgrad des Patienten zu machen; dies ist jedoch mit evozierten Potentialen möglich [55].

Bei der Erhebung von evozierten Potentialen wird auf einen gezielten Reiz hin die Antwort der Hirnzellen registriert. Dabei kann der Reiz über periphere Nerven (somatosensorisch), akustisch oder visuell erfolgen [12]. Durch eine Summierung der Reizantworten kann die effektive Reizantwort gegen anderweitig ausgelöste Aktivität differenziert werden. Hierdurch ist eine gute Messung der Anästhesie- bzw. Sedierungstiefe möglich. Auch sind so Hinweise auf die Prognose eines Patienten zu gewinnen [85]. Allerdings ist eine exakte Analyse der komplexen kognitiven Prozesse mit dieser Methode unmöglich [17]. Auch hierbei ist ein mit den speziellen auch technischen Problemen der Durchführung auf der Intensivtherapiestation erfahrener Untersucher unabdingbar [63].

Gesichts-EMG (FEMG)

Diese spezielle Form des Monitoring wurde zunächst in der Anästhesie versucht. Die Muskulatur der oberen Gesichtshälfte wird durch viszerale Efferenzen des N. facialis gesteuert. Dabei wird die Aktivität nicht durch γ-Motoneurone gehemmt. Abrupte Anstiege des Muskeltonus werden durch unwillkürliche autonome Entladungen, Tonusveränderungen durch einen Wechsel der Vigilanz bewirkt [15, 18, 19, 59]. Diese Methode ist bisher nur für wissenschaftliche Untersuchungen in der Intensivtherapie interessant.

Ösophagusmotilität

Als weitere Methode zur Feststellung der Anästhesietiefe wurde die Motilität des unteren Ösophagusabschnittes verwendet [21, 22]. Dabei wird die Kontraktilität nicht durch eine Muskelrelaxierung beeinflußt. Das Verfahren bietet allerdings für die Anwendung bei Intensivpatienten einige Probleme, die eine dauerhafte Anwendung unmöglich machen. Die Messung im unteren Ösophagus wird durch die gleichzeitige Lage einer Magen- oder Dünndarmsonde erschwert. Außerdem sind die Meßkatheter relativ groß im Durchmesser, so daß eine kontinuierliche Messung nicht ohne Schwierigkeiten durchzuführen ist. Aus diesem Grund liegen aus der Intensivtherapie bisher nur wenige Anwenderberichte vor [72]. Das Verfahren ist deshalb vor allem aus technischen Gründen derzeit obsolet.

Plasmaspiegel

Als Ausweg aus den Schwierigkeiten des Monitoring in der Anästhesie wird oft die Bestimmung der Plasmaspiegel der Substanzen angesehen. Es wurden zahlreiche Untersuchungen durchgeführt, um festzustellen, ob eine sichere Korrelation zwischen den Plasmaspiegeln und der klinischen Wirkung von Substanzen besteht.

Zur Beurteilung der Plasmaspiegel sind einige Voraussetzungen notwendig:
- Die Substanz muß gut schrankengängig sein, so daß die Konzentration am Wirkort (z. B. Rezeptor) identisch ist mit der im Plasma.
- Es muß eine schnelle Bindung am Rezeptor auftreten.
- Die Probe wird im Steady state gewonnen.
- Es gibt keine wirksamen Metaboliten.
- Die bestimmte Konzentration entspricht der wirksamen, nicht an Trägersubstanzen gebundenen Substanz.
- Es gibt keine endogene Gegenregulation.

Es ist leicht einzusehen, daß keine der zur Analgosedierung verwendeten Substanzen alle Voraussetzungen erfüllt. Trotzdem sind eine Reihe von klinischen Untersuchungen mit verschiedensten Substanzen durchgeführt worden (Flunitrazepam [48], Methohexital [46], DHB [64], Fentanyl [64], Alfentanil [8, 9, 13, 69]. Hierbei hat sich gezeigt, daß bei wiederholter oder bei lange durchgeführter kontinuierlicher Gabe die Plasmahalbwertszeit z. T. erheblich verlängert ist. Diese entsprechen dann jedoch nicht unbedingt der klinischen Wirkung einer Substanz.

Bei der i. v. Applikation einer Substanz muß ein initialer Bolus appliziert werden, damit das zentrale Kompartiment eine ausreichend hohe Konzentration aufweist. Danach muß eine Erhaltungsdosis gegeben werden, damit der Anteil der Substanz ersetzt wird, der durch Metabolismus oder Exkretion verloren geht und darüber hinaus der Anteil, der durch Übergang in periphere Kompartimente aus dem Plasma verschwindet. Die pharmakokinetischen Daten vieler Substanzen sind für die Anästhesie für Normalpatienten bekannt

[44, 52]. Bei Intensivpatienten dagegen fehlen Daten, weil kaum je ein Patient sich im Steady state befindet [7, 51, 61]. Sogar bei Substanzen mit kurzer Halbwertszeit, die bei der Anästhesie gut steuerbar sind, ist dies ein Problem [9, 57]. Versuche zur pharmakologischen Steuerung von Medikamenten bei Intensivpatienten sind bisher fast ausschließlich mit Antibiotika durchgeführt worden [10].

Bei der Blutspiegelbestimmung von Substanzen mit mehreren wirksamen Metaboliten, wie z. B. bei vielen Benzodiazepinen, ist die klinische Situation vollends unübersichtlich, da sich nicht nur die pharmakokinetischen Parameter für die Substanz ändern, sondern auch wirksame Metaboliten in klinischen relevanten Konzentrationen auftreten [60].

Kritisch für die Beurteilung der Plasmaspiegel von Substanzen bei Intensivpatienten sind v. a. Dingen Flüssigkeitsverschiebungen und Änderungen der Plasmaeiweißkonzentration, wobei auch Veränderungen bestimmter Eiweißfraktionen, z. B. von saurem α_{-1}-Glykoprotein, entscheidend sein können. Je höher die Bindung an Eiweißkörper ist, desto stärker sind die Schwankungen des wirksamen Anteils. Sehr hoch ist die Eiweißbindung für Alfentanil (91%), Fentanyl (85%) und Diazepam (98%) [28]. Besonders stark sind solche Verschiebungen durch Änderung der Eiweißbindung bei Synthesestörungen infolge von Leberfunktionsstörungen oder bei Flüssigkeitsverschiebungen infolge von Nierenversagen [51]. Für den Einsatz von extrakorporalen Organersatzverfahren (Hämodialyse, kontinuierliche Hämofiltration) sind genaue pharmakokinetische Daten für Analgetika und Sedativa nicht bekannt. Deshalb ist ein Monitoring von Plasmaspiegeln dieser Substanzen nur in Ausnahmefällen sinnvoll.

Eine gezielte Ermittlung der Blutspiegel bestimmter Substanzen sollte durchgeführt werden:
– bei anhaltendem Koma, bei dem der Patient nicht auf Antagonisten reagiert,
– bei unklarer neurologischer Situation nach Langzeitsedierung,
– bei Multiorganversagen,
– bei toxischen Metaboliten (Morphin: Morphin-6-Glucuronid [11], Pethidin: Normeperidine [32]).

Die Beurteilung der Ergebnisse muß nach den oben angegebenen pharmakologischen Prinzipien erfolgen.

Verwendung von Antagonisten

Antagonisten gegen Sedativa oder Analgetika werden in der Anästhesie angewendet, wenn der Patient am Ende der Operation schnell aufwachen oder die Spontanatmung wiederhergestellt werden soll, aber eine exakte Steuerung der Narkose nicht möglich war. In der Intensivmedizin dienen Antagonisten dazu, differentialdiagnostisch festzustellen, ob ein Patient aufgrund von Medikamentenwirkungen nicht oder nicht ausreichend wach wird, oder ob andere Ursachen vorliegen können. Hierbei können folgende Substanzen angewendet werden:

Naloxon: komplette Antagonisierung von Opioiden (Ausnahme: Buprenorphin),
Flumazenil: Antagonisierung von Benzodiazepinen [9],
Physostigmin: funktionelle Antagonisierung von Sedativa, Behandlung des zentralen anticholinergen Syndroms.

Alle Antagonisten, besonders das Naloxon, können dabei erhebliche vegetative Stimulationen bewirken, d. h. Tachykardien und hypertensive Kreislaufregulationsstörungen. Aus diesem Grund sollten Antagonisten bei Intensivpatienten nicht routinemäßig, sondern nur in begründeten Ausnahmefällen angewendet werden. Die Anwendung von Antagonisten kann nicht differenzieren, ob die Substanz selber oder ein wirksamer Metabolit einen „Überhang" bewirkt.

Überwachung sonstiger Nebenwirkungen

Die Erfahrungen mit der Langzeitsedierung mit Etomidat haben gezeigt, daß trotz weltweiter Anwendung einer Substanz im Rahmen der Intensivtherapie auch schwere Nebenwirkungen übersehen werden können [41, 42]. Mögliche Nebenwirkungen der für die Analgesie und die Sedierung verwendeten Substanzen sind so vielfältig, daß die Überwachung noch schwieriger ist als die der Hauptwirkungen. Vor allen Dingen Einflüsse auf das humorale und zelluläre Immunsystem sind kaum zu überblicken. Liegen Beeinträchtigungen dieses Systems vor, so kann die Ursache hierfür in den verwendeten Substanzen liegen, sie können jedoch auch Folgen der Grundkrankheit sein. Eine Routinekontrolle des Immunsystems ist bisher kaum möglich.

Bekannt und kontrollbedürftig dagegen sind die Einflüsse der Analgosedierung auf das hormonale System. Die Hemmung der Achse Hypothalamus–Hypophyse–Nebennierenrinde ist als Nebenwirkung für viele Substanzen bewiesen [16, 36, 38]. Ebenso kann eine Hemmung der Schilddrüsenfunktion auftreten. Vor allen Dingen für die Langzeitsedierung sollen der Kortisolspiegel und die Schilddrüsenfunktion wiederholt getestet werden. Inwieweit eine Substitutionstherapie angebracht ist, ist bisher strittig, da die Auswirkungen auf die Letalität nicht endgültig geklärt sind.

Bei der Langzeitsedierung mit Propofol ergeben sich spezielle Probleme. Hier ist die Trägersubstanz eine 10%ige Fettlösung, die bei Dauerinfusion zu Änderung im Fettstoffwechsel führt. Welche Einflüsse dadurch auf die Mortalität bestehen, ist bisher nicht geklärt [23, 56].

Schlußfolgerung

Postoperative Phase

Für die postoperative Phase ist die Kontrolle der respiratorischen Situation und der Reaktion des Patienten auf Analgetika und ggf. auf Sedativa zwingend notwendig. Die Kontrolle sollte dabei in einem Aufwachraum und durch geschultes Personal erfolgen. Ist die Gabe von Opioiden notwendig, so sollte diese intravenös und titriert erfolgen, wobei eine kontinuierliche Überwachung des Patienten für einige Zeit gegeben sein muß. Zur Optimierung der Therapie können optische Analogskalen zur Ermittlung der Wirksamkeit der Analgesie mit herangezogen werden, während spezielle Scoringsysteme die gesamte klinische Situation einschätzen helfen.

Die postoperative Überwachung zielt in erster Linie auf die respiratorische Situation, da kardiovaskuläre Störungen typischerweise erst sekundär auftreten. Gerade Opioide haben in bezug auf die hämodynamische Situation eine große therapeutische Breite.

Zum Monitoring der respiratorischen Situation ist am besten die Pulsoxymetrie geeignet, wobei gefordert werden muß, daß die Geräte schnell genug auf Änderungen der Sättigung reagieren. Die Beurteilung der Vigilanz kann nach klinischen Kriterien durch geschultes und erfahrenes Personal vorgenommen werden. Änderungen der klinischen Situation nach der Gabe von Analgetika oder Sedativa müssen ausreichend lang beobachtet werden.

Der Einsatz der patientenkontrollierten Analgesie (PCA) ist vielleicht ein gewisser Ausweg aus der schwierigen postoperativen Situation [82]. Der Patient kann die notwendige Analgesietiefe selbst bestimmen; eine Überdosierung wird jedoch im Regelfall gleichzeitig vermieden. Eine Kontrolle der Nebenwirkungen bleibt dabei notwendig.

Intensivtherapie

Das Verfahren der ersten Wahl für die Beurteilung des Sedierungsgrades ist die Anwendung von Scoringsystemen, typischerweise einer 6er Skala. Erfahrene Untersucher können zusätzlich intermittierend anhand des EEG oder einer seiner Modifikationsformen einen genaueren Status des Sedierungsgrades vornehmen, v. a. Dingen bei komatösen oder sogar relaxierten Patienten. Das CATEEM-System kann vielleicht die Hoffnung auf ein leicht einsetzbares und auch kontinuierlich anwendbares Kontrollverfahren für die Sedierung erfüllen.

Soll kurzfristig eine neurologische Beurteilung durchgeführt werden, so können auch Antagonisten (Physostigmin, Flumazenil) zur Anwendung kommen. Die Bestimmung des Plasmaspiegels von Analgetika und Sedativa kann dann indiziert sein, wenn die neurologische Situation bei anhaltendem Koma nicht zu klären ist. Eine weitere Indikation kann auch gegeben sein, wenn anhaltende Organinsuffizienzen von einem schweren Komazustand begleitet werden, als dessen Ursache man eine Überdosierung der verwendeten Medikamente nicht ausschließen kann. Auch der Verdacht auf anhaltende Unterdosierungen der Sedativa und Analgetika bei wiederholtem oder kontinuierlichem Einsatz von Organersatzverfahren kann ein Grund für Plasmabestimmungen sein. Es kann jedoch nur gezielt nach bestimmten Substanzen oder deren Metaboliten gesucht werden. Eine Interpretation der Blutspiegel ist nur unter Bezug auf die pharmakologische Gesamtsituation des Patienten möglich.

Literatur

1. Aldrete JA, Kroulik D (1970) A post-anesthetic recovery score. Anesth Analg 49: 926
2. Arden JR, Holley FO, Stanski DR (1986) Increased sensitivity to etomidate in the elderly: initial distribution versus altered brain response. Anesthesiology 65: 1927
3. Ausems ME, Hug CC, de Lange S (1983) Variable rate infusion of alfentanil as a supplement to nitrous oxide anesthesia for general surgery. Anesth Analg 62: 982–986
4. Ausems ME, Vuyk J, Hug CC, Stanski DR (1988) Comparison of a computer-assisted infusion versus intermittent bolus administration of alfentanil as a supplement to nitrous oxide for lower abdominal surgery. Anesthesiology 68: 851–861
5. Becker LD, Paulson BA, Miller RD, Severinghaus JW, Eger EI (1976) Biphasic respiratory depression after fentanyl-droperidol or fentanyl alone used to supplement nitrous oxide anesthesia. Anesthesiology 44: 291
6. Beran AV, Tolle CD, Huxtable RF (1981) Cutaneous blood flow and its relationship to transcutaneous O2/CO2 measurements. Crit Care Med 9: 736
7. Bion JF, Logan BK, Newman PM, Brodie MJ, Oliver JS, Aitchinson TC, Ledingham IM (1986) Sedation in intensive care: morphine and renal function. Intens Care Med 12: 359–365
8. Bodenham A, Park GR (1988) Alfentanil infusions in patients requiring intensive care. Clin Pharmacokinet 15: 216–226
9. Bodenham A, Bronwlie G, Dixon JS, Park GR (1988) Reversal of sedation by prolonged infusion of flumazenil (anexate, Ro 15-1788). Anaesthesia 43: 376–378
10. Böttger H, Oellerich M, Sybrecht M (1988) Use of aminoglycosides in critically ill patients: individualization or dosage using Bayesian statistics and pharmacokinetic principle. Ther Drug Monit 10: 280–286
11. Chauvin M, Sandouk P, Scherrmann JM, Farinotti R, Strumza P, Duvaldestin P (1987) Morphine pharmacokinetics in renal failure. Anesthesiology 66: 327–331
12. Chiappa KH, Ropper AH (1982) Evoked potentials in clinical medicine (in two parts). N Engl J Med 306: 1140–1150, 1206–1211
13. Cohen AT, Kelly DR (1987) Assessment of alfentanil by intravenous infusion as long-term sedation in intensive care. Anaesthesia 42: 545–548
14. Couture LJ, Edmonds JL (1989) Monitoring responsiveness during anesthesia. In: Jones G (ed) Depth of anaesthesia. Saunders, London
15. Day BL, Rothwell JC, Thompson PD et al. (1987) Motor unit firing rate during static contraction indicated by the surface EMG power. IEEE Trans Biomed Eng BME30: 601–608
16. Doenicke A, Suttmann H, Müller OA, Dorow R, Duka T, Hoehe M (1986) Beeinflussung endokrinologischer Parameter durch Narko-Analgetika. In: Doenicke A (Hrsg) Schmerz – eine interdisziplinäre Herausforderung. Springer, Berlin Heidelberg New York
17. Edmonds HL, Paloheimo MPJ (1991) Intra-operative monitoring of awareness. In: Kay B (ed) Total intravenous anaesthesia. Elsevier, Amsterdam
18. Edmonds HL, Couture LJ, Stolzy SL et al. (1986) Quantitative surface electromyography in anesthesia and critical care. Int J Clin Monit Comput 3: 135–145
19. Edmonds HL, Stolzy SL, Couture LJ (1987) Surface electromyography during low-vigilance states. In: Rosen M, Lunn JN (eds) Consciousness, awareness and pain in general anesthesia. Butterworths, London
20. Erdmann K, Brandt L: Klinische Erfahrungen mit einem computerisierten EED-Monitor in der Carotis- und Herzchirurgie. In: Bergmann H, Steinbereithner K (eds) Eur Congr Anaesthesiol Proc. Maudrich, Wien München Bern
21. Evans JM, White DC. Oesophageal activity and anaesthesia. In: Rosen M, Lunn JN (eds) Consciousness, awareness and pain in general anaesthesia. Butterworths, London
22. Evans JM, Davies WL, Wise CC (1984) Lower oesophageal contractility: a new monitor of anaesthesia. Lancet I: 1151–1154
23. Gottardis M, Khunl-Brady KS, Koller W, Sigl G, Hackl JM (1989) Effect of prolonged sedation with propofol on erum triglyceride and cholesterol concentrations. Br J Anaesth 62: (1989) 393–384

24. Gottardis M, Schlager A, Benzer A, Hackl JM, Furtwängler W, Schmutzhard E (1991) Die „Spectral Edge Frequency". Anästhesiol Intensivmed 32: 142–145
25. Hudson RJ (1990) Apnoea and unconsciousness after apparent recovery from alfentanil-supplemented anaesthesia. Can J Anaesth 37: 255–257
26. Hug CC (1985) Lipid solubility, pharmacokinetics, and the EEG: are You better off today than you were four years ago? Anesthesiology 62: 221–226
27. Hug CC (1991) Opioids Pharmacokinetics and anesthetic effects. In: ASA (ed) 1991 Annual refresher course lectures. American Society of Anesthesiologists, San Francisco
28. Hull CJ (1991) Drug distribution. In: Pharmacokinetics for anaesthesia. Butterworth & Heinemann, Oxford
29. Iberti TJ et al. (1990) Multicenter study of physician knowledge of the pulmonary artery catheter. JAMA 264: 2928–2932
30. Jensen MP, Karoly P, Braver S (1986) The measurement of clinical pain intensity: a comparison of six methods. Pain 27: 117–126
31. Jensen MP, Karoly P, O'Riordan EF, Bland F, Burns RS (1989) The subjective experience of acute pain. An assessment of the utility of 10 indices. Clin J Pain 5: 153–159
32. Kaiko RF, Foley KM, Grabinski PY, Heidrich G, Rogers AG, Inturrisi CE, Reidenberg MM (1983) central nervous system excitatory effects or meperidine in cancer patients. Ann Neurol 13: 180–185
33. Kamp H-D (1990) Atemdepression nach verschiedenen Methoden der NLA. In: Henschel W (Hrsg) Neuroleptanalgesie. Urban & Schwarzenberg, München
34. Kaufmann RD, Agleh KA, Belville JW (1979) Relative potencies and duration of action with respect to respiratory depression of intravenous meperidine, fentanyl and alphaprodine in man. J Pharmacol Exp Ther 208: 73–79
35. Kelleher JF (1989) Pulse oximetry. J Clin Monit 5: 37–62
36. Kochs E, Schulte am Esch J (1984) Hormone des Hypophysen-Nebennierensystems bei Patienten unter Langzeitsedierung mit Etomidate und Fentanyl. Anästhesist 33: 402–407
37. Kochs E, Schulte am Esch J (1988) Neurophysiologisches Monitoring (Elektroenzephalogramm evozierte Potentiale) und Benzodiazepinwirkung. Anästh Intensivther Notfallmed 23: 145–152
38. Kochs E, Bischoff P, Rust U, Schulte am Esch J (1988) Beeinflussung des Hypophysen-Nebennierenrinden-Systems durch Langzeitanalgosedierung. In: Schulte am Esch J, Benzer H (Hrsg) Analgosedierung des Intensivpatienten. Springer, Berlin Heidelberg New York
39. Krane BD, Kreutz JM, Johnson DL, Mazuzan JE (1990) Alfentanil and delayed respiratory depression: Case studies and review. Anesth Analg 70: 557–561
40. Krüger J, Steudel WI (1983) Korrelation zwischen EEG (FFT) und Bewußtseinsgrad bei Patienten in der frühen posttraumatischen Phase. EEG EMG 24: 115–168
41. Ledingham IM, Watt I (1984) Influence of sedation on mortality in critically ill multiple trauma patients. Lancet I: 1270
42. Ledingham IM, Finlay WEI, Watt I et al. (1983) Etomidate and adrenocortical function. Lancet I: 1434
43. Lehmann KA (1986) Pharmakokinetik: gibt es analgetische Blutkonzentrationen? In: Kettler D, Crozier T, Metzler H (Hrsg) Urban & Schwarzenberg, München
44. Lehmann KA (1988) Analgosedierung mit Opioiden. In: Schulte am Esch J, Benzer H (Hrsg) Analgosedierung des Intensivpatienten. Springer, Berlin Heidelberg New York
45. Lehmann KA (Hrsg) (1990) Schmerzmessung und -dokumentation. In: Der postoperative Schmerz. Springer, Berlin Heidelberg New York
46. Lenhart F-P, Frey L, Wilm V, Taeger K (1988) Sedierung langzeitbeatmeter Patienten mit Methohexital und Opioiden. In: Link J, Eyrich K (Hrsg) Analgesie und Sedierung in der Intensivmedizin. Springer, Berlin Heidelberg New York
47. Ling GSF, Spiegel K, Nishimura SL, Pasternak GW (1983) Dissociation of morphine's analgesic and respiratory depressant actions. Eur J Pharmacol 86: 487–488

48. Link J, Papadopoulos G, Striebel HW, Heinemeyer G, Rohling R (1988) Analgesie und Sedierung während Intensivtherapie – Strategie und Taktik. In: Link J, Eyrich K (Hrsg) Springer, Berlin Heidelberg New York
49. Litscher G, Pfurtscheller G, Schwarz G, List W (1987) Akustisch evozierte Hirnstammpotentiale. Anaesthesist 36: 555–560
50. Mahla ME, White SE, Moneta MD (1988) Delayed respiratory depression after alfentanil. Anesthesiology 69: 593–595
51. Mann HJ, Fuhs DW, Cerra FB (1987) Pharmacokinetics and pharmacodynamics in critically ill patients. World J Surg 11: 210–217
52. Mapleson WW (1973) Br J Anaesth 45: 319–334
53. Marks RM, Sachar EJ (1973) Undertreatment of medical inpatients with narcotic analgesics. Ann Int Med 78: 173–181
54. McGillard KL, Takemori AE (1978) Antagonism by naloxone of narcotic-induced respiratory depression and analgesia. J Pharmacol Exp Ther 207: 494–503
55. Meldrum BS, Brierley JB (1969) Brain damage in the rhesus monkey resulting from profound arterial hypotension. II. Changes in spontaneous and evoked electrical activity of the neocortex. Brain Res 13: 101–118
56. Mertes N, Thülig B, Zander J, Schöppner H (1989) Long-term sedation with continuous infusion of propofol in ventilated intensive care patients: preliminary experiences over 120 hours in six patients. J Drug Dev 2: 77–78
57. Oldenhof H, de Jong M, Steenhoek A, Janknegt R (1988) Clinical pharmacokinetics of midazolam in intensive care patients, a wide interpatients variability? Clin Pharmacol Ther 43: 263–269
58. O'Sullivan GF, Park GR (1990) The assessment of sedation in critically ill patients. Clin Int Care 1: 116–122
59. Paloheimo M (1990) Quantitative surface electromyography applications in anaesthesiology and critical care. Acta Anaesthesiol Scand 34: 1–83
60. Papadopoulos G, Striebel HW, Heinemeyer G, Link J (1988) Sedierung mit Diazepam bei langzeitbeatmeten Patienten unter Basisanalgesie mit Neuroleptanalgesie: Pharmakokinetik – Pharmakodynamik. In: Link J, Eyrich K (Hrsg) Analgesie und Sedierung in der Intensivmedizin. Springer, Berlin Heidelberg New York
61. Penfold NW, Park GR (1990) Effects of organ failure and therapy on drug metabolism. Curr Op Anaesth 3: 235–240
62. Rampil IJ, Sasse FJ, Smith NT, Hoff BH, Flemming DC (1980) Spectral edge frequency – a new correlate of anesthetic depth. Anesthesiology 53: 512
63. Riffel B, Sommer-Edlinger B, Kroiss H (1991) Somatosensorisch evozierte Potentiale (SEP). In: Stöhr M, Riffel B, Pfadenhauer K (Hrsg) Neuro-physiologische Untersuchungsmethoden in der Intensivmedizin. Springer, Berlin Heidelberg New York
64. Rohling R, Papadopoulos G, Striebel HW, Link J, Heinemeyer G (1988) Basisanalgosedierung mit Fentanyl und Dehydrobenzperidol bei beatmeten Intensivpatienten. In: Link J, Eyrich K (Hrsg) Springer, Berlin Heidelberg New York
65. Russell IF (1989) Conscious awareness during general anaesthesia: relevance of autonomic signs and isolated arm movements as guides to depth of anaesthesia. In: Jones JG (ed) BailliÅre's clinical anaesthesiology. BailliÅre-Tindall, London
66. Schwarz G, Pfurtscheller G, List W (1986) Akustisch evozierte Hirnstammpotentiale – Möglichkeiten und Probleme auf der Intensivstation. Anästh Intens Notfallmed 21: 262
67. Schwilden H (1988) Sedierung und EEG bei Intensivpatienten. In: Link J, Eyrich K (Hrsg) Analgesie und Sedierung in der Intensivmedizin. Springer, Berlin Heidelberg New York
68. Schwilden H, Stoeckel H (1987) The unprocessed EED. In: Rosen M, Nunn JN (eds) Consciousness, awareness and pain in general anaesthesia. Butterworths, London
69. Sear JW, Fisher A, Summerfield RJ (1987) Is alfentanil by infusion useful for sedation on ITU? Eur J Anaesth Suppl 1: 55–61
70. Severinghaus JW (1982) Transcutaneous gas analysis. Respir Care 27: 152
71. Severinghaus JW (1991) Oximetry: what does it tell you? In: ASA (ed) 1991 Annual refresher course lectures. San Francisco

72. Sinclair ME, Suter PM (1988) Detection of overdosage of sedation in a patient with renal failure by the absence of lower oesophageal motility. Intens Care Med 14: 69–71
73. Steward DJ (1975) A simplified scoring system for the post-operative recovery room. Can Anesth Soc J 22: 111
74. Stoeckel H, Hengstmann JH, J Schüttler (1979) Pharmacokinetics of fentanyl as a possible explanation for recurrence of respiratory depression. Br J Anaesth 51: 741
75. Stoeckel H, Schwilden H (1987) Median EEG frequency. In: Rosen M, Lunn JN (eds) Consciousness, awareness and pain in general anaesthesia. Butterworths, London
76. Stöhr M, Riffel B, Pfadenhauer K (1991) Neurophysiologische Untersuchungsmethoden in der Intensivmedizin. Springer, Berlin Heidelberg New York
77. Thornton C, Konieczko K, Jones JG et al. (1988) Effect of surgical stimulation on the auditory evoked response. Br J Anaesth 60: 372–378
78. Tremper KK, Barker SJ (1989) Pulse oximetry. Anesthesiology 70: 98–108
79. Tremper KK, William MD, Shoemaker C (1981) Transcutaneous osygen monitoring of critically ill adults with and without low flow shock. Crit Care Med 9: 706
80. Velasco M, Velasco F, Castaneda R et al. (1984) Effect of fentanyl and naloxone on human somatic and auditory evoked potential components. Neuropharmacology 23: 359–366
81. Veselis RA, Reinsel R, Sommer S, Carlon G (1991) Use of neural network analysis to classify electroencephalographic patterns against depth of midazolam sedation in intensive care unit patients. J Clin Monit 7: 259–267
82. White PF (1991) Patient-controlled analgesia: The use of on-demand opioids in the management of acute pain. In: Estafanous FG (ed) Opioids in anesthesia II. Butterworth & Heinemann, Boston
83. Wukitsch MW, Petterson MT, Tobler DR, Pologe JA (1988) Pulse oximetry: Analysis of theory, technology and practice. J Clin Monit 4: 290–301
84. Yelderman M, New W (1983) Evaluation of pulse oximetry. Anesthesiology 59: 349
85. Zegers de Beyl D, Mavroudakis N, Brunko E (1989) Monitoring brain failure using evoked potentials. In: Bihari D, Holaday JW (eds) Brain failure. Springer, Berlin Heidelberg New York

Auswahl der intravenösen Anästhetika und Relaxanzien für die Notfallmedizin

H. Gervais

Analgesie oder Anästhesie in der Notfallmedizin stellen eine besondere Situation dar, in der die Alternative i. v.- oder Inhalationsanästhesie nicht vorhanden ist, da wir im Rettungssystem im deutschsprachigen Raum praktisch keine Möglichkeit zur Durchführung einer außerklinischen Inhalationsanästhesie zur Verfügung haben.

Im folgenden sollen diejenigen i. v. Anästhetika und -Relaxanzien dargestellt werden, die wir für das Notarztsystem Mainz ausgewählt haben und diese Auswahl begründet werden. Bei der Besprechung der einzelnen Substanzen soll bewußt eine Beschränkung auf lebensbedrohliche Notfallsituationen erfolgen, um den thematischen Rahmen nicht ungebührlich zu überschreiten.

Unser Notarztwagen führt folgende i. v. Anästhetika mit sich: Diazepam, Midazolam, Etomidat, Phenobarbital, Thiopental, Ketamin, Morphinhydrochlorid, Fentanyl, Tramadol und als Relaxanzien Succinylcholin und Vecuronium.

Dies bedeutet, daß 11 Präparate – also 22 % – unseres Medikamentenbestandes von 50 Substanzen im Notarztwagen zur Gruppe der Sedativa, Hypnotika, Analgetika und Relaxanzien gehören.

Analgetika

Nach Dick [3] besteht das therapeutische Ziel der Schmerztherapie beim Notfallpatienten darin, „den Anteil, den der Schmerz an der Bedrohung der Vitalfunktionen einnimmt, zu eliminieren und die Notfallmaßnahmen durch die analgetischen Methoden wirksam zu unterstützen. Die Verfahren der Schmerzbehandlung müssen folglich rasch verfügbar und sofort einsetzbar sein; die gewählten Mittel müssen sofort applizierbar und die applizierten Mittel sofort wirksam werden. Dabei dürfen die Substanzen keine unmittelbaren Nebenwirkungen an den ohnehin bedrohten Vitalfunktionen entfalten". Die Forderung nach sofortiger Wirksamkeit schließt die Zufuhr auf anderem als auf i. v. Weg somit aus.

Analgetika in der Notfallmedizin werden – wie bei der Anwendung zur Narkoseeinleitung im OP auch – nicht nur eingesetzt, um dem Patienten das bloße Schmerzerlebnis zu erleichtern, sondern auch, um die mit akuten Schmerzen verbundenen sympathoadrenergen Gegenreaktionen zu verhindern oder zumindest abzuschwächen.

Frühere Argumente gegen den Einsatz stark wirksamer Analgetika – durch die Gabe von Opioiden werde die Symptomatik verschleiert und hierdurch die Diagnostik erschwert – haben mit der Einführung neuer bildgebender Verfahren und laborchemischer Untersuchungen ihre Berechtigung verloren.

Die von uns verwendeten Analgetika bei der Behandlung lebensbedrohlicher Zustände gehören sämtlich zur Gruppe der Opioide. Wie alle Opioide sind sie mehr oder weniger hypnoanalgetisch wirksam.

Nach Freye [6] sollte das ideale Analgetikum für die Notfallmedizin

– eine hohe analgetische Potenz besitzen,
– einen raschen Wirkungseintritt haben,
– nicht zu lang in seiner Wirkung anhalten,
– nicht kumulieren und gut steuerbar sein,
– möglichst keine Nebenwirkungen auf Herz, Kreislauf und Atmung zeigen.

Diesen Anforderungen wird von keinem der gegenwärtig verfügbaren Analgetika vollständig Rechnung getragen. Somit muß je nach vorliegendem Krankheitsbild die am besten geeignete Substanz gewählt werden.

Morphin

Morphin in einer Dosierung von 2,5–10 mg/70 kgKG wirkt innerhalb von 5–10 min und hält etwa 2–4 h in seiner Wirkung an. Neben der allen Opioiden eigenen atemdepressiven Wirkung führt es zu einer erheblichen Histaminfreisetzung und zur Übelkeit bis hin zum Erbrechen. Somit ist die alleinige Gabe von Morphin ohne antiemetische Begleitmedikation eher ungünstig zu bewerten. Zusätzlich muß die histaminliberierende Potenz sorgfältig gegen mögliche Vorteile einer Morphingabe abgewogen werden. Indikationen für die Gabe von Morphin sind Schmerzen beim Myokardinfarkt bei gleichzeitig dekompensierter Herzinsuffizienz. In diesen Fällen ist Morphin wegen seines ausgeprägten venösen Poolingeffekts anderen Opioiden vorzuziehen [8]. Ob dieser vasodilatorische Effekt des Morphins durch Histaminfreisetzung vermittelt wird oder eine Eigenwirkung der Substanz ist, ist nach wie vor unklar [14]. Liegt dagegen ein Myokardinfarkt ohne gleichzeitige kardiale Dekompensation vor, ist anderen Opioiden mit weniger ausgeprägten unerwünschten Nebenwirkungen der Vorzug zu geben.

Fentanyl

Die Wirkung von Fentanyl in einer Dosierung von 0,05–0,1 mg/70 kgKG setzt innerhalb von 2–3 min ein und hält etwa 20–30 min an. Indikationen sind stärkste Schmerzzustände aller Art sowie die Vorweggabe vor der endotrachealen Intubation, um negative Auswirkungen des Intubationsreizes – z. B. Hirndruckanstiege beim Schädel-Hirn-traumatisierten Patienten – zu verhindern. Vorteil der Fentanylgabe in der angeführten Dosierung ist die relative Inertheit in bezug auf hämodynamische Parameter und die gute Steuerbarkeit wegen der vergleichsweise kurzen Wirkungsdauer. Ein dosisabhängiger Abfall der Herzfrequenz, der über den dorsalen Vaguskern vermittelt wird, kann beim Einsatz von Fentanyl gerade beim Infarktpatienten durchaus erwünscht sein, weil hiermit eine Verminderung des myokardialen O_2-Bedarfs einhergeht [7].

Tramadol

Die 3. Substanz aus der Reihe der Opioide ist das Tramadol. Die Wirkung nach i. v. Gabe von 50–100 mg/70 kgKG setzt innerhalb von 5–8 min ein und hält etwa 3–5 h an. Nachteile sind die im Vergleich zum Fentanyl schwache analgetische Potenz und die unerwünschten Nebenwirkungen in Form von Übelkeit und Erbrechen, die in der Regel eine zusätzliche antiemetische Begleitmedikation erforderlich machen. Dafür ist die Atemdepression nach Tramadol auch deutlich schwächer ausgeprägt als bei den anderen Opioiden. Somit ist die Indikation von Tramadol bei leichteren Schmerzen gegeben – insbesondere dann, wenn der Patient nach Ankunft im Krankenhaus von Nichtanästhesisten weiterbetreut wird und eine geschulte Überwachung der respiratorischen Funktion nicht gewährleistet werden kann. Ein zusätzlich rettungslogistisch nicht zu unterschätzender Vorteil liegt beim Tramadol darin, daß es nicht unter das Betäubungsmittelgesetz fällt.

Ketamin

Eine Sonderstellung nimmt das Ketamin ein. Bekanntermaßen erzeugt Ketamin eine sog. dissoziative Anästhesie. Nach der Injektion von 2 mg/kgKG Ketamin tritt die Wirkung innerhalb von 30–60 s ein und hält etwa 10–20 min an. Zu berücksichtigen bei der Ketamingabe sind seine psychomimetischen Nebenwirkungen in Form von Alpträumen oder Halluzinationen, die durch Kombination mit einem Benzodiazepin gemindert werden können. Ketamin wird bei schockierten polytraumatisierten Patienten empfohlen, da es über eine zentrale Sympathikusstimulierung zu einem Puls- und Blutdruckanstieg verbunden mit einer erheblichen Zunahme des Herzminutenvolumens führt. Der zugrundeliegende Mechanismus ist eine vermehrte Freisetzung von Noradrenalin und eine Verminderung der Wiederaufnahme freigesetzten Noradrenalins und als Folge davon ein Anstieg der Plasmakatecholaminspiegel.

Hierbei sind jedoch 2 Gesichtspunkte zu berücksichtigen: zum einen führt Ketamin zu einem erheblichen Anstieg des myokardialen O_2-Bedarfs. Zum anderen kann Ketamin nur dann zu einer Kreislaufstimulation führen, wenn überhaupt noch Katecholamine vorhanden sind, die freigesetzt werden können. In einem protrahierten Schockstadium ist dies nicht mehr zu erwarten. Zudem muß bedacht werden, daß Ketamin – zumindest am isolierten Herzen – direkt myokardial depressiv wirkt und somit den Kreislauf endgültig zum Erliegen bringen kann [4, 17, 18, 19, 20].

Die Effekte von Ketamin hinsichtlich zerebralem Blutfluß und Hirndruck sind nach wie vor Gegenstand der Diskussion [13]. Somit gilt immer noch der

Grundsatz, Ketamin bei Patienten mit Schädel-Hirn-Traumen oder anderer intrakranieller Pathologie eher nicht einzusetzen.

Eine wichtige Indikation für Ketamin in der Notfallmedizin besteht als ultima ratio beim anderweitig therapierefraktären Asthmaanfall, da Ketamin ausgeprägte bronchodilatorische Eigenschaften hat.

Wir glauben, daß wir mit den angeführten 3 Opioiden und dem Ketamin das gesamte Spektrum der notfallmedizinisch relevanten Schmerztherapie vollständig abdecken können und halten – nicht zuletzt aus Praktikabilitätsgründen eines Ausbildungsbetriebes – weitere Analgetika im Notarztwagen für entbehrlich.

Sedativa und Hypnotika

Für den Einsatz dieser Substanzen gibt es im notfallmedizinischen Bereich im wesentlichen 3 Indikationen: Sedierung im weitesten Sinn (Anxiolyse, Beruhigung, schlafanstoßende Wirkung und affektiv-entspannende Wirkung), Narkoseeinleitung und die Therapie zerebraler Krampfanfälle.

Zur *Narkoseeinleitung* in der Notfallmedizin eignen sich genau wie in der Klinik primär Thiopental und Etomidat. Da Notfallpatienten in der Regel ohnehin schon eine Beeinträchtigung der Hämodynamik aufweisen, ist dem Etomidat, das praktisch keine Veränderungen am Herz-Kreislauf-System hervorruft, der Vorzug zu geben.

Etomidat

Etomidat in einer Dosierung von 0,25–0,3 mg/kgKG wirkt innerhalb von 30 s und hält in seiner Wirkung etwa 3–5 min an. Indikationen für die Gabe von Etomidat sind prinzipiell alle notwendigen Intubationen bei nicht bewußtlosen Patienten. Genau wie in der klinischen Anästhesiologie muß bedacht werden, daß Etomidat keine analgetischen Eigenschaften hat und somit die Vorweggabe eines Opioids indiziert sein kann – nicht zuletzt, um hierdurch das mögliche Auftreten von Myoklonien nach Etomidat zu vermeiden. Ein Vorteil der Anwendung von Etomidat beim Schädel-Hirn-traumatisierten Patienten liegt darin, daß es bei erhaltener CO_2-Reaktivität den zerebralen O_2-Verbrauch und den zerebralen Blutfluß vermindert [1, 2].

Thiopental

Thiopental in einer Dosierung von 3–5 mg/kgKG setzt in seiner Wirkung ebenfalls innerhalb von 30 s ein und hält 5–10 min an. Thiopental führt dosisabhängig zu einem Abfall des arteriellen Blutdrucks durch Venodilatation und einer Abnahme des venösen Rückstroms zum Herzen durch vermehrtes venöses „pooling", durch herabgesetzte Sympathikusaktivität und durch myokardiale Depression. Der Blutdruckabfall ist bei Patienten mit beeinträchtigter myokardialer Funktion, bei Hypertonikern und bei Patienten mit Hypovolämie besonders ausgeprägt. Somit verbietet sich die Anwendung von Thiopental zur Narkoseinduktion bei der Mehrzahl der „typischen" Notfallpatienten. Unter Berücksichtigung der Kreislaufwirkungen sind Barbiturate dagegen gut geeignet zur Narkoseinduktion bei Patienten mit erhöhtem intrakraniellem Druck. Thiopental senkt den intrakraniellen Druck, indem der zerebrale Blutfluß und damit das zerebrale Blutvolumen durch zerebrale Vasokonstriktion abnehmen [15]. Thiopental ist bei Versagen anderer Pharmaka auch zur Behandlung des Status epilepticus einsetzbar.

Phenobarbital

Phenobarbital wird zur Therapie benzodiazepin- und phenytoinrefraktärer zerebraler Krampfanfälle eingesetzt. Die Dosierung beträgt etwa 4 mg/kgKG über einen Zeitraum von 10–15 min.

Diazepam und Midazolam

Die beiden Benzodiazepine Diazepam und das kürzer wirksame Midazolam finden zur Therapie zerebraler Krampfanfälle, zur Sedierung oder zur Narkoseeinleitung Verwendung. Im Vergleich zu Diazepam ist Midazolam etwa 2- bis 3mal potenter, was darauf zurückzuführen ist, daß seine Affinität zu dem spezifischen Benzodiazepinrezeptor etwa doppelt so hoch ist [12].

Zur antikonvulsiven Therapie werden Diazepam oder Midazolam in einer Dosierung von 5–30 mg je nach Wirkung, beginnend in einer Dosierung von 0,1 mg/kgKG gegeben.

Die Dosierung zur Erzielung einer sedativen Wirkung liegt weitaus niedriger. Von beiden Substanzen werden etwa 2–5 mg/70 kgKG verabreicht. Unter praktischen Gesichtspunkten muß beim Midazolam berücksichtigt werden, daß es nur in 1-ml-Ampullen mit 5 mg oder in 3-ml-Ampullen mit 15 mg erhältlich ist. Zur besseren Dosierbarkeit ist zu empfehlen, die Ampullen mit Kochsalzlösung so zu verdünnen, daß 1 ml 1 mg Midazolam enthält. Entsprechende Lösungen sind handelsfertig inzwischen verfügbar.

Zur Narkoseeinleitung können die beiden Benzodiazepine ebenfalls eingesetzt werden, obwohl in der Regel den eigentlichen Induktionshypnotika wie Etomidat oder Thiopental der Vorzug zu geben ist: Diazepam in einer Dosis von 0,1–0,15 mg/kgKG; Midazolam mit etwa 0,1 mg/kgKG. Hinsichtlich der Anwendung beim Schädel-Hirn-Trauma sind beide Substanzen günstig zu beurteilen, da sie den zerebralen O_2-Verbrauch und den zerebralen Blutfluß um ca. 25% vermindern [5, 10].

Relaxanzien

Die von uns im Notarztwagen verwendeten Relaxanzien sind Succinylcholin und Vecuronium. In der Regel sind in der Notfallmedizin keine Relaxanzien erforderlich. Für die Fälle, in denen eine Intubation indiziert, aber ohne Relaxanzien nicht durchführbar ist, wird mit dem kurzwirksamen Succinylcholin relaxiert.

Succinylcholin

Succinylcholin, 1–2 mg/kgKG wirkt innerhalb von 50–90 s und hält in seiner Wirkung etwa 5 min an. Es ist kontraindiziert beim Vorliegen einer Hyperkaliämie, bei Muskeldystrophien, bei erhöhtem intragastralem oder intrakraniellem Druck und bei perforierenden Augenverletzungen. Insbesondere die succinylcholininduzierte Erhöhung des intrakraniellen Drucks [9, 11] ist von notfallmedizinischer Relevanz.

Succinylcholininduzierte Hirndruckanstiege können durch Vorweggabe eines nichtdepolarisierenden Relaxans verhindert werden [11, 16].

Vecuronium

Die Alternative besteht in der Gabe des nichtdepolarisierenden Relaxans Vecuronium. Nach Gabe von 0,07–0,15 mg/kgKG beginnt die Wirkung innerhalb von 1–2 min und hält etwa 15 min an. Bis auf einen geringen Herzfrequenzanstieg sind keine klinisch relevanten Nebenwirkungen in bezug auf Hämodynamik und zerebrale Situation durch Vecuronium zu erwarten. Die einzige echte Kontraindikation gegen Vecuronium ist das Vorliegen einer Myasthenia gravis.

Kontinuierliche Zufuhr von Pharmaka mittels Infusionspumpen vs. Bolusinjektionen

In unserem System werden Perfusoren eingesetzt, um vasoaktive Substanzen, also Katecholamine und Nitrate, zu infundieren – trotz der in der Regel kurzen Transportzeiten. Für die angeführten intravenösen Anästhetika und Relaxanzien halten wir den Einsatz von Infusionspumpen für verzichtbar und bevorzugen – nicht zuletzt aus pharmakodynamischen und pharmakokinetischen Überlegungen heraus – die diskontinuierliche Zufuhr.

Zusammenfassung

Es sei ausdrücklich betont, daß die Auswahl der einzelnen Substanzen *ein* Beispiel eines Notarztsystems darstellt. Dies bedeutet, daß im Einzelfall die eine oder andere Substanz gegen eine andere ausgetauscht werden könnte. Unsere Medikamentenliste ist von allen beteiligten Mitarbeitern nach monatelangen Diskussionen erarbeitet worden und stellt einen Kompromiß aus einer Vielzahl von Vorschlägen dar. Wesentlich bestimmend für die Auswahl war, daß es sich durchweg um Pharmaka handelt, mit denen der Notarzt aus seiner anästhesiologischen Tätigkeit im OP vertraut ist. Daraus leitet sich z. B. die Entscheidung ab, überhaupt Relaxanzien in unser Sortiment mit aufzunehmen. In anderen Systemen, in denen die Notarzttätigkeit von Nichtanästhesisten ausgeübt wird, müßte die Auswahl der Medikamente u. U. anders aussehen: z. B. ggf. Verzicht auf Relaxanzien, Vermeidung von Thiopental und Opioiden.

Literatur

1. Cold GE, Eskesen V, Eriksen H, Amtoft O, Madsen JB (1985) CBF and $CMRO_2$ during continuous etomidate infusion supplemented with nitrous oxide and fentanyl in patients with supratentorial cerebral tumor. Acta Anaesthesiol Scand 29: 490
2. Cold GE, Eskesen V, Eriksen H, Blatt-Lyon B (1986) Changes in $CMRO_2$, EEG, and concentration of etomidate in serum and brain tissue during craniotomy with continuous etomidate. Acta Anaesthesiol Scand 30: 159
3. Dick W (1978) Schmerzbehandlung im Notfall und in der Notsituation. Notfallmedizin 4: 542
4. Dowdy EG, Kaya K (1968) Studies on the mechanism of cardiovascular responses to CI-581. Anesthesiology 29: 931
5. Forster A, Juge O, Morel D (1983) Effects of midazolam on cerebral hemodynamics and cerebral vasomotor responsiveness to carbon dioxide. J Cereb Blood Flow Metab 3: 246
6. Freye E (Hrsg) (1991) Analgesie mit Opioiden bei Unfallverletzten. In: Opioide in der Medizin. Wirkung und Einsatzgebiete zentraler Analgetika. Springer, Berlin Heidelberg New York, S 115
7. Freye E (Hrsg) (1991) Wirkung der Opioide auf das kardiovaskuläre System. In: Opioide in der Medizin. Wirkung und Einsatzgebiete zentraler Analgetika. Springer, Berlin Heidelberg New York, S 38
8. Hsu HO, Hickey RF, Forbes AR (1979) Morphine decreases peripheral vascular resistance and increases capacitance in man. Anesthesiology 50: 98
9. Lanier WL, Milde JH, Michenfelder Jd (1986) Cerebral stimulation following succinylcholine in dogs. Anesthesiology 64: 551
10. Matthew RJ, Wilson WH, Daniel DG (1985) The effect of non-sedating doses of diazepam on regional cerebral blood flow. Biol Psychiatry 20: 1109
11. Minton MD, Grosslight K, Stirt JA, Bedford RF (1986) Increases in intracranial pressure from succinylcholine: Prevention by prior nondepolarizing blockade. Anesthesiology 65: 165
12. Mohler H, Okada T (1977) Benzodiazepine receptor: demonstration in the central nervous system. Science 198: 849
13. Pfenninger E, Dick W, Ahnefeld FW (1985) The influence of ketamine on both normal and raised intracranial pressure of artificially ventilated animals. Eur J Anaesthesiol 2: 297
14. Philbin DM, Moss J, Akins CW, Rosow CE, Kona K, Schneider RC, VerLee TR, Savarese JJ (1981) The use of H1 and H2 histamine blockers with high dose morphine anesthesia: a double blind study. Anesthesiology 55: 292
15. Shapiro HR, Galindo A, Whyte JR (1973) Rapid intraoperative reduction of intracranial pressure with thiopentone. Br J Anaesth 45: 1057
16. Stirt JA, Grosslight KR, Bedford RF, Vollmer D (1987) „Defasciculation" with metocurine prevents succinylcholine induced increases in intracranial pressure. Anesthesiology 67: 50
17. Urthaler F, Walker AA, James TN (1976) Comparison of the inotropic action of morphine and ketamine studied in canine cardiac muscle. J Torac Cardiovasc Surg 72: 142
18. Valicenti JF, Newman WH, Bagwell EE et al. (1973) Myocardial contractility during induction and steady-state ketamine anesthesia. Anesth Analg 52: 190

19. Waxman K, Shoemaker WC, Lippmann M (1980) Cardiovascular effects of anesthetic induction with ketamine. Anesth Analg 58: 355
20. Weiskopf RB, Bogetz MS (1985) Haemorrhage decreases the anaesthetic requirement for ketamine and thiopentone in the pig. Br J Anaesth 57: 1022

Zusammenfassung der Diskussion: „Sedierung in der postoperativen Phase und in der Intensivmedizin"

Frage:
Hat die Anwendung kurz wirksamer Anästhetika Auswirkungen auf die postoperative Überwachung?

Antwort:
Hinsichtlich der postoperativen Überwachung ergeben sich keine Unterschiede, unabhängig von den eingesetzten Anästhetika.

Frage:
Sind alle derzeitigen Anforderungen an Personal und Umfang der postoperativen Überwachung auch für die langdauernde TIVA inklusive der Kombinationsanästhesie Typ II/2 nach Bergmann (i.v.-Anästhetika und Lachgas) gültig?

Antwort:
Je differenzierter die Anästhesie ist, desto intensiver muß die postoperative Überwachung gestaltet werden (Langrehr). Die Kombination potenter i.v.-Anästhetika erhöht das Risiko, daß „Ausreißer" und damit früher oder später Todesfälle in der postoperativen Phase vorkommen. Eine Aufwacheinheit muß prinzipiell vorhanden sein. Eine ärztliche Aufwachraumbesetzung ist grundsätzlich wünschenswert, da 25–28% der Maßnahmen im Aufwachraum ärztliche Tätigkeiten sind.

Während der ersten 3–4 postoperativen Stunden ist sowohl nach Gabe von Fentanyl als auch von Alfentanil eine Abflachung der CO_2-Antwortkurve beschrieben. Dies macht eine entsprechende Überwachung notwendig.

Frage:
Welche Möglichkeiten bestehen, mit einfachen Mitteln den Bewußtseinszustand bzw. die Vigilanz im Aufwachraum oder auf der Intensivstation zu überwachen?

Antwort:
Prinzipiell bieten sich Scores an, wie z. B. der Ramsay-Score [Ramsay MAE, Savege TM, Simpson BRJ, Goodwin R (1974) Med J 2: 656].

Frage:
Kann sich die Verweildauer im Aufwachraum bei vermehrtem Einsatz von TIVA in Kombination mit Opioiden erhöhen?

Antwort:
Ohne Lachgas (reine TIVA nach Bergmann) steigt der intraoperative Bedarf an Fentanyl und Alfentanil. Bei repetitiver Dosierung verlängert sich auch die Alfentanilelimination. Die *Aufwachparameter* verhalten sich erfahrungsgemäß bei Kombination von Propofol, Alfentanil und/oder Regionalanästhesie entsprechend der Alfentanildosierung. Eine Verlegung unmittelbar aus dem OP auf die Allgemeinstation sollte daher nicht erfolgen. Vielmehr ist nach der N_2O-freien TIVA eine längere Aufwachraumzeit einzuplanen. Eine Entlassung erfolgt in einigen Kliniken frühestens 3 h nach der letzten hochdosierten Fentanylgabe. Wird im Aufwachraum ein Opioid zur Analgesie verabreicht, empfiehlt sich danach nochmals eine etwa 1stündige Überwachung.

Frage:
Gibt es zeitliche Kriterien für eine wünschenswerte Verweildauer im Aufwachraum?

Antwort:
Feste Regeln lassen sich nicht aufstellen. Überschlagsweise könnte man von einem Minimum von 30 min ausgehen, nach hochdosierten Opioidanwendungen muß man 2–3 h einkalkulieren. Dies setzt letztlich in vielen Einrichtungen die 24stündige Betriebsbereitschaft des Aufwachraums voraus.

Frage:
Ist für die Versorgung von Patienten im Aufwachraum nach TIVA eine höhere Qualifikation des Aufwachraumpersonals zu fordern als nach Kombinationsanästhesien des Typs I nach Bergmann (N_2O, Inhalationsanästhetika, i.v.-Anästhetika)?

Antwort:
Die notwendige Qualifikation des Personals war immer schon durch die zu erwartenden Komplikationen definiert. Diese unterscheiden sich aber nicht qualitativ bei den verschiedenen Anästhesieformen.

Frage:
Kann die peridurale Gabe von Opioiden auf der Allgemeinstation erwogen werden?

Antwort:
Diese ist möglichst auf den Aufwachraum zu limitieren bzw. nur nach spezieller Ausbildung des Personals auf bestimmten Allgemeinstationen bei vorhandenem Monitoring akzeptabel.

Frage:
Wo wird mit der patientenkontrollierten Analgesie (PCA) begonnen?

Antwort:
Die PCA sollte im Aufwachraum zur Abschätzung der notwendigen Dosierung begonnen werden, bevor der Patient (ggf. mit einem etwas längeren Lockoutintervall) auf Station verlegt wird. Die Gabe einer Testdosis eines Analgetikums im Aufwachraum mit konsekutiver Abschätzung der Wirkung ist eine wichtige Sicherheitsmaßnahme, auch im Hinblick auf die weitere Betreuung auf der Station. Das Anlegen und die Dosierungsverordnung für die PCA sind ärztliche Aufgaben – ein Argument für eine ärztliche Aufwachraumpräsenz. Doch auch dann, wenn die eingestellte PCA auf der Allgemeinstation fortgeführt wird, ist ein spezielles Training des dort verantwortlichen Personals unabdingbar. Nur so können Fälle vermieden werden, bei denen zusätzlich zur laufenden PCA unkritisch z. B. Sedativa oder Analgetika systemisch gegeben werden, so daß Patienten vital gefährdet werden.

Frage:
Sollte eine PCA immer durch Pulsoxymetrie überwacht werden?

Antwort:
Im Aufwachraum wie auf der Allgemeinstation ist das wünschenswert, aber ohne genügend Personal für sich allein auch nicht ausreichend. Angesichts des Personalmangels gerade auf chirurgischen Allgemeinstationen ist eine Neubewertung des Konzepts der Frischoperiertenstation zu überlegen.

Frage:
Sind kurz- oder langwirksame Substanzen besser zur langfristigen Sedierung und Analgesie in der postoperativen Phase geeignet? Empfiehlt sich die Dauerinfusion, z. B. von Fentanyl oder Alfentanil, oder die Bolusgabe?

Antwort:
Auch die kurzwirksamen Substanzen kumulieren unter Infusion. Morphin als Prototyp langwirksamer Substanzen ist aufgrund seiner ausgeprägten Kumulationstendenz sehr schlecht steuerbar. Getrennt sind die Substanzen im übrigen immer besser steuerbar als nach Applikation mit einer Mischspritze. Unter den Benzodiazepinen wäre Lormetazepam am günstigsten, weil es keine aktiven Metaboliten produziert. Eine Applikationsform in Fettemulsion wird in absehbarer Zeit eingeführt werden, um die bisher extrem hohe Osmolarität von 7500 mosmol/l zu reduzieren. Für intubierte Patienten gibt es inzwischen Erfahrungen mit kontinuierlichen Infusionen, z. B. mit Sufentanil zur Analgesie bis zu 12 h Dauer. Diese Methode zeichnet sich durch hämodynamische Neutralität aus. Nichtintubierte, spontan atmende Patienten ohne PCA erhalten eher langwirkende Substanzen wie Piritramid, die auf Station weitergegeben werden können; dort wird aus technischen Gründen oft noch i. m. appliziert. Bei i.v.-Gabe ist der Wirkungsbeginn zwar für alle genannten Substanzen rasch

genug; aber die Wirkung kurzwirksamer Substanzen (z. B. Alfentanil) klingt nach Verlegung zu rasch ab.

Frage:
Gibt es spezielle Optionen für die Langzeitsedierung von Kindern?

Antwort:
Nein, bisher nicht. Bei kleinen Kindern allerdings können Präparationen in Fettemulsionen (z. B. Propofol oder Etomidat) nicht empfohlen werden, weil kaum Erfahrungen über die Verträglichkeit der Fettbelastung, Tachyphylaxie etc. vorliegen.

Frage:
Worin besteht das beste Management beim Opioid-/Benzodiazepinentzug nach Langzeitapplikation?

Antwort:
Das Problem agitierter Patienten – ätiologisch wohl ein akutes (nur selten alkoholassoziiertes) Entzugssyndrom – ist verbreitet auf Intensivstationen. Obwohl Ansätze neuropharmakologischer Erklärungen vorhanden sind (Modulation chronisch besetzter Rezeptoren; bei Wegfall der Stimulation überschießende zentrale Noradrenalinfreisetzung mit psychovegetativen Erregungszuständen), gibt es kein Patentrezept zur Prävention oder Behandlung. Der Versuch der Beeinflussung durch Dosisreduktion bei diesen ohnehin nur noch mit maximalen Dosierungen zu sedierenden Langzeitpatienten ist meist illusorisch. Häufig ist das Alternieren zwischen verschiedenen Substanzen besser. Clonidin in hohen Dosierungen (6–10 Amp. ü 0,15 mg in 24 h, bei Bedarf auch höher) ist zumindest im Alkoholdelirium und bei Opiatentzug wirksam zur Reduktion des gesteigerten zentralen Sympathikotonus (Dosierung immer nach Wirkung).

Oft kann durch vorsichtigen Einsatz längerwirksamer Opioide über die unmittelbare Weaning- und Aufwachphase hinweg eine Entzugssymptomatik abgemildert werden. Unruhe bei älteren Patienten nach Langzeitsedierung (z. B. nach Neuroleptika) ist nicht selten Ausdruck eines zentralen anticholinergen Syndroms; Physostigmin kann dabei effektiv sein. Ist ein Patient überhaupt nicht mehr sedierbar, kann – bisher allerdings nur im experimentellen Rahmen – eine Inhalationsanästhesie für 12–24 h zu einer Erholung der Neurotransmitterfunktionen führen.

Frage:
Gibt es Entzugsphänomene nach Langzeitanwendung des Propofols?

Antwort:
Es existieren vereinzelt Fallberichte. Bei etwa 10% der Patienten wird eine Toleranzentwicklung beschrieben. Ein euphorisierender Effekt des Propofols ist nur nach Anwendung bei Narkosen, nicht aber bei längerfristigem Einsatz auf Intensivstationen beschrieben.

Frage:
Gibt es galenische Interaktionen in Mischspritzen?

Antwort:
Propofol sollte grundsätzlich nicht gemischt werden. Clonazepam adsorbiert sich an Glasoberflächen. Opioide können mit Benzodiazepinen und DHB gemischt werden.

Frage:
Auf der *Intensivstation* sind u. U. intermittierende Wachphasen zur neurologischen Verlaufsbeurteilung erforderlich. Benutzt man besser kurzwirksame Substanzen mit guter Steuerbarkeit oder langwirksame Substanzen zusammen mit kurzwirksamen Antagonisten zur Aufhebung der Effekte?

Antwort:
Die kurzwirksamen Substanzen sind vorzuziehen. Beim Einsatz insbesondere von Opioidantagonisten sind kritische Anstiege des intrakraniellen Drucks und Steigerungen des myokardialen O_2-Verbrauchs beschrieben, so daß dieses Konzept nicht empfohlen werden kann.

Frage:
Muß das Fett der Propofolemulsion in die kalorische Bilanzierung eingehen?

Antwort:
Ja. Der Fettgehalt der Emulsion beträgt 0,1 g/ml. Etwa 300–500 ml werden in 24 h gegeben (bei 2 mg/kgKG/ h Propofol), entsprechend ca. 0,5 g/kgKG/Tag Fett. Bei weiterer Dosissteigerung kann sich das zu einer vollen parenteralen Ernährung entwickeln. Die maximale Lipidclearance des Organismus beträgt etwa 3 g/kgKG/Tag. Im Rahmen der parenteralen Ernährung soll eine Zufuhr von 1–1,5 g/kgKG/Tag nicht überschritten werden. Wird dieser Grenzwert im Rahmen einer Steigerung der Dosis des Propofols erreicht, muß man das Sedierungskonzept ändern. Serumtriglyceridbestimmungen spiegeln im übrigen nur dann Steady-state-Bedingungen des Patienten wider, wenn nicht gleichzeitig Lipide infundiert werden; andernfalls sind sie stark von der momentanen Infusionsrate abhängig.

Frage:
Wann besteht eine Indikation zur Bestimmung der Konzentration von Sedativa/Analgetika im Blut („drug monitoring") auf der Intensivstation?

Antwort:
Falls eine sedative Polypragmasie vorherrscht, ist häufig unklar, wonach eigentlich gesucht werden soll. Ein positives Ergebnis im „drug monitoring" sagt im Prinzip nur aus, daß der Patient die Droge bekommen hat; die Konzentration sagt jedoch nichts über die Toxizität aus. An den Emergency Departments der University of California Los Angeles stoppte man inzwischen das „drug monitoring" wieder, weil die Streuung der Konzentration zu groß war, als daß

daraus diagnostische Hinweise hervorgingen; man kehrte zu der bewährten Kombination von Klinik und Antagonistenwirkung zurück. Erst wenn der spezifische Antagonist keine Wirkung zeigt, ist das „drug monitoring" indiziert. Als Screening-Methode ist das „drug monitoring" ungeeignet. Sinnvoll kann es dagegen zur gezielten Ausschlußdiagnostik sein, z. B. nach Barbiturattherapie zur Hilfestellung bei der Hirntodfeststellung vor Explantation.

Frage:
Hat Propofol eine Indikation in der *Notfallmedizin*?

Antwort:
Wir sehen hier derzeit noch kein definiertes Einsatzgebiet.

Sachverzeichnis

Alcuronium 88
Alfentanil 73, 122, 137f.
– geriatrische Patienten 84
– Hirndurchblutung 82
– intrakranieller Druck 82
– kardiozirkulatorisches System 82
– klinisches Wirkungsprofil 74f.
– Lebererkrankungen 83, 84
– Muskelrigidität 81
– Nierenerkrankungen 83, 84
– Pharmakodynamik 73
– Pharmakokinetik 74f.
– respiratorisches System 83
– tussiver Effekt 83
– Wirkeintritt 74f.
– Wirkortkonzentrationen 79, 80
– Wirkungsbeendigung 77
ambulante Narkosen 180f.
– Aufwachverhalten 181
– Kreislaufverhalten 181
– Reaktionszeittest 183
– Vigilanz, postoperative 181
Analgetika 151f.
Analgosedierung 247, 263
– Analgosedierungsregime 249
– – Benzodiazepine 252
– – Droperidol 254
– – Ketamin 254
– – Methohexital 254
– – Propofol 254
– – Analgetika 250
– Delirium 256
– Indikationsstellung 248
– Monitorverfahren 264f.
– – EEG 265
– – evozierte Potentiale 266
– – Gesichts-EMG 266
– – Ösophagusmotilität 267
– – Plasmaspiegel 267
– Scoringsysteme 264
– Substanzwahl 248
antisialoge Wirkung 104
Atracurium 89, 123
Aufwacheinheit 227
– Ausstattung 227

– Personalbedarf 228
Aufwachphase 228f.
– Antagonisten 229f.
– Atemdepression 233
– Atemstillstand 232
– Halbwertszeiten 230, 231
– postoperative Komplikationen 228f.
– Rebound 230
Awareness 214
– akustisch evozierte Potentiale (AEP) 215
– EEG, quantifiziertes computerisiertes 215
– Gesichts-EMG 215
– isolierte Unterarmtechnik 215
– Ösophagussphinkterkontraktion 215
– PRST-Score 215

Barbiturate 11f., 22f., 149
– Kontraindikationen 18f.
Benzodiazepine 148
Benzylisochinoline 91
B.E.T.-Infusionsschema 140
Bolusinjektionen 137f.

CATEEM-Monitoring 220, 265
Clonidin 134

Dauerinfusionsgeräte 212f.
– Infusionspumpen 213
– Spritzenpumpen (Motorspritzen) 212
Dehydrobenzperidol 134
Diazepam 119
Doxacurium 91
„drug monitoring" 287, 288
d-Tubocurarin 88

EEG 128, 220
– Ableitung 128
– Auswertung 128, 143
Eliminationshalbwertszeit 5
Etomidat 4, 11, 108, 121, 140, 150
– Bindung 13
– Halbwertszeit 4
– Haptoglobinwert 12

- Interaktionen 18
- Kontraindikationen 18 f.
- Osmolalität 11
- pH-Wert 11
- totale Clearance 4
- Venenverträglichkeit 11, 12
- Wirkungen 14 f.
- – auf Nierenfunktion 18
- – auf respiratorisches System 15
- – hämodynamische 15 f.
- – zerebrale 15
- – ZNS- 14

Fentanyl 73, 122, 137 f.
- klinisches Wirkungsprofil 74 f.
- Pharmakodynamik 73
- Pharmakokinetik 74 f.
- Wirkeintritt 74 f.
- Wirkungsbeendigung 77
Flunitrazepam 119

Geburtshilfe 158 f.
- Apgar-Werte 160 f.
- Diazepam 162
- Etomidat 160
- „induction delivery interval" 159
- Ketamin 160
- Midazolam 162
- Muskelrelaxanzien 164
- Opioide 162
- plazentarer Übertritt 160, 161
- Propofol 160
- Thiopental 158 f.
- Uterustonus 160
Geräteausstattung 210

Hypnotika 149
Hysterese 137

Infusionstechniken 137 f.
Inhalationsanästhesie 207 f.
intraoperative Wachheit 144
intravenöse Hypnotika 3

Kardiochirurgie 173 f.
- Analgetika, Opiate 177
- – Alfentanil 177
- – Fentanyl 177
- – Sufentanil 177
- Anästhesieverfahren 173
- Besonderheiten 174
- intraoperative Wachheit (Awareness, Recall) 174
- Muskelrelaxanzien 177
- – Atracurium 178
- – Pancuronium 177
- – Vecuronium 178

- Myokardischämien 174
- Narkosetiefe 175
- postoperative Nachbeatmung 175
- Sedativa/Hypnotika 175
- – Barbiturate 175
- – Etomidat 176
- – Ketamin 176
- – Midazolam 176
- – Propofol 176
Ketamin 121, 152 [(s. auch S(+)-Ketamin]
Ketaminenantiomere 23
- biologische Wirkungen 23 f.
Kinderchirurgie 168 f.
- Inhalationsanästhetika
- – Nachteile 169
- – Vorteile 168
- TIVA
- – Indikationen 169, 170
- – Nachteile 171
- – Substanzen 170, 171
Konzentrationsbestimmung in Blut und Plasma 126
kurzwirkende Anästhetika 117
- Langzeitsedierung 117 f.

Leberdurchblutung 192
Leber- und Niereninsuffizienz 184 f.
- Hypnotika 186–188
- Leberzirrhose 190
- Muskelrelaxanzien 188
- Opioide 188
- Pathophysiologie 184–186
- – Arzneimittelmetabolismus, gestörter 185
- – glomeruläre Filtrationsrate 185
- – Hypo- oder Dysproteinämie 184
- – renale Reserve 185
- – Serumcholinesterasemangel 184
- Pharmakodynamik 189 f.
- Pharmakokinetik 189 f.
- Substanzkombination, geeignete 194, 195
„loading dose" 138
Lorazepam 119
Lormetazepam 119

MAC-Wert 109
Methohexital 108, 120
Midazolam 6, 22, 31 f., 119
- ED 50 6
- GABA-Rezeptoren 7
- Induktionsdosis 6
- Interaktionen 6, 7
Mivacurium 91
Monitoring 213 f.

Sachverzeichnis

Muskelrelaxanzien 123, 152
- neuere 88 f.
- – Anschlagzeiten 92
- – Einleitung 92 f.
- – Elimination 94
- – Histaminfreisetzung 93
- – Wirkzeiten 94

Narkoseeinleitung 108
Narkosegerät 210 f.
- Dosierungseinrichtungen 211
- Monitoring 212
- Narkosebeatmung 211
- Narkosegase 210
- Narkosesystem 211
Narkose- bzw. Schlaftiefe 126 f.
Neurochirurgie 147 f.
Neuroleptanalgesie (NLA) 133, 147 f.
Neuroleptika 149
Nierendurchblutung 193
Nordiazepam 119
Notfallmedizin 275
- Analgetika 275
- – Fentanyl 276
- – Ketamin 277
- – Morphin 276
- – Tramadol 277
- Relaxanzien 279
- – Succinylcholin 280
- – Vecuronium 280
- Sedativa/Hypnotika 278 f.
- – Diazepam 279
- – Etomidat 278
- – Midazolam 279
- – Phenobarbital 279
- – Thiopental 278

Opioide 122, 151
Oxazepam 119
Ozonschicht, Beeinflussung 207 f.
- Lachgas 208
- volatile Anästhetika 208

Pancuronium 88, 123
Pipecuronium 90
Plasmakonzentrationen 5
postnarkotisches Zittern 155
postoperative Analgesie und Sedierung 235 f.
- Durchführung 236
- Medikamente 236 f.
- – Analgetika 237 f.
- – Benzodiazepine 239
- – Melperon 242
- – Meprobamat 242
- – Propofol 241

- Monitoring 242, 243, 259 f.
- – Analgesieüberwachung 261
- – Atmungsüberwachung 261
- – – Blutgasanalyse 262
- – – CO_2-Antwortkurve 261
- – – Pulsoxymetrie 262
- – Schmerzmessung 260
- – Vigilanz 260
- Regionalanästhesieverfahren 244
- Schmerztherapie 235
Prämedikation 98 f.
- Einfluß auf TIVA 99
- Interaktionen 99 f.
- – Anticholinergika 103
- – Benzodiazepine 99 f.
- – Butyrophenone 101
- – Opioide 102
- – Phenothiazine 102
Prämedikationsziele 105
- Nachtschlaf, präoperativer 105
- Streßminderung 105
Propofol 7, 39 f., 120, 142, 151
- allergische Reaktionen 42
- Apnoe 53
- Atmung 53
- Aufwachphase 39, 43
- CPP 45, 46
- Dosis-Wirkungs-Kurve 8
- Effektkompartiment 8
- Endokrinium 55
- Erbrechen 42
- Exzitation 42
- Fettstoffwechsel 53
- Gefäßverträglichkeit 39
- hämodynamische Effekte 48, 49, 50
- Herz-Kreislauf-System 47
- – Blutdruck 47
- – Blutdruckabfall 47, 48
- – – und Injektionsgeschwindigkeit 48
- – koronare Bypassoperation 47
- Herzfrequenz, Wirkung auf 52
- Herzrhythmusstörungen 52
- Hirndurchblutung 45
- Hirnstoffwechsel 45
- Histaminfreisetzung 42
- Hyperthermie, maligne 56
- ICP 45, 46
- Indikationen 43, 57, 58
- Injektion 39
- – intraarterielle 41
- – paravenöse 39 f.
- Injektionsschmerz 39 f.
- intrakranieller Druck 45
- intraoklärer Druck 55
- Kontamination 57
- Kontraindikationen 57, 58

- Konzentrationsverlauf 8
- Larynxchirurgie 56
- Leberfunktion 53
- myokardialer Stoffwechsel 49
- Narkoseeinleitung 39
- Nebenwirkungen 44
  - – Epilepsie 44
  - – Opisthotonus 44
- Nierenfunktion 54
- pharmakokinetische Eigenschaften 8
- Porphyrie 56
- Propofollösung 57
- Recovery 43
- sexuelle Phantasien 44
- Spontanbewegungen 42
- Stoffwechsel 45
- Wirkungseintritt 8
- zerebraler Blutfluß 45
- Zweikompartimentmodell 7

Regionalanästhesie 199 f.
- Herzstillstand 200
- Inhalationsanästhetika 200
- intravenöse Anästhetika 201 f.
  - – Diazepam 201
  - – Flunitrazepam 202
  - – Ketamin 203
  - – Methohexital 202
  - – Midazolam 201
  - – Opiate 203
  - – Propofol 202
- Sedierungsvarianten 203
renaler Blutfluß 193
R(−)-Ketamin 23 f. (s. auch S(+)-Ketamin)
Rocuronium 90

S(+)-Ketamin 9, 23 f.
- Atmung 28
- biologische Wirkungen 23 f.
- EEG-Veränderungen 30
- Enantiomere 9, 22 f.
- Herz-Kreislauf-Funktion 26
- Indikationen 28

- – Bronchialsystem 29
- – Herz-Kreislauf-System 28
- klinische Anwendung im Vergleich zu Barbituraten 26
- Kontraindikationen 28
  - – Bronchialsystem 29
  - – Herz-Kreislauf-System 28
  - – Leber- und Nierenfunktionsstörungen 33
  - – Zentralnervensystem 29, 31
- Leberfunktion 31
- Lunge 28
- Nebenwirkungen 9
- Nierenfunktion 31
- pharmakologische Grundlagen 22
- psychotomimetische Reaktionen 25–27
- Razemat 9
- Schockpatienten 27
- Wirkungen auf ZNS 29
Sedativa 148 f.
Status asthmaticus 108
Steroide 90 f.
Steuerbarkeit der Anästhesie 117 f.
Sufentanil 73, 122
- klinisches Wirkungsprofil 74 f.
- Pharmakodynamik 73
- Pharmakokinetik 74 f.
- Wirkeintritt 74 f.
- Wirkortkonzentrationen 79, 80
- Wirkungsbeendigung 77
Synergismus 123

Temazepam 119
Thiopental 3, 13, 108, 120
- Wirkzeit 3
totale Clearance 5
Triazolam 119
Tropfinfusionsnarkosen 138
Tubocurarin s. d-Tubocurarin

vagolytische Wirkung 104
Vecuronium 88, 123
Verteilungsvolumen 5